妇科泌尿及
盆底重建手术学

Urogynecology &
Pelvic Reconstructive Surgery

[印] 马尼迪·帕尔（Manidip Pal）**编著**

刘芸　常悦　**主译**

U0193836

![科学技术文献出版社标志] 科学技术文献出版社
SCIENTIFIC AND TECHNICAL DOCUMENTATION PRESS

·北京·

图书在版编目（CIP）数据

妇科泌尿及盆底重建手术学 / （印）马尼迪·帕尔（Manidip Pal）编著；刘芸，常悦主译.—北京：科学技术文献出版社，2022. 2

书名原文：Urogynecology & Pelvic Reconstructive Surgery

ISBN 978-7-5189-8512-8

Ⅰ.①妇…　Ⅱ.①马…　②刘…　③常…　Ⅲ.①骨盆底—妇科外科手术—泌尿系统外科手术　Ⅳ.① R711. 5 ② R714. 258

中国版本图书馆 CIP 数据核字（2021）第 214111 号

著作权合同登记号 图字：01-2021-4744

Manidip Pal

Urogynecology & Pelvic Reconstructive Surgery

ISBN 978-93-85891-98-4

Copyright © 2016 by Jaypee Brothers Medical Publishers (P) Ltd.

妇科泌尿及盆底重建手术学

策划编辑：袁婴婴　　责任编辑：帅莎莎　袁婴婴　　责任校对：张吲哚　　责任出版：张志平

出　版　者　科学技术文献出版社
地　　　址　北京市复兴路15号　　邮编　100038
编　务　部　（010）58882938，58882087（传真）
发　行　部　（010）58882868，58882870（传真）
邮　购　部　（010）58882873
官方网址　www.stdp.com.cn
发　行　者　科学技术文献出版社发行　全国各地新华书店经销
印　刷　者　北京地大彩印有限公司
版　　　次　2022 年 2 月第 1 版　2022 年 2 月第 1 次印刷
开　　　本　787×1092　1/16
字　　　数　554千
印　　　张　39
书　　　号　ISBN 978-7-5189-8512-8
定　　　价　158.00元

致

谨以此书献给我最好的朋友、一生的搭档 Soma Bandyopadhyay 博士，她的鼓励与激励使此书得以玉成。

译者名单

主　译　刘　芸　常　悦

译　者（按姓氏拼音排序）

白　雪　首都医科大学附属北京友谊医院
蔡晓辉　首都医科大学附属北京友谊医院
常　悦　首都医科大学附属北京友谊医院
郝　敏　首都医科大学附属北京友谊医院
贺昕红　首都医科大学附属北京友谊医院
姜　昊　首都医科大学附属北京友谊医院
蒋沫怡　首都医科大学附属北京友谊医院
金　华　首都医科大学附属北京友谊医院
金　影　首都医科大学附属北京友谊医院
李　郴　首都医科大学附属北京友谊医院
李松芳　首都医科大学附属北京友谊医院
刘　娜　首都医科大学附属北京友谊医院
刘　芸　首都医科大学附属北京友谊医院
马　楠　首都医科大学附属北京友谊医院
全紫薇　首都医科大学附属北京友谊医院
商　敏　首都医科大学附属北京友谊医院
唐学磊　首都医科大学附属北京友谊医院
万　艳　首都医科大学附属北京友谊医院
王小菊　首都医科大学附属北京友谊医院
杨天啸　赤峰市学院附属医院
张　凯　首都医科大学附属北京友谊医院
郑一颀　首都医科大学附属北京友谊医院
朱夏琴　首都医科大学附属北京友谊医院
朱艳哲　赤峰市学院附属医院

原著者名单

Arshad Ahmad

MS（Surgery）FICS（Colorectal Surgery）FMAS
FIAGES FLCS

Colorectal Surgeon

Associate Professor

Department of Surgery

King George Medical University

Lucknow，Uttar Pradesh，India

Email：arshadahmadkgmu@gmail.com

Ch Manglem Singh

MD（Obs & Gyne）FICOG FICS

Professor

Department of Obstetrics and Gynecology

Jawaharlal Nehru Institute of Medical Sciences

Imphal，Manipur，India

Email：drcmsingh@hotmail.com

Chirom Pritam Singh

MD（Obs & Gyne）Cert in Gyne-Oncology

Associate Professor

Department of Obstetrics and Gynecology

Regional Institute of Medical Sciences

Imphal，Manipur，India

Email：pritamchirom@yahoo.co.in

K Bharathalaxmi

DGO MD（Obs & Gyne）

Professor

Department of Obstetrics and Gynecology

GSL Medical College and General Hospital

Rajahmundry，Andhra Pradesh，India

Email：drmurtykasturi@gmail.com

Kiran Ashok

MS（Obs & Gyne）Fellowship in Urogynecology
（Germany）

Diploma in Urogynecology（Taiwan）

Associate Professor

Department of Obstetrics and Gynecology

ESIC-Post Graduate Institute of Medical Science and
Research，Bangaluru，Karnataka，India

Email：drkirana@gmail.com

L Ranjit Singh

MD（Obs & Gyne）DNB MNAMS FICOG

Professor and Head

Department of Obstetrics and Gynecology

Regional Institute of Medical Sciences

Imphal，Manipur，India

Email：drranjitsingh_2006@rediffmail.com

Manidip Pal

MD（Obs & Gyne）FGO FICOG Cert in
Urogynecology

Associate Professor

Department of Obstetrics and Gynecology

College of Medicine and JNM Hospital

West Bengal University of Health Sciences

Kalyani，West Bengal，India

Email：manideep2b@gmail.com

N Jitendra Singh
MD（Anesthesia）
Professor
PP Unit（Anesthesia）
Regional Institute of Medical Sciences
Imphal，Manipur，India
Email：arunakh57@gmail.com

N Nabakishore Singh
MD（Obs & Gyne） FICS FICOG
Professor
Department of Obstetrics and Gynecology
Regional Institute of Medical Sciences
Imphal，Manipur，India
Email：drnaba_naorem@yahoo.co.in

Nagendra Nath Mishra
MS（Surgery） DNB（Urology）
Consultant Urologist
Kidney and Urology Hospital
Ahmedabad，Gujarat，India
Email：nagendraad1@yahoo.com

Paul Riss
MD（Obs & Gyne）
Master of Advanced Studies（Hospital Management）
Professor
Division of Urogynecology
Department of Obstetrics and Gynecology
Medical University of Vienna
Vienna，Austria
Editor-in-Chief，International Urogynecology Journal
Email：paul.riss@gmail.com

Sanjoy Kumar Bhattacharyya
MD（Obs & Gyne） DCH
Assistant Professor
Department of Obstetrics and Gynecology

RG Kar Medical College
Kolkata，West Bengal，India
Email：sanjay.krbhattacharyya@gmail.com

Satyasis Ray
MBBS DMRD
Clinical Tutor
Department of Radiodiagnosis
College of Medicine and JNM Hospital
West Bengal University of Health Sciences
Kalyani，West Bengal，India
Email：satyasis.ray@gmail.com

Soma Bandyopadhyay
MD（Obs & Gyne） FICOG Fellow Gyne Endoscopic
Surgery
Professor
Department of Obstetrics and Gynecology
Katihar Medical College
Katihar，Bihar，India
Email：somapb@gmail.com

Sudhir Adhikary
DGO MD（Obs & Gyne） FICOG FICMCH
Professor
Department of Obstetrics and Gynecology
North Bengal Medical College
Siliguri，West Bengal，India
Email：sudhiradhikari2000@yahoo.co.in

Susmita Bhattacharya
MD（Obs & Gyne）
Senior Resident
Department of Obstetrics and Gynecology
All India Institute of Medical Sciences
Rishikesh，Uttarakhand，India
Email：susmitabhattacharya25@gmail.com

主编简介

刘芸　医学博士，主任医师，副教授，硕士研究生导师，首都医科大学附属北京友谊医院妇科副主任。从事妇科工作 25 年，在妇科恶性肿瘤、妇科内镜手术诊疗、盆底功能障碍性疾病，以及子宫内膜异位症诊疗方面经验丰富。

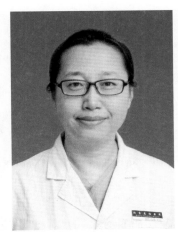

担任国家卫计委四级妇科内镜手术培训基地导师，指导培训短期及长期内镜医师培训千余人次，具有极为丰富的内镜培训经验。近年来，主持申请亚洲太平洋地区妇科内镜微创协会培训基地工作，同时主持并参与多项国家级、省部级课题，发表多篇论文被 SCI 收入。兼任中国医师协会内镜医师分会委员，中国医师协会妇产科医师分会委员，中国医师协会内镜分会内镜诊疗质量管理与控制专业委员会委员，中国妇幼保健协会生育保健专业委员会委员，中国康复医学会生殖健康专业委员会委员，中国整形美容协会科技创新与器官整复分会理事。

常悦　博士，英国妇产科杂志中文版青年委员，中国优生科学协会妇科加速康复外科专业委员会委员。

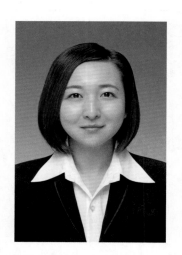

2009年毕业于哈尔滨医科大学临床七年制，获临床医学硕士学位；2016年毕业于北京大学医学部，获博士学位，研究方向为女性盆底功能障碍。对子宫内膜异位症、子宫肌瘤、妇科内分泌疾病、女性生殖系统恶性肿瘤等妇科疾病的诊治有丰富的经验及见解，同时致力于女性盆底功能障碍疾病的临床与基础研究。现主持北京市自然科学基金青年项目1项，国家自然科学基金青年项目1项，曾参与多项国家级、省部级科研项目。发表多篇核心期刊论文及SCI收录论文。多次参加国内外学术会议，曾在国际妇科泌尿协会（IUGA）年会就博士就读期间研究成果做大会发言。

原著序

妇科泌尿学已逐渐成为妇女保健的核心内容。女性盆底结构与泌尿生殖系统间的密切关联直接影响女性盆底健康。这就要求医务人员有丰富的经验，并用专业的知识来帮助女性应对孕期、职业及性健康相关的各种问题。

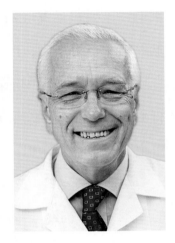

由 Manidip Pal 博士及其团队编撰的这本著作包含了妇科泌尿学的各个方面，从基础解剖结构、组织胚胎学，到尿失禁及盆腔脏器脱垂的诊断及治疗，还涉及对大便失禁、生殖器发育异常及瘘的诊治。有关妇科泌尿学的著作很多，本书从当地的患者需求及特点出发，旨在将盆底疾病诊治经验广泛推广并应用。

相信此书会得到临床医师的关注，推动女性健康事业的发展。

Paul Riss 教授

译著序

　　女性盆底功能障碍是指盆底支持结构缺陷、损伤及功能障碍造成的疾患，主要包括盆腔器官脱垂、压力性尿失禁和女性性功能障碍、慢性盆腔痛等一组疾病，严重影响患者生活质量。

　　女性盆底学在中国妇产科领域属于崭新的亚学科，特别是近年来推行的新理论、新概念、新技术和新方法，发展和更新迅速，需要妇产科医生及时跟进新知识。

　　本书是一群印度盆底领域专家从解剖、基础研究到临床诊治和预防的一本专著图书，内容完整，并聚优印度地方特色的专业书籍。刘芸教授团队花了大量时间和心血翻译而成，内容准确，可作为盆底领域专科医生、妇产科医生、相关研究生的专业参考书。

中华医学会妇产科分会候任主任委员

中华医学会妇产科学分会妇科盆底学组组长

中国预防医学会女性盆底疾病防治学委员会主任委员

北京协和医院妇产科主任

朱兰

原著前言

自妇科泌尿学之父 Roberson 首次提出妇科泌尿学及盆底整复手术以来，有关妇科泌尿学的临床病例逐渐累及，已使其形成一门独立的临床学科。

妇科泌尿系统包括自输尿管盆腔段起始向下直到尿道外口的器官。盆底重建手术如子宫阴道脱垂及瘘的修复也属于此范围。再者，临床工作中遇到很多患有盆腔脏器先天畸形的女孩及成年女性，多数也可经盆底重建手术修复，故而先天畸形的修复也逐渐成为盆底重建手术的一部分。

实际工作中，泌尿系统、生殖系统以及结直肠的手术操作是紧密相邻的。故而对于这三个系统／器官的充分了解有助于手术操作的顺利进行。

患者们日益增长的临床需求以及诊治压力使我们认识到对外科医生进行妇科泌尿系统疾病以及盆底重建手术的规范培训是十分必要的。

这本书可作为妇科医生、研究生的参考书，也可作为外科学硕士、妇科泌尿学博士后的教科书，以及妇科泌尿医师、盆底手术医师的临床实用手册。

欢迎读者提出建设性意见及建议以助本书进一步提升。

阅读愉快。

Manidip Pal

致谢

写书并不是一件容易的事情，如果没有遇到印度妇产科大学的 Dilip Kumar Dutta 博士，我不会有创作的勇气，正因为他的邀请使我有幸参与了其著作中部分章节的写作，才使得我有信心开始写这本书。

2013 年 10 月，印度西孟加拉邦卡利亚尼西孟加拉邦健康科学大学医学院附属 JNM 医院生物化学部主任 Subir Kumar Das 博士 / 教授，邀请我参加 Jaypee 兄弟出版社举办的作者 – 出版商见面会，通过此次交流，使得一直以来萦绕心头的一本妇科泌尿学及盆底重建手术学著作出版的想法初步成形。

感谢 Paul Riss 博士 / 教授为本书的创作提供的指引。

终生感谢金奈泰米尔纳德帮 MGR 博士医科大学 N Rajamaheswari 博士、Emeritus 教授在此书创作过程中向我传授的经验。

由衷的感激各位杰出的作者为每一章节做出的突出贡献：Susmita Bhattacharya 博士、L Ranjit Singh 教授、Nagendra Nath Mshira 博士、Kiran Ashok 博士、Sudhir Adhikary 教授、Sanjoy KumarBhattacharyya 博士、Ch Manglem Singh 教授、N Jintendra Singh 教授、N Nabakishore Singh 教授、Arshade Ahmad 博士、Chirom Pritam Singh 博士、K Bharathalaxmi 教授、Satyasis Ray 博士，以及 Soma Bandyopadhyay。

感谢 Jaypee 兄弟医学出版有限公司医学插画师 Gopal Singh Kirola 先生为本书的杰出贡献。

感谢 Jaypee 兄弟医学出版有限公司东区协调专员 Sabyasachi Hazra 先生为我与贵公司的各种事宜协调处理中做出的贡献。

同样感谢印度新德里 Jaypee 兄弟医学出版有限公司 Shri Jitendar PVij 先生（集团主席）、Ankit Vij 先生（集团总裁）、Taurun Duneja 先生（出版总监）、Sunita Katla 女士（发行经理）及 KK Raman 先生（生产经理）。在此衷心感谢 Samina Khan 女士（出版总监行政助理）在此期间与我的通信沟通，感谢她敏捷的思维及彬彬有礼的态度。同样感谢 Rajesh Sharma 先生（生产协调员）、Seema Dogra 女士（封面设计）、Disha Tomar（校对员）及 Kapil Dev Shama（台式印刷协调员）在本书出版过程中做出的贡献。

诚挚感谢我所有的患者，是你们助我学习成长，并使我在此领域术有专攻、技有所长。

真诚感谢迄今为止在我学医不同阶段的所有同事：印度曼尼普尔中央直辖区英帕尔市医学科学大学，西孟加拉邦加尔各答市罗摩克里希纳医院，印度拉安德拉邦贾蒙德里市 GSL 医学院总医院，印度西孟加拉邦卡利亚尼西孟加拉邦健康科学大学医学院附属 JNM 医院。

衷心感谢我的家人、亲戚与朋友，感谢他们无条件的爱及赞扬，激励我继续前行。

最终，感谢我的妻子及两个女儿——Soumyadeepa 和 Swarnadipta，在本书写作期间我不得不牺牲陪伴家人的时间，感谢他们对我的容忍、理解及同情。

感谢万能的上帝。

目录

第一篇

盆腔手术基础

章节大纲

★ 盆底解剖

★ 膀胱、尿道和输尿管盆部的解剖

★ 排尿生理

★ 专业术语

★ 压力性尿失禁的病理生理学

★ 膀胱过度活动症的病理生理学

★ 盆腔脏器脱垂的分度

★ 盆腔脏器脱垂的病理生理学

★ 盆腔脏器脱垂的基因组学

第 1 章　盆底解剖

Manidip Pal，*Paul Riss*

主题词

◆ 肛尾缝	◆ 肛提肌	◆ 耻骨直肠肌
◆ 盆筋膜腱弓	◆ 闭孔筋膜	◆ 耻骨尿道韧带
◆ 尾骨肌	◆ 盆膈	◆ 直肠阴道隔
◆ Denonvilliers 筋膜	◆ 盆腔筋膜	◆ 骶棘韧带
◆ 盆腔内筋膜	◆ 会阴体	◆ 骶结节韧带
◆ 髂尾肌	◆ 会阴膜	◆ 泌尿生殖膈
◆ 坐骨棘	◆ 耻骨宫颈筋膜	◆ 子宫骶韧带
◆ 坐骨直肠窝	◆ 耻骨尾骨肌	◆ 膀胱阴道隔

摘　要

　　掌握妇科泌尿及盆底重建手术首先要具备清晰明确的盆底解剖知识。不同文献及专著对盆底结构的描述方法不尽相同，为了更清晰地理解盆腔解剖，将盆底解剖分为三组：第一组：①坐骨棘；②骶棘韧带；③骶结节韧带；④盆筋膜腱弓。第二组：①肛提肌；②盆腔内筋膜；③子宫骶韧带。第三组：①直肠阴道隔；②膀胱阴道隔；③会阴体；④坐骨直肠窝。

盆底解剖可理解如下（图 1-1）。

第一组：

- 坐骨棘。

- 骶棘韧带。

- 骶结节韧带。

- 盆筋膜腱弓。

第二组：

- 肛提肌。
- 盆腔内筋膜。
- 子宫骶韧带。
- 耻骨尿道韧带。

第三组：

- 直肠阴道隔。
- 膀胱阴道隔。
- 会阴体。
- 坐骨直肠窝。

这样分组有助于更好地理解盆底解剖结构。

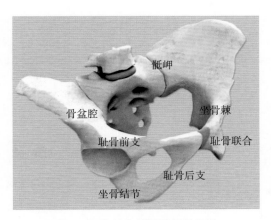

图 1-1　真骨盆重要的骨性标志

■ 第一组

坐骨棘

坐骨棘位于坐骨体后缘，为坐骨切迹上方的三角形凸起（图 1-2）。其位于中骨盆外侧，是中骨盆的骨性标志，左右各一，朝骶骨的方向凸向骨盆的中后方，可自阴道侧壁触及。骶棘韧带（后侧）及盆筋膜腱弓（前侧）附着于此处。

骶棘韧带

人体最坚韧的韧带之一。为一薄层三角形韧带，前侧附着于坐骨棘尖端，向中后方扩展延伸，另一端基底宽，附着于骶尾骨外侧缘（图 1-3）。后半部分被骶结节韧带覆盖，并与三角形的尾骨肌混合交叉。阴部血管和神经自骶棘韧带起始端穿过坐骨棘的中后方。了解此处血管神经的解剖有助于在进行骶棘韧带固定术时避免副损伤。

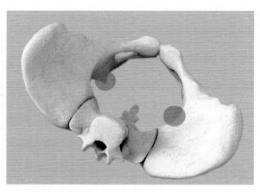

图 1-2　坐骨棘（位于坐骨体后缘，为坐骨切迹上方的三角形凸起）

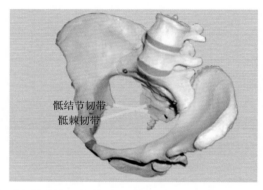

骶结节韧带
骶棘韧带

注：骶棘韧带是十分坚韧的韧带结构，附着于坐骨棘（前方）及骶尾骨外侧缘（后方）；骶结节韧带附着于髂后下棘（前方）及骶骨第 4、第 5 横突，骶骨下段外侧缘及尾骨（后方）。

图 1-3　骶棘韧带

骶结节韧带

拉丁文：*Ligametum sacrotuberosum*。骶结节韧带呈扁平的三角形、中端薄、两端厚。其三角形的底边附着于髂后下棘，骶骨第 4、第 5 横突（图 1-4），骶骨下段外侧缘及尾骨（图 1-3）。斜向下方、前方、外侧方延伸，韧带逐渐增厚、变窄，但在坐骨结节内侧缘韧带终止处，该韧带再次变宽。部分纤维则呈钩状沿坐骨切迹内侧缘向前延伸，其镰状边缘与闭孔筋膜衔接。部分筋膜朝向会阴部，另一部分朝向闭孔内肌。韧带的下部为股二头肌长头肌腱延续。前部与部分骶棘韧带混合交叉[1]。

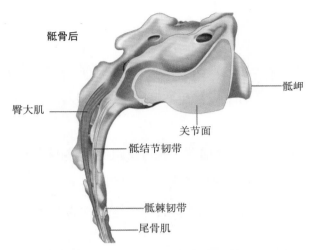

图 1-4 骶骨（右外侧观，可见其韧带附着及毗邻结构）

盆筋膜腱弓（arcus tendineus fascia pelvis，ATFP）

盆筋膜腱弓又称白线（white line），为盆腔内筋膜局部增厚形成的纤维致密结构。位于腹膜外闭孔内肌中间（图 1-5）。长约 10 cm，前端附着于耻骨联合外侧约 4 mm 处的耻骨支内侧。后端附着于坐骨棘中部。盆筋膜腱弓可承担约 8.2 kg 拉力（3.5 ～ 11.5 kg）[2]。盆筋膜腱弓后 1/3 与肛提肌腱弓的后 1/3 融合，形成一条向上、向前凹陷的曲线。这部分盆筋膜腱弓较厚，易于触及，位于坐骨棘前上方 1 cm，距阴部血管 2 cm 处[3]。盆筋膜腱弓可抵御直立位时阴道前壁近端及尿道向尾侧运动的压力，故而在尿道悬吊及阴道旁缺陷修复手术中可充分利用该结构[2]。

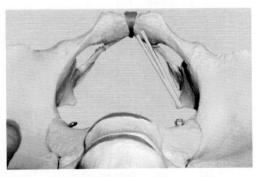

注：腱弓由上方的盆筋膜腱弓（盆腔内筋膜附着处）及下方的肛提肌腱弓（肛提肌附着处）组成。

图 1-5 腱弓

■ 第二组

骨盆腔的出口由盆底肌肉覆盖，盆底为漏斗样肌肉组织，又称为盆膈，将上方的骨盆腔与下方的会阴结构分开（包括外生殖器及肛门），盆底存在两条孔道以便于排尿、排便及性交：

- 泌尿生殖裂孔：位于盆底前方，尿道及阴道从此孔经过。
- 直肠裂孔：位于盆底中央，肛管从此孔经过。

泌尿生殖裂孔及直肠裂孔间增厚的纤维组织称为会阴体，连接盆底与会阴部。

盆底肌肉系统主要由肛提肌及尾骨肌构成。

肛提肌

拉丁文：*Musculus levator ani*。肛提肌为一薄层肌肉，覆盖盆底的前 2/3，是盆底的主要肌肉结构。其源于双侧盆壁并于盆腔中心融合，可分为三部分（图1-6）：

1. 耻骨直肠肌。
2. 耻骨尾骨肌。
3. 髂骨尾骨肌。

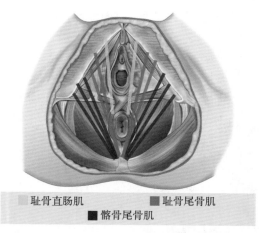

耻骨直肠肌　　耻骨尾骨肌
髂骨尾骨肌

图1-6　肛提肌（由三对肌肉构成，从内至外分别为耻骨直肠肌、耻骨尾骨肌、髂骨尾骨肌）

耻骨直肠肌：起自耻骨联合外侧耻骨支后上方及泌尿生殖膈表面筋膜，包绕直肠下部（肛管、直肠交界），形成吊带样结构，并与对侧耻骨直肠肌会聚，使肛管、直肠成90°。部分耻骨直肠肌与肛门外括约肌纤维交织。

耻骨尾骨肌：起自耻骨后方耻骨尾骨肌外侧、闭孔筋膜前端。朝骶尾骨方向沿肛管向下向后走行，并向中心会聚附着于骶尾骨。在肛门及尾骨间，双侧耻骨尾骨肌会聚形成肛尾缝上的厚层纤维肌肉结构。

髂骨尾骨肌：起自坐骨棘及盆筋膜腱弓的后部。向后向内走行，双侧会聚附着于尾骨末段及肛尾缝上。

肛尾缝（anococcygeal raphe）也称为肛尾体、肛尾韧带、肛提肌板（Corpus anoccoccygeum，拉丁文），为位于尾骨与直肠肛管间的复杂的肌性、腱性结构，包括3层[4]：

· 表层：由骶骨前筋膜构成（体壁表层筋膜）。

· 中间层：由髂骨尾骨肌中央肌缝、耻骨尾骨肌中央肌腱缝及耻骨直肠肌的后部附着肌肉构成。

· 下层：由肛门外括约肌深层肌纤维构成。

神经支配

盆底肌肉主要由骶3、骶4神经支配，同时由阴部神经及其分支会阴神经、直肠下神经混合支配。

肌纤维

Ⅰ型及Ⅱ型横纹肌纤维。大部分为维持静息肌张力的慢肌纤维，即Ⅰ型肌纤维。尿道周围及肛管周围肌纤维为Ⅱ型快肌纤维。故而肛提肌可在直立状态下维持盆底肌肉张力并支撑盆底脏器。另外，耻骨直肠肌的自主收缩可对抗突然增加的腹腔内压力。

女性盆底功能正常的情况下，肛尾缝或肛提肌板可使肛管与水平面呈44.3°，而在盆腔脏器脱垂的女性中，该角度为53.4°（向尾侧偏斜9.1°，21%）[5]。

盆底肌功能

1. 承托盆腔脏器。

2. 排尿、排便自控。

– 保持静息张力，反射性及自主性收缩。

– 承托阴道及直肠，保持尿、便自控。

3. 参与用力呼气。

尾骨肌

尾骨肌呈三角形，其顶端为其坐骨棘附着点及骶棘韧带。三角形的底边附着于尾骨及骶骨下段侧边。

神经支配：$S_4 \sim S_5$ 分支。

功能：与肛提肌及梨状肌一起封闭骨盆出口。在排便及分娩过程中尾骨受压后移时向前牵拉支撑尾骨[6]。

盆腔筋膜 [6]

盆腔筋膜可分为 2 部分：①覆盖闭孔内肌、梨状肌及盆膈表面筋膜（肛提肌及尾骨肌统称盆膈）；②覆盖盆腔脏器表面筋膜。

闭孔内肌筋膜

闭孔内肌筋膜为闭孔内膜盆腔面附着的筋膜，覆盖于整个肌肉表面。其上方为髂骨筋膜延续并与弓状缘后部疏松连接。沿闭孔内肌的边界走行，并逐渐与髂骨筋膜分离，闭孔内肌筋膜弓形跨越于闭孔神经血管束下方，构成闭孔管的一部分，前方附着于耻骨上支背面。下后方与骶结节韧带的镰状缘连接，前方与耻骨弓泌尿生殖膈表面筋膜延续，并扩展至臀部（图 1-7）。

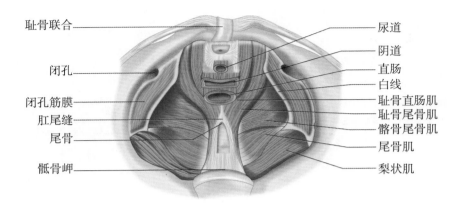

耻骨联合

闭孔

闭孔筋膜

肛尾缝

尾骨

骶骨岬

尿道

阴道

直肠

白线

耻骨直肠肌

耻骨尾骨肌

髂骨尾骨肌

尾骨肌

梨状肌

图 1-7　闭孔筋膜（橙色区域）

Alcock 管

Alcock 管由闭孔筋膜形成，其内有阴部血管及神经穿过。

梨状肌筋膜

梨状肌筋膜为覆盖于梨状肌表面的薄层筋膜样组织。其附着于骶骨及坐骨大孔并延伸至臀肌处。骶神经根包裹于此处并在筋膜后方走行。髂内血管及其分支于腹膜下梨状肌筋膜前走行。

盆膈筋膜

盆膈筋膜覆盖盆膈双侧表面，上层筋膜，即盆膈上筋膜，自肛提肌附着处发出，前方附着在耻骨联合内侧下缘上 2 cm 处（图 1-8）。随后沿耻骨上支背侧向外侧走行约 1.25 cm，与闭孔筋膜相连，交汇处朝向坐骨棘方向并增厚，可称为**盆筋膜腱弓或白线**（拉丁文 *pars endopelvina fasciæ pelvis*）。盆膈上筋膜下端附着于肛提肌边缘处。

盆膈下筋膜（肛管筋膜）上缘附着于肛提肌发出处的闭孔筋膜。下端与泌尿生殖膈表层筋膜及肛门内括约肌筋膜相连。

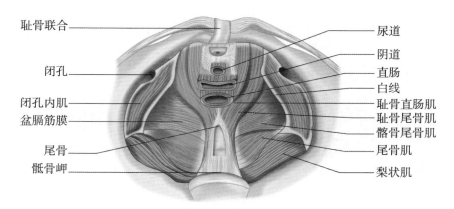

图 1-8　盆膈筋膜（橙色区域）

图中标注：耻骨联合、闭孔、闭孔内肌、盆膈筋膜、尾骨、骶骨岬、尿道、阴道、直肠、白线、耻骨直肠肌、耻骨尾骨肌、髂骨尾骨肌、尾骨肌、梨状肌

盆腔内筋膜

盆腔内筋膜覆盖盆腔脏器表面。于白线处与盆膈筋膜相连，根据附着脏器的不同，可称为"膀胱阴道筋膜/膀胱阴道隔"（前方），"直肠阴道筋膜/直肠阴道隔"（后方）（图1-9）。后方的筋膜疏松，包绕直肠并牢固附着于肛管周围。

子宫骶韧带（骶子宫韧带、直肠子宫韧带）（图1-10）

子宫骶韧带自宫颈发出延伸至骶骨，为双侧对称的结构。子宫后方直肠子宫陷凹处的腹膜皱襞连接骶骨前方及宫颈构成子宫骶韧带，含有大量的纤维组织、散在的肌纤维。MRI提示子宫骶韧带可有三种起源：宫颈（33%）、宫颈和阴道（63%）、阴道（4%）。82%子宫骶韧带终止于骶棘韧带/尾骨肌复合体，7%终止于骶骨，另有11%终止于梨状肌、坐骨孔或坐骨棘[7]。该韧带长约2 cm（1～5 cm），右侧较左侧稍长[7]。可分为三部分：宫颈部、中间部及骶骨部。输尿管与该韧带毗邻。输尿管与子宫骶韧带不同部分的距离如下。

宫颈部：（0.9±0.4）cm。

中间部：（2.3±0.9）cm。

骶骨部：（4.1±0.6）cm。

子宫骶韧带可承受17 kg的拉力，可使子宫维持在正常位置，在腹压升高时牵拉子宫避免发生脱垂。

耻骨尿道韧带

耻骨尿道韧带自耻骨下部发出，呈扇形向后下方走行，为一对双侧对称的、亮白色纤维状的抗拉力结构（图 1-11）[8]。可分为阴道部及尿道部，其间通过薄层纤维组织相连，呈连续的无固定形状的薄层结缔组织。每部分宽 5 ～ 7 mm，厚 3 ～ 4 mm。尿道部长约 2 cm，与尿道中段交汇。阴道部长 3 ～ 4 cm，于阴道外后方距膀胱颈约 1 cm 处汇入吊床结构[9]。

另一种分类方式将耻骨尿道韧带分为 3 部分——近端、远端及中间部。韧带近端汇入尿道近端 1/3 背侧及膀胱颈，远端交叉汇入尿道的远端 1/3[8]。

耻骨尿道韧带在尿道的主动及被动悬吊支持中起重要作用。其近端部与尿道括约肌紧密相连，远端部分参与闭合尿道[8]。

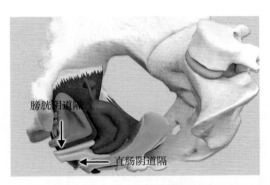

图 1-9　盆腔内筋膜（前方为膀胱阴道隔，后方为直肠阴道隔）

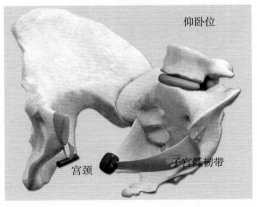

图 1-10　子宫骶韧带（位于宫颈 / 宫颈阴道部 / 阴道前壁及骶棘韧带 / 尾骨肌复合体 / 骶骨 / 梨状肌 / 坐骨孔或坐骨棘后方间的韧带结构）

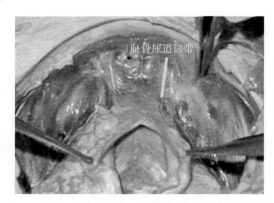

图 1-11　耻骨尿道韧带（为一对对称的亮白色纤维样结构）

■ 第三组

直肠阴道隔

亦称直肠阴道筋膜、Otto 筋膜、Denonvilliers 筋膜[10]。

直肠阴道隔为阴道及直肠间的筋膜样结构，位于邻近阴道后壁的斜冠状面上（图 1-12）。

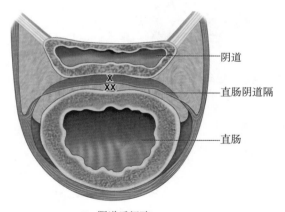

X= 阴道后间隙

XX= 直肠前间隙

图 1-12　阴道及直肠间的直肠阴道隔

直肠阴道隔周围附着（图 1-13）：直肠阴道隔向周围延伸附着于周围组织上。上方与主骶韧带复合体汇合，其外侧缘在阴道远端的 2/3 处与肛提肌、白线表面的筋膜融合[10]。在阴道远端的 1/3 处，直肠阴道隔外侧缘沿着直肠阴道筋膜腱弓与侧盆壁连接。直肠阴道隔从会阴体延伸至盆筋膜腱弓（白线）。于坐骨棘内侧 4.8 cm 处、距耻骨联合 3.75 cm 处、距阴唇系带后方 4.15 cm 处与白线融合，形成 Y 样外观[11]。

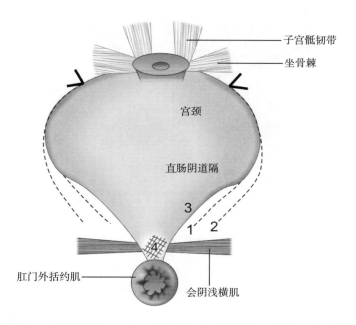

注：上方与主韧带汇合，外侧近端的 1/3 与盆筋膜腱弓 / 肛提肌附着，远端 1/3 与直肠阴道筋膜腱弓汇合，内侧与会阴体附着；1= 盆筋膜腱弓，2= 肛提肌腱弓，3= 直肠阴道筋膜腱弓，4= 会阴体。因需要显示会阴体下方，故图中为纳入 1、2 的耻骨附着处。

图 1-13　直肠阴道隔的附着点

直肠阴道隔较膀胱阴道隔更薄，在 Delancey 理论的不同水平，直肠阴道隔的厚度不一。头端 Delancey Ⅱ、Ⅲ 水平直肠阴道隔的厚度较尾端的 Ⅱ 水平厚，其中线位置的厚度分别为 1.75 mm、1.70 mm 及 0.2 mm，$P < 0.05$，外侧部为 2.67 mm、2.64 mm 及 0.17 mm，$P < 0.05$。在尾端的 Ⅱ 水平上直肠阴道隔的外侧及中线处厚度无明显统计学差异（0.17 mm *vs.* 0.2 mm，$P > 0.05$）[12]。

直肠阴道隔由胶原纤维、弹性纤维、平滑肌细胞、来自自主神经腹下神经丛的神经纤维及小血管组成[12]。

功能：直肠阴道隔可支撑会阴体，预防直肠脱垂的发生。

膀胱阴道隔

也称耻骨宫颈筋膜、膀胱阴道筋膜（图 1-14）。

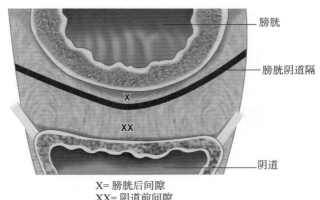

X= 膀胱后间隙
XX= 阴道前间隙

图 1-14　位于膀胱及阴道间的膀胱阴道隔

膀胱阴道隔是位于膀胱及阴道间的筋膜样结构，与直肠阴道隔相比更厚，呈苍白色，可与邻近的膀胱及逼尿肌的亮粉色区域分开来。

膀胱阴道隔呈梯形，梯形较窄的底边位于耻骨联合的边缘处，较宽的底边位于双侧坐骨棘间。膀胱阴道隔自耻骨联合沿阴道前壁延伸至宫颈筋膜。外侧与耻骨尾骨肌相连，悬吊于盆筋膜腱弓[13]。

功能：膀胱阴道隔可承托膀胱及尿道，避免脱垂的发生。

近期的部分研究对膀胱阴道隔的存在提出了质疑。通过对阴道前壁的解剖发现三层结构，自内向外依次为黏膜层（非角化鳞状上皮层及固有层）、肌层（平滑肌、胶原蛋白及弹力蛋白）及外膜层（胶原蛋白及弹力蛋白）。而其中的外膜层即位于膀胱、阴道间[14]。

会阴体（会阴中心腱）（图 1-15，图 1-16）

会阴体为位于阴道口及肛门间中线的锥形纤维肌性组织。直肠阴道隔位于其头侧顶端[13]。会阴体的顶端位于处女膜缘上 2 ～ 3 cm，两侧的泌尿生殖膈 / 会阴膜于中心会聚形成会阴体[15]。球海绵体肌、会阴浅横肌亦会聚于此。部分肛提肌纤维也与会阴体组织交叉。会阴体前方的阴道后壁及后方的肛门外括约肌与会阴体密切相连[16]。故在会阴体处有六块肌肉：肛门外括约肌、两块球海绵体肌、两块会阴浅横肌及肛提肌前方的部分肌纤维。

功能：与宫颈在盆腔上部的重要支持功能类似，会阴体在盆腔下部的支撑中起重要作用，主要承托阴道及直肠的远端。

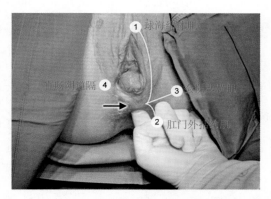

图 1-15　会阴体（为肛门及阴道间的锥状纤维肌性结构，直肠阴道隔位于其顶端。箭头所指处为会阴中心腱）

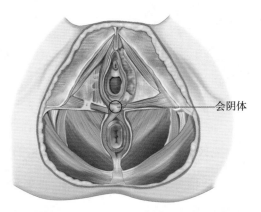

图 1-16　会阴体（六块肌肉聚集于此：肛门外括约肌、两块球海绵体肌、两块会阴浅横肌、肛提肌前方部分肌纤维）

（来源：http：//en.wikipedia.org/wiki/Perineal_body#mediaviewer/File：Perineal_body.png）

会阴膜（泌尿生殖膈）（图 1-17）[16]

盆膈为封闭骨盆出口的结构，从组织结构及功能上可将盆膈分为两部分：

1. 腹侧或前部。

2. 背侧或后部。

腹侧部与尿道逼尿肌及尿道阴道括约肌紧密相邻，即会阴深横肌。背侧部由一层致密纤维结缔组织构成，其外侧附着于坐骨耻骨支，内侧附着于阴道远端 1/3 及会阴体。

此外，会阴膜的腹侧部与盆筋膜腱弓相连，会阴膜的深部或会阴膜的上部与肛提肌相连，浅部或会阴膜的下部与前庭球及阴蒂脚融合。

功能：会阴膜可支撑阴道远端及尿道。

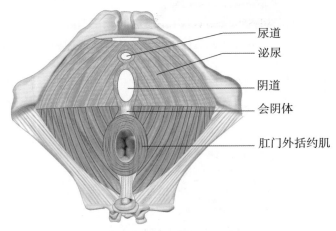

图 1-17　泌尿生殖膈（会阴膜）（黄色阴影区域）

坐骨直肠窝 [17]

拉丁文：*Fossa ischiorectalis*。坐骨直肠窝呈楔形，其顶端位于闭孔肌及肛管筋膜交汇处。底部位于会阴体表面（图 1-18）。

边界

•内侧缘位于肛门外括约肌及肛管筋膜处。

- 外侧缘位于坐骨结节及闭孔筋膜处。

- 前方位于会阴浅横肌表面的 Colles 筋膜及泌尿生殖膈下筋膜。

- 后方为臀大肌及骶结节韧带。

坐骨直肠窝内结构包括

1. 横向穿过坐骨直肠窝的痔下血管及神经。

2. 位于坐骨直肠窝后方的阴部神经丛的会阴支及穿皮支。

3. 位于坐骨直肠窝前方的阴唇后血管及神经。

4. 坐骨直肠窝外侧 Alcock 管内阴部内血管及阴部神经。

坐骨直肠窝充满脂肪组织及较多的带状纤维结构。

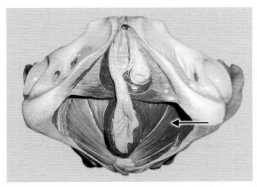

注：箭头所指处为楔形坐骨直肠窝，其顶端位于闭孔肌及肛管筋膜交汇处。底部位于会阴体表面。

图 1-18　坐骨直肠窝

参考文献
（遵从原版图书著录格式）

1. Gray，Henry. 1918. Anatomy of the Human Body. Page 309 www.bartleby. com/*Reference/ Anatomy of the Human Body.*

2. Pit MJ，De Ruiter MC，August AB，Lycklama AN，Marani E，Zwartendijk J. Anatomy of the arcus tendineus fasciae pelvis in females. *Clinical anatomy* 2003；16：131-37.

3. Occelli B，Narducci F，Hautefeuille J，Francke JP，Querleu D，Crépin G，et al. Anatomic study of arcus tendineus fasciae pelvis. *Eur J Obstet Gynecol Reprod Biol* 2001；97：213-9.

4. www.anatomyexpert.com/structure_detail/15528/534：

5. Hsu Y，Summers A，Hussain HK，Guire KE，Delancey JO. Levator plate angle in women with pelvic organ prolapse compared to women with normal support using dynamic MR imaging. *Am J Obstet Gynecol* 2006；194：1427-33.

6. Henry Gray（1821-1865）. Anatomy of the Human Body. 1918. 6Edn. The Muscles and Fasciae of the Pelvis；www. bartleby.com/107/119.html.

7. Umek WH，Morgan DM，Ashton-Miller JA，DeLancey JOL. Quantitative analysis of uterosacral ligament origin and insertion points by magnetic resonance imaging. *Obstet Gynecol* 2004；103：447-51.

8. Vazzoler N，Soulié M，Escourrou G，Seguin P，Pontonnier F，Bécue J，et al. Pubourethral ligaments in women：anatomical and clinical aspects. *Surg Radiol Anat* 2002；24：33-7.

9. Petros PE. The pubourethral ligaments—an anatomical and histological study in the live patient，*Int Urogynecol J Pelvic Floor Dysfunct* 1998；9：154-7.

10. Richardson AC. The rectovaginal septum revisited：its relationship to rectocele and its importance in rectocele repair. *Clin Obstet Gynecol* 1993；36：976-83.

11. Leffler KS，Thompson JR，Cundiff GW，Buller JL，Burrows LJ，Schön Ybarra MA. Attachment of the rectovaginal septum to the pelvic sidewall. *Am J Obstet Gynecol* 2001；185：41-3.

12. Stecco C，Macchi V，Porzionato A，Tiengo C，Parenti A，Gardi M，et al. Histotopographic study of the rectovaginal septum. *Ital J Anat Embryol* 2005；110：247-54.

13. Herschorns S. Female Pelvic Floor Anatomy：The Pelvic Floor，Supporting Structures，and Pelvic Organs. *Rev Urol* 2004；6（Suppl 5）：S2-S10.

14. Weber AM，Walters MD. Anterior vaginal prolapse：review of anatomy and techniques of surgical repair. *Obstet Gynecol* 1997；89：311-8.

15. DeLancey JOL. Structural anatomy of the posterior pelvic compartment as it relates to rectocele. *Am J Obstet Gynecol* 1999；180：815-23.

16. Corton MM. Anatomy of pelvic floor dysfunction. http：//drcapmartin.com/files/1Anatomia%20Piso%20Pelvico.pdf

17. Henry Gray（1821-1865）. Anatomy of the Human Body. 1918. 1F. The Muscles and Fasciæ of the Perineum. http：//www.bartleby.com/107/120.html

（常悦译　刘芸校）

第2章　膀胱、尿道和输尿管盆部的解剖

Susmita Bhattacharya，*L Ranjit Singh*

主题词

- 尿道膜部括约肌
- 逼尿肌
- 尿道内括约肌
- 尿道外括约肌
- 输尿管间襞
- 直肠膀胱陷凹

- 雷济厄斯氏间隙（耻骨后间隙）
- 膀胱上动脉
- 移行上皮
- 膀胱三角区
- 脐尿管
- 输尿管口

- 输尿管膀胱瓣
- 尿道阴道括约肌
- 子宫膀胱陷凹
- 膀胱静脉丛
- 瓦尔代尔鞘（输尿管远端的外膜）

摘　要

　　膀胱在空虚时呈锥形，在充盈时则呈球形。空虚状态的膀胱有4个面，上表面，左、右下侧面和后表面。膀胱下侧面前方为耻骨后间隙（雷济厄斯间隙），该间隙包含静脉和含有疏松结缔组织的脂肪垫。膀胱肌肉称为逼尿肌（平滑肌），膀胱黏膜为移行上皮。两侧输尿管与膀胱开口处及尿道内口构成的三角区域称为膀胱三角。尿道的括约肌包括：位于膀胱颈和尿道上部的内括约肌（平滑肌），位于尿道上部和中部的外括约肌（横纹肌）。膀胱血供来源于膀胱上、下动脉，其静脉血经由膀胱静脉丛回流至髂内静脉。膀胱的神经支配包括：源自盆腔内脏神经（$S_2 \sim S_4$）的副交感神经，源自上腹下丛和下腹下丛（$T_{10} \sim L_2$）的交感神经，源自阴部神经（$S_2 \sim S_4$）的躯体神经。膀胱淋巴回流至髂外淋巴结。

膀胱解剖

■ 膀胱（图2-1）

　　膀胱位于耻骨联合和耻骨上支后，为腹膜间位器官。膀胱空虚时完全位于盆腔，但是充盈时升至腹腔成为腹腔器官。其容量为400～500 mL，呈卵圆形。

膀胱的背侧壁和腹侧壁在顶端会合，脐尿管由此发出并延伸到脐部。膀胱三角区被膀胱颈包围。在婴儿期，膀胱仍然是腹腔器官。

膀胱为锥体结构，包含四个面：上表面，左、右下侧面和后表面（膀胱底）[2]。

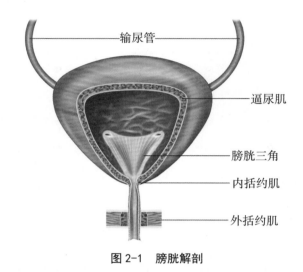

图 2-1　膀胱解剖

毗邻

膀胱顶端指向耻骨联合的上部，三角形的基底向后朝向阴道或直肠（图 2-2）。

膀胱上表面被腹膜覆盖。当膀胱充盈时，其表面腹膜离开腹壁。而发生膀胱破裂时，由于破裂位置的不同，可导致尿液渗出至腹腔内或腹膜外。腹膜反折在膀胱后面形成直肠膀胱陷凹（或子宫膀胱陷凹）。膀胱上表面还与肠道毗邻，并和子宫关系密切。膀胱的下侧面，它们与前方的肛提肌毗邻。下侧面前方为耻骨后间隙（雷济厄斯间隙），其中包含静脉和具有疏松的结缔组织的脂肪垫，以及从膀胱颈部延伸至耻骨下部的耻骨膀胱韧带。

膀胱的底部位于直肠膀胱陷凹的下方，朝向后下方，通过致密的结缔组织与直肠、阴道或阴道上段宫颈相连。腹膜仅覆盖膀胱最上面的部分，膀胱底部无腹膜覆盖[2]。

膀胱的最低处为膀胱颈，附着于泌尿生殖器膈上层，在尿道内口处与尿道相连。

膀胱顶端有脐尿管残迹，脐尿管形成脐正中韧带，被腹膜皱襞构成的脐正中皱襞包裹，沿前腹壁的中线向上延伸。膀胱也通过左、右脐内侧韧带与脐连接，脐内侧韧带是闭锁的脐动脉[1]。

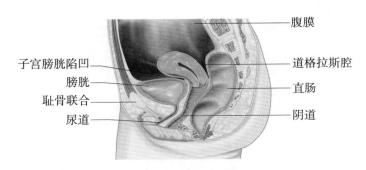

子宫膀胱陷凹　　　　　　　　　　　　腹膜

膀胱　　　　　　　　　　　　　　道格拉斯腔

耻骨联合　　　　　　　　　　　　直肠

尿道　　　　　　　　　　　　　　阴道

图 2-2　膀胱的毗邻

膀胱三角区源于中胚层，由中肾管发育而来。它位于膀胱底部，位于两个输尿管口以及尿道内口之间。膀胱空虚时这些开口相距 2.5 cm，但在膀胱充盈或孕期的情况下，这些开口相距 5 cm，三角区是膀胱中活动度最小的部分。它通过结缔组织附着于阴道。双侧输尿管开口通过输尿管平滑肌形成的输尿管间襞连接。输尿管开口是倾斜的，是防止尿液回流的重要因素[2-4]。

膀胱中存在一个从输尿管远端到膀胱的独立的外平滑肌层（瓦尔代尔鞘），穿过膀胱壁后，瓦尔代尔鞘形成了逼尿肌、膀胱深三角区的肌纤维[3]。

膀胱结构（自内向外）（图 2-3）

1. 黏膜层：由移行上皮构成，无腺体结构。

2. 固有层，无黏膜下层。

3. 逼尿肌层。

4. 盆筋膜的脏层（浆膜层）。

膀胱逼尿肌

内层为纵行肌肉，延伸至尿道及尿道外口。

中层环形肌肉和外层纵行肌肉延伸到膀胱颈，它们围绕尿道并支撑尿道外括约肌。

输尿管膀胱瓣

- 膀胱三角区的收缩将输尿管开口拉向膀胱颈，导致输尿管膀胱阻力增加。

- 膀胱三角区的收缩还能减少膀胱颈阻力，促进排尿。

- 因输尿管斜穿过膀胱壁，膀胱充盈过程中膀胱内升高的压力可通过挤压该倾斜通道而压缩输尿管，功能类似于反流瓣膜。

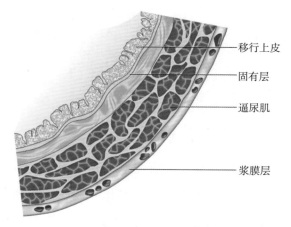

移行上皮

固有层

逼尿肌

浆膜层

图 2-3　膀胱壁解剖结构

膀胱括约肌

膀胱括约肌由平滑肌（内括约肌）和横纹肌（外括约肌）组成。

内括约肌

内括约肌由纵向及环形包绕膀胱颈的膀胱三角区的平滑肌形成。它位于膀胱的下端和尿道的近端，是逼尿肌的延续。内括约肌呈马蹄形，与膀胱的平滑肌纤维相连。它由自主神经系统控制。内括约肌包绕尿道内口，通过收缩来控制尿流。内括约肌被横纹肌包围。尿道内括约肌的平滑肌和周围的横纹肌控制排尿的行为。尽管有学者否认在膀胱和尿道的交界处存在这样的括约肌，但不可否认的是这种括约肌样结构对于膀胱的储尿功能是必不可少的 [4]。

外括约肌

外括约肌为围绕尿道中部和近端的横纹肌结构，也可称为尿生殖括约肌。

其包括：①围绕尿道的真正环形括约肌（尿道括约肌）；②经过尿道的前方并附着在坐骨棘上的部分（尿道压肌）；③同时围绕尿道和阴道的部分（尿道阴道括约肌）。

在该括约肌中，尿道前部比后部厚。肌肉纤维附着在背正中隔上。尿道压肌与尿道括约肌的下缘相连续。这些肌肉纤维起源于来自坐骨耻骨支的小肌腱，延伸至尿道的前表面，与对侧的相应纤维会聚，形成宽阔的弧形肌肉。尿道压肌可从腹侧挤压尿道，该肌肉可下拉并使尿道延长，以达到控尿作用。

尿道阴道括约肌为与尿道压肌交织在一起的扁平、宽阔的肌肉。该肌肉起源于尿道的腹侧，沿着尿道的侧壁向背侧延伸，并一直延伸到阴道，直至前庭球。该肌肉的收缩可同时包绕、收紧阴道和尿道[4]。

■ 血液供应

动脉

- 主要由来自髂内动脉的膀胱上动脉和膀胱下动脉供血。
- 部分源自闭孔、臀下、子宫和阴道动脉。

静脉

- 静脉血通过膀胱静脉丛回流至髂内静脉，膀胱静脉丛与阔韧带底部的静脉相通。

■ 神经支配

躯体神经

来自骶神经丛的阴部神经。

自主神经

- 源自盆腔内脏神经的副交感神经。
- 源自 T_{11} 和 T_{12} 的交感神经形成上腹下丛和下腹下丛。

■ 淋巴回流

- 主要回流至髂外淋巴结。

- 部分淋巴回流至髂内淋巴结以及闭孔窝淋巴结。

参考文献
（遵从原版图书著录格式）

1. O'Rahilly R，Müller F，CarpenterS，Swenson R.Basic human anatomy.A Regional Study of Human Structure. Available from- http：//www.dartmouth.edu/~humananatomy/part_6/ chapter_33. html. Accessed on December 15，2014.

2. Gross Anatomical Features of Ureter，Urinary Bladder and Urethra. Available from http：//www. jsmu.edu. pk/.../Gross%20Anatomical%20Features%20of%20 Ur eter...%20Topic%20：%20 Gross%20Anatomical%20Features%20of%20Uret9er，%20Urinary%20Bladder%20 and%20 Urethra. Accessed on December 12，2014.

3. Anatomy of the Bladder.Available from http：//www.urologytextbook.com/bladder.html. Accessed on December 15，2014.

4. Jung J，Ahn HK，Huh Y.Clinical and Functional Anatomy of the Urethral Sphincter.Int Neurourol J. Sep 2012；16（3）：102- 06.

尿道解剖

■ 女性尿道的解剖

尿道是一种纤维肌性管状器官，始于膀胱颈，穿过骨盆和泌尿生殖膈，并终止于尿道外口。女性尿道较短（平均 4 cm 长），尿道口位于外阴阴蒂下 2～3 cm 的阴道前方。

外括约肌位于尿道的近端，尿道外口是整个尿道最窄的部分。可通过尿道镜观察尿道的内部结构[1]。

尿道的组织学[2]

• 上皮

女性近端尿道的管腔内被覆尿路上皮。中段尿道被覆柱状上皮，尿道的远端为复层鳞状上皮。

• 固有层和肌层

固有层的特征在于其丰富的血管供应（尿道海绵体）。在尿道的远端，固有层中有许多腺体（尿道腺体）。肌层由平滑肌和横纹肌组成，构成膀胱的括约肌。

参考文献
（遵从原版图书著录格式）

1. O'Rahilly R，Müller F，Carpenter S，Swenson R. BASIC HUMAN ANATOMY. A Regional Study of Human Structure. Available from- http：//www.dartmouth.edu/~humananatomy/part_6/chapter_33.html. Accessed on December 15，2014.

2. Anatomy of the Female Urethra. Available from- http：//www.urology-textbook.com/female-urethra.html. Accessed on December 30，2014.

输尿管盆部的解剖

■ 输尿管盆部的解剖

输尿管是连接肾盂和膀胱的肌性管道样结构，长 22～30 cm。输尿管的上半部分位于腹腔，下半部分位于盆腔。输尿管盆部起始于输尿管进入骨盆边缘处，直至膀胱输尿管开口，长约 13 cm，直径约 5 mm（图 2-4）[1]。

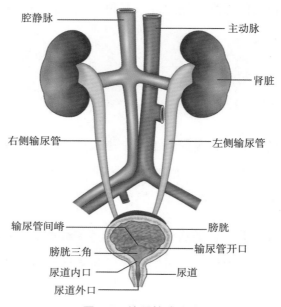

腔静脉

主动脉

肾脏

右侧输尿管

左侧输尿管

输尿管间嵴

膀胱

膀胱三角

输尿管开口

尿道内口

尿道

尿道外口

图 2-4　输尿管膀胱示意

■ 走行和关系

输尿管在骶髂关节上，在髂总动脉分叉前进入骨盆，右侧位于肠系膜根部的后方，左侧位于乙状结肠系膜的顶点。于骨盆外侧壁腹膜后、髂内动脉前向下走行。它位于卵巢后方，构成卵巢窝的后边界（图 2-5）[1]。

在坐骨棘水平，输尿管沿阔韧带基底部向内向前走行。随后在骶韧带内前方与子宫动脉交叉。然后它在子宫颈侧方约 2 cm 处进入输尿管隧道（故子宫切除术中可能造成输尿管损伤）。随后在阴道外侧前面行进。因此，若此段输尿管存在结石可自阴道触及[2]。

在阴道前穹窿走行一段短距离后，输尿管斜插入膀胱。进入膀胱后壁后，输尿管继续在膀胱壁内走行约 2 cm，此处管腔最窄，且肌层与膀胱的肌层相延续。

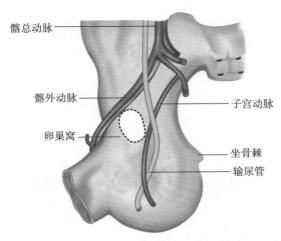

图 2-5　盆腔输尿管邻近结构

输尿管缩窄部位

1. 输尿管跨越骨盆边缘处。

2. 输尿管与子宫动脉交叉处。

3. 输尿管膀胱壁内段。

输尿管的血管供应[3]

以下动脉的分支为输尿管供血：

1. 肾动脉。

2. 主动脉。

3. 性腺动脉。

4. 髂总动脉。

5. 髂内动脉。

6. 膀胱上动脉。

7. 子宫动脉。

在输尿管盆部，营养血管从输尿管侧面供血。

在输尿管的外膜中存在丰富的血管分支网络，即使术中牵拉、移动输尿管也不会妨碍血液供应。

输尿管的静脉

输尿管处的静脉血回流到：

1. 肾静脉。

2. 性腺静脉。

3. 髂内静脉。

4. 膀胱静脉丛。

5. 与子宫、阴道、直肠中段和臀上动脉相对应的静脉。

输尿管的淋巴管

输尿管盆部淋巴回流至：

1. 盆腔淋巴结：

－髂外淋巴结。

－髂内淋巴结。

－闭孔淋巴结。

2. 腰淋巴结。

输尿管神经支配

输尿管肌肉的收缩是由肾盂中的自律细胞引起的。输尿管自上向下收缩，确保尿液流动方向。自主神经系统可影响自律细胞[5]。

输尿管副交感神经支配

副交感神经系统刺激输尿管蠕动。信号通过迷走神经和腹腔神经节到达肾脏。另一个神经信号来自骶副交感神经系统，可通过输尿管上传到达肾脏[3]。

输尿管交感神经支配

交感神经供应来自交感神经干，并调节血管张力。

疼痛感知

输尿管盆部疼痛纤维可通过拉伸输尿管或直接损伤黏膜而被激活。疼痛刺激通过交感纤维传递并产生典型的内脏痛。肋下神经、生殖股神经和髂腹股沟神经被激活产生的疼痛可辐射到侧腰、腹股沟和生殖器区域。盆腔输尿管引起的牵涉痛可以表现为会阴、大腿和小腿的后方疼痛。

输尿管的组织学

黏膜

黏膜由 4 ～ 5 层移行上皮（尿道上皮）构成。

固有层黏膜

在尿道上皮下有一个具有结缔组织和血管的弹性固有层。

肌层

输尿管的肌层由平滑肌组成。它有 3 层，最内层和最外层由纵向肌纤维组成，二者之间为环形肌层。

外膜

输尿管周围包绕结缔组织和丰富的血管丛。

应用解剖

• 如何辨认输尿管：

1. 亮白外观。

2. 表面纵行血管。

3. 蠕动。

• 腹腔子宫切除术等各种盆腔手术中有损伤输尿管的风险。

参考文献
（遵从原版图书著录格式）

1. Dutta DC. Anatomy of the female pelvic organs. In：Konar H，editor. Text book of Gynaecology. 6th edition. Kolkata：New Central Book Agency（P）Ltd；2013：p13.

2. O'Rahilly R，Müller F，Carpenter S，Swenson R. Basic Human Anatomy. A Regional Study of Human Structure. Available from- http：//www.dartmouth. edu/~humananatomy/part_6/chapter_33. html. Accessed on December 15，2014.

3. Gross Anatomy of the Ureter and Renal Pelvis. Available from- http：//www.urology-textbook.com/ ureter-anatomy. html. Accessed on December，14，2014.

（李松芳 译　常悦 校）

第3章 排尿生理

Susmita Bhattacharya，*L Ranjit Singh*

主题词

◆ 传入神经	◆ 腹下神经	◆ 阴部神经
◆ 自主神经系统	◆ 拉普拉斯定律	◆ 躯体神经
◆ 巴林顿核	◆ 盆神经	◆ 储存阶段
◆ 条件反射	◆ Onuf核	◆ 交感神经
◆ 传出神经	◆ 副交感神经	◆ α肾上腺素能受体
◆ 排空阶段	◆ 脑桥排尿中枢	◆ β肾上腺素能受体

摘 要

皮质旁中央小叶通过脑桥网状结构的下丘脑膀胱中枢控制排尿过程。"脑桥排尿中枢"（pontine micturition center，PMC）接收传入的冲动，并根据周围情况将抑制性或刺激性的传出冲动发送到下级脊髓中心。通常PMC发送抑制信号。排尿是该抑制信号撤回的过程。

排尿分为两个阶段：存储阶段/充盈阶段和排空阶段/排尿阶段。交感神经兴奋促进尿液存储。抑制逼尿肌收缩，促进平滑肌为主的括约肌收缩。躯体应激引起横纹肌括约肌收缩（自主控制）。

副交感神经兴奋可促进尿液排空，交感神经抑制排空。逼尿肌收缩、括约肌松弛导致膀胱颈打开。躯体神经支配导致横纹肌括约肌松弛（自主控制）。

■ 排尿

肾脏会产生尿液，并通过输尿管将尿液输送至膀胱。膀胱是尿液的储存容器。在储存期间，容器（膀胱）的下部开口，即尿道内口保持关闭。一旦尿液储存达到一定水平，膀胱就会发出排空信号，此时尿道内口打开，膀胱收缩排空尿液[1]。

膀胱神经支配 [1]

传出运动神经

1. 自主神经

A. 副交感神经（S_2 至 S_4）：

• 促进逼尿肌收缩。

• 抑制尿道内括约肌收缩。

B. 交感神经（T_{10} 至 L_2）：

• 促进括约肌收缩。

• 抑制逼尿肌收缩。

2. 躯体神经（S_2，S_3，S_4）：

• 阴部神经。

膀胱神经支配：

盆神经为来自脊髓骶 2、骶 3、骶 4 侧角的副交感神经纤维。该神经纤维通过腹下神经节，终止于逼尿肌的局部神经节和膀胱的环形肌层。该神经还伴有膀胱壁的感觉纤维，通过后神经根和后外侧柱将触觉、痛觉和压力传回脊髓，并继续上传到达大脑皮层的中央后回 [3]。

来自腹下神经丛的**腹下神经**，由来自腰 1、腰 2 的节前交感神经纤维构成。它在膀胱后的腹下神经节更换神经元，终止于内括约肌以及逼尿肌。该神经还可通过后神经根将膀胱痉挛性收缩的疼痛感传递至胸 9 脊髓段 [3]。

阴部神经起源于脊髓骶 1、骶 2、骶 3、骶 4 段，支配外括约肌，可自主控制外括约肌的开放 [3]。

传入感觉神经支配 [1]

膀胱充盈感觉：逼尿肌的传入冲动通过盆腔内脏神经传递，三角区和膀胱颈的传入冲动通过腹下神经传递到达脊髓。继而通过脊髓薄束（后柱）到达大脑皮质中枢。

膀胱疼痛感觉：尽管骨盆内脏神经中也有少许感知疼痛的神经纤维，但是疼痛信号传入冲动主要通过腹下神经到达脊髓，继而通过外侧脊髓丘脑束传入大脑皮质中枢。

尿道感觉：传入冲动通过阴部神经到达脊髓背柱。

脊髓至膀胱的纤维起源[2]（图 3-1）

- **副交感神经**：脊髓灰质中间外侧核。
- **交感神经**：脊髓灰质中间外侧核。
- **躯体 / 阴部**：ONUF 核 / 脊髓前角的骶阴部核。

膀胱逼尿肌主要具有 β 肾上腺素能受体，主要受交感和副交感神经系统（自主神经系统）的控制。交感神经促进尿液的存储，而副交感神经作用相反，即促进尿液排空。

膀胱颈（尿道内口 / 括约肌）主要具有 α 肾上腺素能受体。刺激交感神经导致尿道内口关闭，刺激副交感神经导致其开放（图 3-2）。

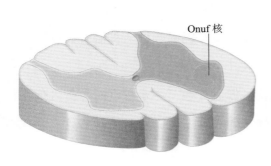

图 3-1　控制排尿的脊髓段
（提供：Laiphrakpam Rashil Simon，Imphal）

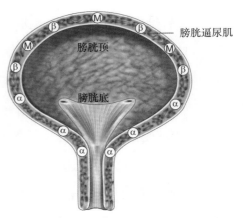

α：α 肾上腺素能受体；β：β 肾上腺素能受体，
M：毒蕈碱受体。
图 3-2　膀胱感受器
（提供：Laiphrakpam Rashil Simon，Imphal）

■ 神经支配概述

皮质控制

在大脑皮层中，中央旁小叶通过脑桥网状结构的下丘脑膀胱中枢来控制排尿。该"脑桥排尿中枢"接收传入的冲动，并根据周围情况将抑制性或刺激性的传出冲动传递到下级脊髓中枢。通常，脑桥排尿中心会释放抑制信号，该信号的撤销可导致排尿[1]。

排尿调控神经反射弧（图3-3）

1. 脊髓途径。

2. 脑桥排尿中枢。

3. 中枢途径。

4. 尿道膀胱反射。

1. 脊髓途径：在膀胱充盈阶段通过脊髓反射抑制排尿，激活横纹括约肌（阴部神经）并抑制逼尿肌，通过激活交感神经系统激活平滑肌括约肌。

传入信号来自逐渐充盈的膀胱、盆底肌、阴道、直肠等。

2. 脑桥排尿中枢：膀胱充盈度增加会促进膀胱的传入神经元活动，从而激活脑干（脑桥）的脑桥排尿中枢。脑桥排尿中枢（巴林顿核）抑制脊髓反射，从而激活逼尿肌，抑制尿道括约肌。

3. 中枢途径：起抑制排尿反射的作用。膀胱充盈至一定程度时，传入信号传递至大脑皮层中心，故可被感知到。排尿的启动是可以自主控制的。在膀胱充盈的一定范围内，中枢途径可抑制脑桥排尿中枢继而抑制排尿。

4. 尿道膀胱反射：尿液流动或尿道的机械拉伸刺激膀胱收缩，促进膀胱完全排空。该反射可解释女性混合性尿失禁，即同时合并急迫性和压力性尿失禁：腹腔压力升高导致尿液漏入尿道，诱发尿道膀胱反射，导致逼尿肌收缩。

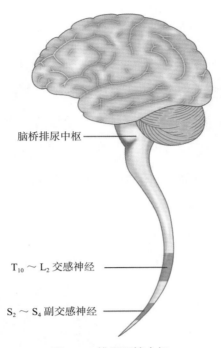

脑桥排尿中枢

$T_{10} \sim L_2$ 交感神经

$S_2 \sim S_4$ 副交感神经

图 3-3 排尿调控中枢

（提供：Laiphrakpam rashil simon，Imphal）

排尿有两个功能阶段：

• 储存阶段（膀胱充盈）。

• 排空阶段（排尿）。

尿液存储的机制：

• 横纹括约肌的收缩（躯体神经支配）。

• 平滑肌括约肌收缩（交感神经支配）。

• 逼尿肌活动的抑制（交感神经支配）。

排尿的机制：

• 横纹括约肌放松（躯体神经支配）。

• 平滑肌括约肌放松并打开膀胱颈（交感神经支配）。

• 逼尿肌收缩（副交感神经支配）。

充盈和储存阶段

在此期间逼尿肌压力不会增加，即使增加，也不会超过 15 cmH₂O。交感神经刺激 β 肾上腺素能受体导致膀胱逼尿肌放松。交感神经同时也刺激膀胱颈和尿道内括约肌的 α/α₁ 肾上腺素能受体，导致尿道的缩窄 / 收缩。在阴部神经的刺激下，尿道外括约肌保持闭合。有助于自我控制的另一种机制是尿道黏膜接合。尿路上皮及其结缔组织在尿道腔内被折成多个皱褶。尿道上皮下层有丰富的毛细血管网，有助于黏膜接近，也称为接合。在上述机制的作用下，膀胱可蓄积一定容量的尿液（图 3-4）。

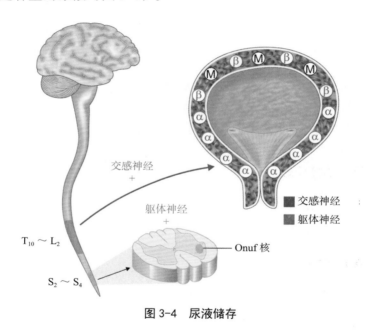

图 3-4　尿液储存

排尿启动阶段

排尿启动阶段是从尿液存储到开始排空的过渡阶段。在外界环境允许的条件下，大脑皮质抑制性冲动就会停止，使盆底肌松弛、横纹肌松弛、尿道内压下降。随后副交感神经刺激逼尿肌收缩，膀胱内压力升高，促使膀胱颈打开尿道内口，缩短尿道。同时，也产生交感神经冲动抑制，有助于逼尿肌收缩和尿道松弛。一旦膀胱内压力等于尿道内压力，排尿随即开始。

排空阶段

拉普拉斯定律：膀胱壁张力取决于：

• 内部压力（Pves）。

• 膀胱半径（r）。

• 膀胱壁厚度（d）。

膀胱壁张力 = （Pves×r）/（2d）

在尿潴留发生时，尽管膀胱压力保持相对恒定，但膀胱壁张力也会逐渐增加，原因在于：

• 膀胱半径扩大（r）。

• 膀胱壁厚减小（d）。

随着尿液的逐渐蓄积，膀胱壁会扩张，当膀胱体积达到约 200 cc 时，会抑制骶髓的局部控制中枢，形成节律性的收缩波。这个过程是潜意识的，当膀胱容量达到 400 cc，压力为 15 ～ 18 cmH_2O 时，可刺激膀胱收缩并达到阈值强度张力，进入自主意识状态。由于张力增加，来自扩张壁的冲动通过盆神经的副交感神经纤维传递至 S_2 ～ S_3 段的后神经根，并通过脊髓的后外侧柱上传到中央后区的感觉皮层。会阴前部不规律间歇出现沿着尿道周围放射的不适感。如果膀胱继续扩张，刺激了膀胱周围组织中的神经，会导致下腹局部疼痛，并且可放射至大腿前侧上 2/3 [3]。

在适宜的情况下，兴奋性刺激从大脑运动皮层通过侧柱下传至腰骶中枢，并增加逼尿肌的收缩以及盆神经传出冲动，从而使外括约肌放松。阴部神经的自主抑制会导致会阴部肌肉全面放松。它可使几滴尿液流入尿道上段的后壁，从而增强膀胱壁的反应性收缩。腹腔内压力的增加可增强这一过程。当会阴肌肉组织恢复如常时，括约肌的收缩将最后几滴尿液排出后尿道 [3]。

如果周围环境不适合排空膀胱，来自中央前区的抑制性冲动则会抑制膀胱收缩。腹下交感神经纤维的抑制性作用，使内括约肌紧闭、逼尿肌松弛，允许膀胱容纳更多尿液。

膀胱足够充盈后，尿液的进一步累积更加困难，需要大腿肌肉内收的外括约肌和会阴肌肉组织的自主协助。当膀胱内压力达到 100 cmH$_2$O 以上时，会出现难以忍受的疼痛，尿液会冲过括约肌的阻碍，缓慢地滴入尿道，直到肌肉的抑制作用消失。随后随着膀胱收缩的再次出现，尿流率增加。可以通过外括约肌的自主收缩中断尿流，至膀胱排空一定程度后，来自高级中枢的抑制性冲动导致逼尿肌松弛。排空膀胱后，下腹痛减轻，但在排空后隐约出现几分钟的不适感。

膀胱充盈或收缩的感觉兴奋涉及相互关联的解剖区域，包括大脑皮层、网状激活系统（RAS）、蓝斑（LC）、下丘脑、脑桥排尿中枢（PMC）、脊髓和膀胱。RAS 控制睡眠深度，LC 控制唤醒，PMC 发出 12 种逼尿肌收缩的命令。涉及多种神经递质，包括去甲肾上腺素、血清素和抗利尿激素（ADH）[1]。

反射调节

在儿童中，这一系列条件反射的完善需要时间和教育，通常在 2.5 ～ 3 岁时这一反射才能建立。在更小的儿童中，会在膀胱容量较小时出现高频率先天性反射性排泄。在睡眠过程中，由于高级中枢控制减弱，膀胱可能恢复其原始的兴奋性，不由自主的发生膀胱排空。可以通过膀胱训练以容纳更多的尿液而不会感到不适，这种情况在女性更为常见，原因在于女性可能更多受环境因素及社会因素影响，自发地限制排尿。另一方面，"膀胱意识"（想排尿）可引起膀胱收缩，即使没有充足的尿量，产生足够的刺激也能排出尿液（图 3-5）。

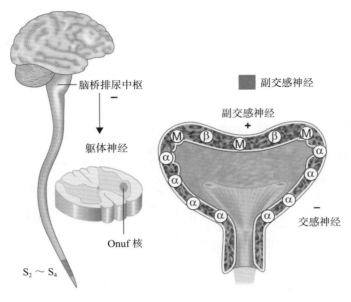

图 3-5　排尿

参考文献
（遵从原版图书著录格式）

1. Robson WLM. Enuresis. Medscape. Available from http：//www.emedicine.medscape.com/ article/1014762overview #aw2aab6b2b2. Accessed on December 14，2014.

2. Ma'arof SNMB. Bladder Physiology & Micturition. Available From http：//www.muacme.org/ perm_dir/ file_dir/1553814524535ddba3ad5fa.pdf. Accessed on December 15，2014.

3. Ansell I. The anatomy and physiology of micturition and the effect of various neurological disorders upon this function. Post-Graduate Medical Journal. Dec 1944；20（229）：333-39.

（李松芳 译　常悦 校）

第4章 专业术语

Manidip Pal

主题词

◆ 排大便失禁　　◆ 遗尿症　　　　　◆ 尿急

◆ 大便失禁　　　◆ 膀胱过度活动症　◆ 急迫性尿失禁

◆ 尿频　　　　　◆ 盆腔器官脱垂　　◆ 排尿功能障碍

◆ 夜尿症　　　　◆ 压力性尿失禁

摘 要

　　描述了国际尿控协会（International Continence Society，ICS）的术语，在各种术语中，引用了以下内容：

　　压力性尿失禁、膀胱过度活动症、急迫性尿失禁、尿急、夜尿症、夜间遗尿症、尿频、排尿功能障碍、盆腔器官脱垂、大便失禁。对于更多术语，引用时必须遵循 ICS 术语的相应章节。

　　妇科泌尿学有很多术语，本章就最常用的术语进行介绍。这些术语是按照国际尿控协会（International Continence Society，ICS）命名法定义的[1]。更多术语，可以访问 ICS 网站链接。

　　排大便失禁（大便失禁）：无法控制肠蠕动，导致大便意外地从直肠漏出。包括从排气时偶尔的粪便渗漏，直到完全失去对肠道的控制[2]。

　　尿频：主诉排尿的频率高于正常频率。

　　夜尿症：因需要排尿而导致一次或多次睡眠中断。排尿发生在睡眠之前和之后。

　　夜间遗尿症：主诉睡眠中排尿。

　　膀胱过度活动症：在没有尿路感染或其他明显的病理情况下出现尿急，通常还伴有尿频和夜尿，伴或不伴有急迫性尿失禁。

盆腔脏器脱垂：通过症状和临床检查来诊断，并辅以相关的影像学检查，包括识别阴道前壁（中央、阴道旁或联合膀胱膨出）、阴道后壁（直肠膨出）、子宫（子宫颈）或子宫切除后的阴道顶端（阴道穹窿或袖口瘢痕）中一个或多个的下移。多在处女膜水平或更高处发生。

压力性尿失禁：在用力或体力劳动，包括体育活动，或打喷嚏、咳嗽时发生的非自主的尿液外漏。

急迫性尿失禁：主诉急迫的非自主的尿液外漏。

尿急：难以推迟的突然、强烈的排尿意愿。

排尿功能障碍：通过症状和尿流动力学检查来诊断，被定义为排尿异常缓慢和（或）不完全排尿。

参考文献
（遵从原版图书著录格式）

1. http：//www.ics.org/Terminology retrieved on 18.02.'15
2. http：//www. mayoclinic.org/diseases-conditions/fecal-incontinence/basics/definition/con-20034575

（李松芳 **译**　常悦 **校**）

第5章 压力性尿失禁的病理生理学

Manidip Pal

主题词

◆ 盆筋膜腱弓　　◆ 内括约肌功能障碍　　◆ 尿道过度活动

◆ 尿道压肌　　　◆ 肛提肌　　　　　　　◆ 尿道阴道括约肌

◆ 吊床理论　　　◆ 耻骨联合　　　　　　◆ 膀胱阴道隔

◆ 整体理论　　　◆ 耻骨尿道韧带

◆ 尿道内压　　　◆ 支撑垫

摘　要

压力性尿失禁指由于尿道运动过度和内括约肌功能障碍，在腹腔压力升高时引起的不自主尿液流出。目前整体理论和吊床理论解释了排尿控制和尿失禁的机制。

尿道过度活动：膀胱颈下移导致腹腔内压力不均匀地传递到膀胱颈，可引起尿失禁。盆筋膜从盆筋膜腱弓分离会导致尿失禁。

内括约肌功能障碍：由于膀胱颈部和近端尿道的血供阻断和（或）去神经支配引起的。

压力性尿失禁指每当腹腔内压力升高时（如咳嗽、大笑、打喷嚏等）发生不自主的尿液渗漏。其病因在于：

1. 尿道过度活动。

2. 内括约肌功能障碍。

■ 尿道过度运动

腹腔压力升高时保持正常的尿液控制涉及以下三个相互关联的因素：

1. 腹腔压力升高时，肛提肌发生反射性收缩使骨盆底关闭，同时可抬高膀胱颈、尿道近端及会阴体，以作为尿道的支撑垫。

2.完整的膀胱阴道隔和耻骨尿道韧带（结缔组织）可加强上述肛提肌闭合盆底的功能。

3.尿道阴道括约肌和尿道压肌（横纹肌）可通过直接挤压来增加尿道远端内压力，进而关闭尿道。

这三个部分相互协调配合，保障正常情况下，女性在腹腔压力升高时不会漏尿。

阴道具有两个功能特点：①通过上述3种闭合机制，调节膀胱颈的打开和闭合；②阴道的结构使其具有一定功能。可以通过支撑尿道近端和膀胱颈处的拉伸感受器，防止尿急。阴道松弛可导致尿失禁。这种松弛是由阴道壁本身缺损或其支撑结构（即韧带、肌肉以及其间插入的结缔组织）缺陷引起的。松弛可能与胶原蛋白 / 弹性蛋白的结构变化相关。若阴道壁缺陷，则肛提肌收缩闭合盆底受阻，从而导致压力性尿失禁，或当膀胱底拉伸感受器受刺激时，阴道壁不能提供有效的拉伸支持，可能会激活排尿反射（不稳定膀胱），从而导致尿频、尿急、夜尿症、伴或不伴漏尿。这被称为**"整体理论"**[1]。

吊床理论：尿道和膀胱颈下方的吊床结构提供了牢固的支撑，在腹腔内压力迅速增加时尿道被压向吊床结构，保证尿道闭合压力高于迅速上升的膀胱内压力。故而该支撑层的强度对于尿道压缩的程度十分重要。该支撑结构由阴道前壁、通过肛提肌的耻骨阴道部分、阴道附着于盆壁的结缔组织组成。所以腹压升高后肛提肌的激活对尿道闭合起重要作用。阴道壁与盆筋膜腱弓之间连接的完整性也十分重要[2]。

目前，吊床理论已在世界范围内被接受。

如果这些结构支撑力变弱，那么根据程度的不同会出现不同的症状。原因包括：

1.阴道分娩。

2.更年期（雌激素不足）。

3.结缔组织功能缺陷。

4. 慢性便秘、咳嗽。

5. 遗传易感性等。

阴道分娩可能导致：

• 肛提肌损伤。

• 膀胱阴道隔和耻骨尿道韧带附着处断裂。

• 阴部和（或）其他骨盆神经支配组织去神经化。

以上结果使膀胱颈和尿道的缓冲支撑力减弱，这可能会使尿道变成"活动的器官"。腹腔压力升高时，膀胱颈和尿道下移，压力无法均匀地传递到膀胱颈和尿道近端。因此，膀胱其余部位的压力增加，膀胱颈和尿道近端打开（图5-1，图5-2）。可以理解为按压一个充满水的气球底部时，如果气球的充气口被绑住（膀胱颈尿道关闭状态），水则不会流出。如若张开，水即流出。

当与侧盆壁连接的筋膜（盆筋膜腱弓）脱离/撕裂时，同样会引起压力性尿失禁（图5-3）。

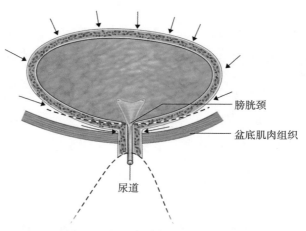

膀胱颈

盆底肌肉组织

尿道

图 5-1　正常情况下，膀胱充盈时，膀胱颈位于耻骨联合的水平，在腹腔内压力升高时，压力均匀地传递到膀胱顶，膀胱颈和尿道近端，因此，尿道被压缩并闭合（箭头表示腹内压，虚线表示耻骨联合以及耻骨相邻区域的轮廓）

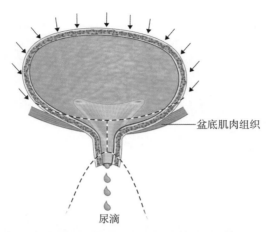

图 5-2 膀胱颈下降至耻骨联合下方并接触盆底肌，此时增加的腹腔内压力无法传递到膀胱颈和尿道近端，仅传递到膀胱顶，由于挤压作用，膀胱颈和尿道近端张开，尿液漏出（箭头是腹内压，虚线是耻骨联合和耻骨邻近区域的轮廓）

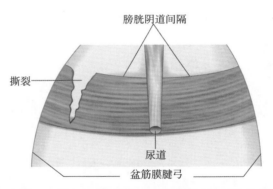

图 5-3 阴道壁和盆筋膜腱弓之间连接的完整性由于膀胱阴道间隔的撕裂而分离，导致尿道的支撑吊床不能支持尿道压缩闭合

另外，在对压力性尿失禁尿道的形态观察时发现，尿道前壁活动度降低，而后壁继续旋转并下降。可能是耻骨尿道韧带仅阻止了前壁的旋转运动，但不能阻止后壁的旋转运动。尿道前壁和后壁的分离可打开尿道内口，从而导致压力性尿失禁[3]。

■ 内括约肌功能障碍

内括约肌功能障碍是由于膀胱颈和尿道近端的血流阻断和（或）去神经支配。可分为两类：

1. 先天性因素。

2. 获得性因素。

病因学

先天性因素

• 中枢神经系统功能障碍。

• 肌肉无力。

获得性因素

• 分娩。

• 绝经。

• 骨盆手术，如膀胱悬吊手术失败，是由于附近的神经损伤或尿道周围组织的过度瘢痕化。

• 骨盆放疗。

• 神经系统问题，如脊髓膜膨出。

• Foley 导管长期留置导致局部损伤等。

参考文献

（遵从原版图书著录格式）

1. Petros PE，Ulmsten UI. An integral theory of female urinary incontinence. Experimental and clinical considerations. Acta Obstet Gynecol Scand Suppl. 1990；153：7-31.

2. Delancey JO，Ashton-Miller JA. Pathophysiology of adult urinary incontinence. Gastroenterology. 2004；126（1 Suppl 1）：S23-32.

3. Vasavada SP. Urinary incontinence. Medscape. http：//emedicine.medscape.com/article/452289-overview#aw2aab6b2b4aa retrieved on 23.02.'15.

（李松芳 译　常悦 校）

第6章 膀胱过度活动症的病理生理学

K Bharathalaxmi，Manidip Pal

主题词

- ◆ 自主性膀胱理论
- ◆ 膀胱平滑肌
- ◆ 小窝
- ◆ C 类纤维

- ◆ 尿频
- ◆ 肌源性理论
- ◆ 神经源性理论
- ◆ 遗尿症

- ◆ 丘脑
- ◆ 尿急
- ◆ 急迫性尿失禁

摘 要

膀胱过度活动症的病理生理学涉及以下理论：

肌源性理论：逼尿肌细胞的部分去神经化改变了平滑肌的特性，导致细胞间的兴奋性和活动扩散能力增强。这导致整个逼尿肌协调地进行肌源性收缩。

神经源性理论：皮质损伤可通过减少脑桥发出抑制冲动而引起膀胱兴奋性增强。脊髓轴突损伤可出现由 C 类纤维传入神经元诱发的原始脊髓膀胱反射，亦导致膀胱兴奋性升高。

自主性膀胱理论：膀胱逼尿肌的兴奋与抑制不平衡导致逼尿肌的过度活动。

膀胱过度活动症（overactive bladder，OAB）定义为尿急迫，通常伴有尿频和遗尿症，伴或不伴急迫性尿失禁，需排除尿路感染或其他明确的病理因素[1]。

尿急：突然出现的强烈的排尿意愿，难以控制[1]。

日间尿频：排尿的频次比以往正常时多。正常日间排尿次数应≤8 次 / 日[2]。

遗尿症：因需要排尿，睡眠被一次或多次打断，每次排尿前后均可以入睡。正常夜间排尿次数应≤ 2 次 / 夜[2]。

急迫性尿失禁：伴随尿急的不自主的尿失禁[1]。

发病率：实际发病率尚不明确，多数膀胱过度活动症的患者因各种原因并未就诊。亚洲 OAB 发病率 53.1%，尿急发病率 65.4%，急迫性尿失禁发病率 21%。世界平均急迫性尿失禁总发生率为 11.4%。其中 75.4% 的患者症状轻微，未影响正常生活，仅 21.1% 的患者寻求治疗[3]。在妇科普通门诊就诊人群中，OAB 患者总占比为 8.8%，盆腔脏器脱垂（pelvic organ prolapse，POP）者 OAB 发生率为 25.8%，无 POP 者 OAB 发生率仅为 8.6%[4]。欧洲六国的报道显示 OAB 发生率为 12% ～ 17%，而美国一项全国 OAB 评估研究显示发生率为 17%[5]。

诱发因素

1. 年龄：随年龄增长，OAB 更为常见[3]。

2. 产次：OAB 发病率未生育者＜初产妇＜多产妇[6]。

3. 分娩方式：经阴道分娩与剖宫产分娩者 OAB 发生率差异无统计学意义，但经阴道分娩者的 OAB 症状更明显[6]。

4. 阳性家族史[3]。

5. 居住在乡村[3]。

6. 使用坐便式马桶[3]。

7. 饮食：膀胱刺激性及利尿性的饮食，如咖啡因、酒和辛辣食物。

8. 神经障碍性疾病：多发性硬化、脑卒中等。

9. 便秘。

10. 尿不尽。

■ 病理生理学

OAB 的病理生理学机制尚未明确。主要理论包括：

1. 肌源性理论。

2. 神经源性理论。

3. 自主性膀胱理论。

肌源性理论

膀胱逼尿肌的部分去神经化可导致其平滑肌的功能改变，导致其细胞间兴奋性、传导性增强，从而造成全部逼尿肌的协调性收缩[7]。

排空过程中膀胱内压的升高可导致膀胱壁周期性局部缺血，从而损伤膀胱壁内神经元，长期可造成平滑肌功能的继发性改变[8]。这些改变可增强细胞间兴奋性及电耦合，进而引起：

1. 局部逼尿肌收缩传导至全部逼尿肌，导致全膀胱的协调性肌源性收缩。

2. 逼尿肌的部分去神经化导致逼尿肌对神经递质过于敏感，从而对刺激过度反应[9]。

神经源性理论

排尿包括 2 个阶段：储存尿液和排空尿液。尿液储存需要：①脊髓反射机制激活交感神经 – 躯体神经通路关闭尿道内口；②大脑紧张性抑制系统阻止副交感神经兴奋传导到膀胱。尿液排空则是抑制交感神经 – 躯体神经通路，并激活脊髓 – 延髓 – 脊髓副交感神经反射道路刺激脑桥排尿中心[10]。这一反射途径受大脑皮层的更高级自主排尿中枢调控[11]。

大脑损伤时脑桥上的抑制减弱可导致膀胱兴奋性增强。脊髓的轴突损伤可导致由 C 类纤维膀胱传入神经元触发的原始脊髓膀胱反射。继而导致膀胱过度活动[10]。

C 类神经纤维对辣椒素（神经毒性）敏感。脊髓反射通路中存在辣椒素敏感型 C 类纤维，膀胱内应用辣椒素或其非刺激性毒素轭合物类似物可以成功地治疗此类神经源性尿失禁。另一方面，在神经反射中无 C 类纤维介导的逼尿肌过度反应或脑桥上部病变引起的 OAB 中，辣椒素治疗疗效未明确[12]。

丘脑的作用

丘脑深部脑刺激可使残疾的特发性震颤患者更早出现排尿欲望，同时合并膀胱容量下降，提示丘脑对下尿路功能有调节作用[13]。这可以解释帕金森病、多发性硬化等常合并 OAB 的原因。脑成像研究也证明了膀胱控制依赖于大脑区域广泛的网络。非肾上腺素能非胆碱能（non-adrenergic non-cholinergic，NANC）神经传导异常也可能导致膀胱过度活动症[9]。

自主性膀胱理论

膀胱逼尿肌具有模块性，由局部肌肉形成的模块构成，在排尿周期的储尿阶段，逼尿肌的活动受限。每个模块由壁内神经节和间质细胞组成的外周膀胱肌丛控制，活动有同步性。周围自主活动的信号传入可导致逼尿肌兴奋，继而打破平滑肌的兴奋和抑制平衡，引起模块间联系增强，膀胱自主性活动增强继而逼尿肌过度活跃[14]。

■ 分子病理学观点

小窝（caveolae）是膀胱平滑肌细胞（bladder smooth muscle，BSM）膜的特殊区域，可调节特定信号通路。膀胱平滑肌细胞小窝可参与膀胱收缩的关键信号传导通路的调节。小窝蛋白表达的改变可造成局部收缩 / 舒张不平衡，从而导致膀胱功能障碍[15]。

参考文献
（遵从原版图书著录格式）

1. http：//www.ics.org/Terminology retrieved on 30.12.'14

2. Kovac SR. Surgical treatment of urinary incontinence. In：Beiber EJ，Sanfilippo JS，Horowitz IR，（eds.）Clinical Gynecology，1st edn Philadelphia：Churchill Livingstone Elsevier. 2006；341-353.

3. Lapitan MC，Chye PL；Asia-Pacific Continence Advisory Board. The epidemiology of overactive bladder among females in Asia：a questionnaire survey. Int Urogynecol J Pelvic Floor Dysfunct. 2001；12：226-31.

4. An F，Yang X，Wang YJ，Chen JY，Wang JL. OAB epidemiological survey of general gynaecology outpatients and its effects on patient quality of life. Neurourol Urodyn 2014 Oct 12. doi：10.1002/nau.22659. [Epub ahead of print]

5. Ubee SS，Manikandan R，Singh G. Medical management of overactive bladder. Indian J Urol. 2010；26：270-8.

6. Palma T，Raimondi M，Souto S，Fozzatti C，Palma P，Riccetto C. Prospective study of

prevalence of overactive bladder symptoms and child-bearing in women of reproductive age. Consult Ph J Obstet Gynaecol Res. 2013；39：1324-9.

7. Brading AF. A myogenic basis for the overactive bladder. Urology 1997；50（6A Suppl）：57-67；discussion 68-73.

8. Brading AF，Symes S. Ischemia as an etiological factor in bladder instability：implications for therapy. Adv Exp Med Biol. 2003；539（Pt A）：255-69.

9. Meng En. Recent research advances in the pathophysiology of overactive bladder. Incont Pelvic Floor Dysfunct 2009；3（Suppl 1）：5-7.

10. de Groat WC. A neurologic basis for the overactive bladder. Urology 1997；50（6A Suppl）：36-52；discussion 53-6.

11. de Groat WC，Yoshimura N. Mechanisms underlying the recovery of lower urinary tract function following spinal cord injury. Prog Brain Res 2006；152：59-84.

12. Fowler CJ. Bladder afferents and their role in the overactive bladder. Urology2002；59(5 Suppl 1)：37-42.

13. Kessler TM，Burkhard FC，Z'Brun S，Stibal A，Studer UE，Hess CW，et al. Effect of thalamic deep brain stimulation on lower urinary tract function. Eur Urol. 2008；53：607-12.

14. Drake MJ，Mills IW，Gillespie JI. Model of peripheral autonomous modules and a myovesical plexus in normal and overactive bladder function. Lancet. 2001 Aug 4；358（9279）：401-3.

15. Sullivan MP，Cristofaro V，Radisavljevic ZM，Yalla SV. Regional distribution and molecular interaction of caveolins in bladder smooth muscle. BJU Int. 2012；110（11 Pt C）：E1163-72.

（刘芸 译　常悦 校）

第 7 章 盆腔脏器脱垂的分度

Manidip Pal

主题词

- 中央型膀胱膨出
- 膀胱膨出
- 压疮
- 肠膨出
- 尿道外口
- 全盆腔脱垂
- 处女膜
- 低雌激素
- 侧方型膀胱膨出
- POP-Q 分期
- 脱垂
- 直肠膨出
- 会阴松弛
- 支持试验
- 尿道肉阜
- 尿道脱垂
- 尿道膨出
- 尿道膀胱沟
- 子宫脱垂
- 穹窿脱垂

摘 要

在各种盆腔脏器脱垂分度中，本章主要谈到两种分度，Shaw 分度及 POP-Q 分期。通过支持试验可以鉴别中心性和外周性膀胱膨出。压疮需要与恶性溃疡相鉴别。

■ 发生率

育龄期女性最常见的问题是膀胱膨出（56%）、子宫脱垂（53.6%）和直肠膨出（40%）[1]。全球子宫脱垂发生率为 2%～20%，其中美国 11.4%、埃及 56%、意大利 5.5%、伊朗 53.6%、巴基斯坦 19.1%。在印度的孟加拉、新德里、旁遮普邦和北方邦，私人诊所妇科门诊就诊的患者中每 5 人即有 1 人为子宫脱垂患者。印度北方子宫脱垂发生率为 7.6%，东印度为 20%，卡纳塔克邦为 3.4%，泰米尔纳德邦为 0.7%[2]。

■ 分度

分度应该描述子宫脱垂和阴道脱垂的情况，正常宫颈外口位于坐骨棘水平以上。低于此水平视为子宫脱垂。

Shaw 分度[3]

Ⅰ期：宫颈外口位于阴道口内。

Ⅱ期：宫颈外口达阴道口。

Ⅲ期：宫颈外口脱出阴道口外。

Ⅳ期 / 子宫脱垂：子宫全部脱出阴道口。

阴道壁膨出

阴道前壁脱垂：

• 阴道上 2/3 脱垂：膀胱膨出（膀胱位于脱垂部深层）。

• 阴道下 1/3 脱垂：尿道膨出（尿道位于脱垂部深层）。

阴道后壁膨出：

• 阴道上 1/3 脱垂：肠膨出（小肠、网膜等位于脱垂部深层）。

• 阴道下 2/3 脱垂：直肠膨出。

　或者，也可以如下分为：

• 中 1/3 脱垂：直肠膨出（直肠位于脱垂部深层）。

• 下 1/3 脱垂：会阴体松弛。

穹窿脱垂：分度类似子宫脱垂，仅仅是将宫颈位置替换为穹窿位置（图 7-1）。

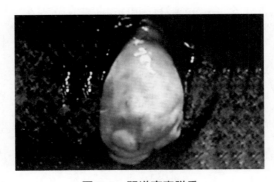

图 7-1　阴道穹窿脱垂

POP-Q 分度

当前，世界范围广泛接受的分度为 **POP-Q 分度**。采用处女膜而不是阴道口作为分度参照点。通过 6 个点和 3 个长度进行分度（图 7-2）。

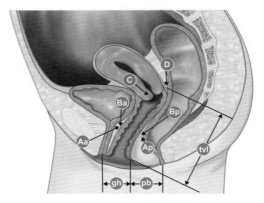

图 7-2　POP-Q 分期参数

每侧阴道壁分别有 2 个选定点 A 和 B，阴道前壁为 a，阴道后壁为 p，故结合阴道前后壁将其 A 和 B 点分别命名为：

- Aa：位于阴道前壁中线处女膜环内 3 cm。
- Ap：位于阴道后壁中线处女膜环内 3 cm。
- Ba：阴道前壁脱垂最远端。
- Bp：阴道后壁脱垂最远端。

上述 4 点如位于阴道内即为"–"若位于阴道外即为"+"。Aa 和 Ap 的数值范围在 –3（无脱垂）至 +3 cm。Ba 和 Bp 的数值范围在 –3（无脱垂）至 +tvl（阴道全长）。无脱垂时，Aa 和 Ba、Ap 和 Bp 均位于同一水平（–3 cm）。

另外 2 点为 C 点和 D 点。C 点指宫颈距离处女膜缘的距离，以 cm 为单位，数值可"–"可"+"。通常宫颈外口代表宫颈最远端，记为 C 点；若为穹窿脱垂，则阴道顶端记为 C 点。D 点指道格拉斯腔或后穹窿距离处女膜缘的距离，以 cm 为单位，数值可"–"可"+"。测量 D 点的简易方法为将主骶韧带复合体在宫颈的附着点记为 D 点，计算该点到处女膜缘的距离，以 cm 为单位。对于全子宫切除术后患者，阴道残端顶端记为 C 点，D 点缺失。

3个长度：

• gh：阴裂长度，为尿道外口中线到处女膜后缘的中线距离，以 cm 为单位。

• pb：会阴体高度，为处女膜后缘到肛门中点的中线距离，以 cm 为单位。

• tvl：阴道总长度，将脱垂器官还纳后处女膜缘至阴道后穹窿的距离，以 cm 为单位。

盆腔器官脱垂的 3 个水平及Ⅳ度分期：

水平 1：子宫脱垂。

水平 2：阴道壁脱垂：

a. 阴道前壁。

b. 阴道后壁。

水平 3：远端器官及组织：

a. 前壁：尿道（压力性尿失禁，stress urinary incontinence，SUI）。

b. 后壁：会阴体。

脱垂分期（POP-Q 分期）（图 7-3 至图 7-6）

0 度：无脱垂。

Ⅰ度：宫颈下降，其最远端在处女膜平面上 1 cm。

Ⅱ度：宫颈最远端在处女膜平面上下 1 cm 之内。

Ⅲ度：宫颈最远端低于处女膜平面＞ 1 cm，但＜（tvl–2）cm。

Ⅳ度：宫颈最远端≥（tvl–2）cm。

阴道前、后壁脱垂也按照此类方法分期。各部位脱垂最远端测量均以处女膜平面作为参照点。

全盆腔脱垂：包括尿道脱垂、阴道脱垂、子宫脱垂及直肠膨出。

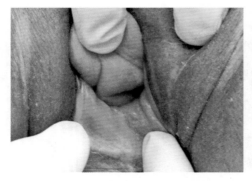

图 7-3　子宫脱垂 I 度合并膀胱脱垂

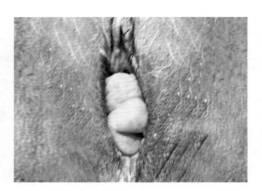

图 7-4　子宫脱垂 II 度

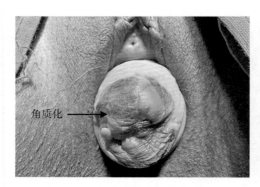

角质化

图 7-5　子宫脱垂 III 度（长期脱垂可
见宫颈及阴道前穹窿表面角化）

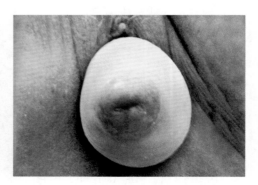

图 7-6　子宫脱垂 IV 度

其他需注意：

尿道外口（external urethral meatus，EUM）：

1. 正常直径。

2. 尿道脱垂：尿道黏膜经尿道外口脱出，色粉红。

3. 尿道肉阜：色鲜红，状似豌豆，自尿道后壁脱出尿道口（图 7-7）。

4. 尿道憩室。

5. 尿道外口增生。

有时可在阴道前壁尿道下 1/3 的两侧发现两个稍隆起的结构，这是撕裂的耻骨尿道韧带。

尿道膀胱沟： 膀胱和尿道连接部，即膀胱颈处可见尿道膀胱沟，这一结构消失，意味着可能存在 SUI（图 7-8）。

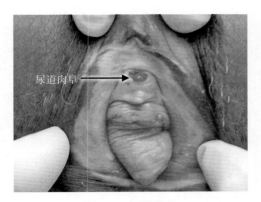

尿道肉阜

图 7-7 尿道肉阜

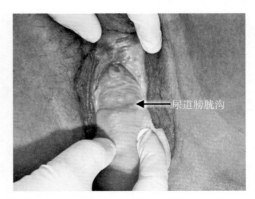

尿道膀胱沟

图 7-8 尿道膀胱沟

压疮：有时可在脱垂受压或摩擦的部位看到一个或多个溃疡，与局部静脉充血有关，需要与恶性溃疡鉴别。

阴道前壁

膀胱膨出：中央型；侧方型（图 7-9）。

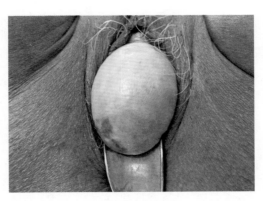

图 7-9 膀胱膨出（席姆阴道后壁拉钩置入阴道内）

- 中央型：因膀胱阴道隔及耻骨宫颈筋膜薄弱而形成的中央型纵向缺陷，也可是横向的缺陷。
- 侧方型：由膀胱阴道隔自白线（盆筋膜腱弓）撕脱造成，意味着缺陷来自侧方。

膀胱阴道筋膜缺陷

可分为以下类型（图 7-10）：

纵向：中线、侧方。

横向：低位、高位。

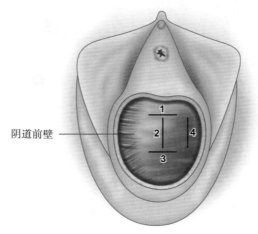

阴道前壁 ————

注：（1）横向低位；（2）中线；（3）横向高位；（4）侧方。

图 7-10　膀胱阴道隔缺陷

可通过仔细触摸阴道前壁及侧壁来判断。通过触诊感受阴道侧壁的肌肉体积，评估耻骨直肠肌情况，可感到患者的肌肉变薄，甚至能触及骨性凸起，类似于直接触摸耻骨降支。

阴道后壁

直肠阴道筋膜缺陷可分为以下类型（图 7-11）：

1.纵向：中线、侧方。

2.横向。

可通过仔细触摸阴道后壁来判断。

低位直肠膨出（图 7-12）。

肠膨出：咳嗽等压力下可见（图 7-13）。

会阴体：示指置入舟状窝勾起会阴体，正常情况下，会阴体稍隆起，会阴体力量较强。患者会阴体薄弱，隆起明显。

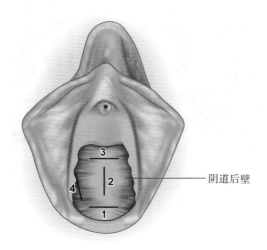

阴道后壁

注：（1）在会阴体上方横向分离导致低位直肠膨出（最为常见）；（2）纵向中线分离导致中线直肠膨出。

（3）高位横向分离导致高位直肠膨出；（4）侧方分离。

图 7-11　直肠阴道筋膜撕裂

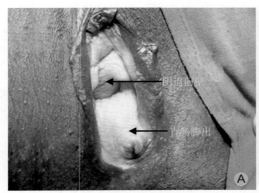
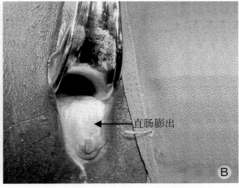

注：（A）低位直肠膨出，可见非膨出的阴道前壁；（B）阴道拉勾拉起同一患者阴道前壁后。

图 7-12　低位直肠膨出

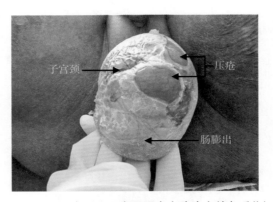

子宫颈 —— 压疮

肠膨出

图7-13　肠膨出（可见表面两个大溃疡合并角质化）
（提供：Dr Chaitali Sarkar，Clinical Tutor，Obstetrics & Gynecology，College of Medicine & JNM
Hospital，WBUHS，Kalyani，West Bengal，India）

参考文献
（遵从原版图书著录格式）

1. Hassanbadi S，Keshavarz H，Marann ES，Sarraf Z. Prevalence of reproductive morbidity among women of qashqa'i tribe，Islamic Republic of Iran. Eastern Mediterranean Health J. 1998；4：312-18.

2. Bajracharya AR. Uterine prolapse：a hidden tragedy for women. www.rguhs.ac.in/cdc/onlinecdc/uploads/05_N026_31343.doc

3. Padubidri VG，Daftary SN. Genital prolapse. In：Howkins & Bourne Shaw's Textbook of Gynaecology. 14th edn New Delhi：Elsevier 2008，298-309.

（刘芸译　常悦校）

第 8 章　盆腔脏器脱垂的病理生理学

Manidip Pal

主题词：

- 盆筋膜腱弓
- 主韧带
- 结缔组织疾病
- 膀胱膨出
- DeLancey
- 肠膨出

- 低雌激素
- 未生育脱垂
- 会阴体
- 直肠膨出
- 直肠阴道隔
- 子宫支持结构

- 尿道膨出
- 骶韧带
- 阴道穹窿脱垂
- 膀胱阴道隔

摘　要

盆腔脏器脱垂主要由低雌激素、结缔组织疾病、遗传因素引起。DeLancey 提出了盆底支持结构的三水平理论。单个水平或多个水平支持结构的薄弱导致不同类型的盆底脏器脱垂，例如，水平 1 的缺陷可以导致子宫脱垂、阴道穹窿脱垂、肠膨出。

生殖器官脱垂是指生殖器官自阴裂脱出。

■ 病因学

生殖器官的支持结构薄弱导致盆腔器官脱垂，病因包括：

1. 老年女性持续低雌激素状态。

2. 结缔组织疾病。

3. 遗传因素。

■ 诱发因素

1. 慢性咳嗽、便秘导致腹压增加。

2. 经阴道分娩较大婴儿。

3. 产后过早参加体力劳动。

4. 产褥期休养不足。

5. 多产。

6. 分娩间隔时间太短。

7. 体质虚弱，如慢性贫血。

8. 先天性畸形，如脊柱裂（未生育脱垂）。

9. 职业危害，如长期重体力劳动。

10. 肥胖。

■ 盆底支持结构

DeLancey[1] 提出了盆底支持结构的三水平理论，即高水平、中水平、低水平，随后经 MRI 研究证实。他的理论推动了 POP 的定义和管理理念的更新（图 8-1）。

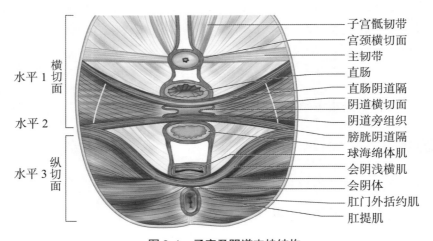

图 8-1　子宫及阴道支持结构

水平 1

阴道上 1/3 至阴道穹窿借助主韧带（又称子宫颈横韧带、Mackenrodt's 韧带）和骶韧带固定于盆侧壁。这些韧带附着于宫颈穹窿上部及穹窿部。

临床意义：此水平缺损可导致顶部脱垂，如子宫脱垂、穹窿脱垂及肠膨出。

主韧带横行于宫颈阴道上部与子宫体下部两侧和骨盆壁之间，分为血管部及神经部，起固定宫颈的作用，韧带内包含血管、神经、结缔组织和脂肪组织，与肠系膜结构类似[2]。

水平 2

阴道中 1/3 前壁由膀胱阴道隔、后壁由直肠阴道隔支持，筋膜向两侧延伸附着于盆筋膜腱弓（白线）和直肠阴道筋膜腱弓。

临床症状：此水平缺陷导致膀胱膨出（中央型及侧方型）和直肠膨出。

水平 3

阴道下 1/3 的支持结构附着于会阴体、肛提肌及泌尿生殖膈。

临床症状：此水平缺陷可导致尿道膨出、尿道过度活动、会阴体缺损（低位直肠膨出）。

参考文献
（遵从原版图书著录格式）

1. DeLancey JO. Anatomic aspects of vaginal eversion after hysterectomy. Am J Obstet Gynecol 1992；166：1717-24；discussion 1724-8.

2. Ramanah R，Berger MB，Parratte BM，DeLancey JO. Anatomy and histology of apical support：a literature review concerning cardinal and uterosacral ligaments. Int Urogynecol J 2012；23：1483-94.

（刘芸 译　常悦 校）

第 9 章　盆腔脏器脱垂的基因组学

Manidip Pal

主题词：

- α₁ 抗胰蛋白酶
- 常染色体显性遗传
- 骨形态发生蛋白 1
- 胶原蛋白
- 弹性蛋白
- 细胞外基质（ECM）

- 家族性
- 原纤维蛋白
- 成纤维细胞
- 纤连蛋白
- 全基因组关联分析
- 层粘连蛋白

- 赖氨酰氧化酶
- 基质金属蛋白酶（MMP）
- 成肌细胞
- 中性粒细胞弹性蛋白酶
- 单核苷酸多态性（SNP）
- 金属蛋白酶组织抑制剂（TIMP）

摘　要

目前的 POP 基础研究中已针对 POP 患者进行 DNA 测序并寻找突变基因，以期发现 POP 的潜在基因标记物。在细胞外基质中，胶原蛋白、弹性蛋白是维持阴道组织张力的主要成分。POP 患者的成纤维细胞分泌较多的 Ⅲ 型胶原，可导致阴道组织松弛，而弹性蛋白的表达降低，弹性纤维功能减弱。多种蛋白酶参与胶原蛋白及弹性蛋白的合成，如赖氨酰氧化酶、骨形态发生蛋白 1（bone morphogenetic protein 1，BMP1）、基质金属蛋白酶等。全基因组关联分析发现 6 个单核苷酸多态性，可能与 POP 相关。

脱垂具有家族遗传性，60% 患者有家族性遗传背景 [1]。患者的兄弟姐妹（< 55 岁）发生严重脱垂的风险是无遗传背景者的 5 倍 [2]。有文献显示遗传因素是 POP 发生的重要因素，POP 家族史是患病的典型危险因素 [3]。

盆腔脏器脱垂和压力性尿失禁的患者往往存在结缔组织薄弱。目前假设患者机体的其他结缔组织也同时存在功能异常。患有结缔组织疾病，如马方综合征（原纤维蛋白突变）、皮肤松弛症（弹性蛋白基因突变及 *Fibulin 5* 基因突变）、埃勒斯 - 当洛斯综合征（胶原蛋白基因突变）的女性 POP 的发病率较高 [4]。另一方面，在罹患 SUI 的未生育女性中，50% 的膀胱活动度异常归因于基因因素 [5]。

多年来 POP 的基因因素引起了研究者的重视，故在患者人群进行了 DNA 测序以寻找基因突变及疾病相关基因，以期发现 POP 的潜在基因标记物。目前研究的热点在于细胞外基质代谢相关基因[6]。

阴道的结缔组织由不同比例的细胞成分，如成纤维细胞、平滑肌细胞组成，并由**细胞外基质（extracellular matrix，ECM）**包围。成纤维细胞是负责合成和分泌纤维（**胶原蛋白和弹性蛋白**）分子的主要细胞。胶原蛋白和弹性蛋白是决定阴道组织生物力学特性的基本成分。在不同类型的胶原中，Ⅰ型、Ⅲ型和 V 形存在于阴道组织中。Ⅰ型胶原形成较为粗大的纤维束，为阴道组织提供足够的强度和机械阻力。Ⅲ型胶原的纤维较小，抗拉强度较低，决定了阴道组织的弹性。V 形胶原为低拉伸强度的小纤维。这三种胶原共聚形成原纤维复合物。原纤维复合物的中心由 V 形胶原构成，而Ⅰ型及Ⅲ型胶原复合物包绕其外。这三种胶原复合物的比例决定了纤维的大小和组织的生物力学强度[7]。

在 POP 患者中，**成纤维细胞产生大量的强度较弱的胶原蛋白（Ⅲ型胶原的可能性较大）**，导致盆底紊乱[8]。压力性尿失禁的女性皮肤中的胶原蛋白含量比无尿失禁女性少 40%[9]。POP 和 POP 合并 SUI 患者可见弥漫性平滑肌萎缩、成纤维细胞代谢活跃、线粒体肿胀、高尔基体增大。与对照组相比，主韧带、子宫骶韧带和尿道旁组织的胶原纤维直径明显增大（$P < 0.01$）。Ⅰ型与Ⅲ型胶原的表达水平明显低于对照组（$P < 0.01$）。在 POP 组和 SUI 组中，盆腔组织薄弱，平滑肌束断裂且排列紊乱。成纤维细胞和成肌细胞代谢活跃，新生微血管细胞薄弱。因此，盆底胶原和超微结构的改变可能与 POP 和 SUI 的发生有关[10]。

弹性蛋白纤维是在精细调控下逐步形成的：首先形成微纤维支架，引导弹性蛋白单体沉积于微纤维支架，然后通过酶联反应形成功能性不溶性弹性蛋白聚合物。弹性蛋白为阴道组织提供延展性和回弹性。这种弹性特质使机体在腹压升高时可以维持解剖结构在原位置。弹性纤维从孕中期开始形成，直至出生后结束。除了怀孕和产后恢复期间骨盆器官的重塑外，成人体内不会形成新的弹性纤维[7]，与对照组相比，POP 患者弹性蛋白表达降低，弹性纤维宽度（elastic fiber width，EFW）减少[11]。

几种酶和蛋白质参与胶原蛋白和弹性蛋白的合成和降解。

与合成有关：

- 赖氨酸氧化酶（lysine oxidase，LOX）。
- 成骨蛋白 1（bone morphogenetic protein 1，BMP1，即原胶原 C 蛋白酶）。
- 纤连蛋白（fibulins）。
- 层粘连蛋白。
- 原纤维蛋白等。

与分解有关：

- 基质金属蛋白酶（matrix metalloproteinase，MMP）。
- 中性粒细胞弹性蛋白酶。
- 抗胰蛋白酶（中性粒细胞弹性蛋白酶的抑制剂）等。

赖氨酰氧化酶（LOX）催化胶原蛋白交联所需的最后的酶反应步骤，还催化弹性蛋白中赖氨酸残基的氧化脱胺[12]，从而形成成熟的胶原蛋白和弹性蛋白。研究发现，在 POP 患者中，*LOX*、*LOXL1*、*LOXL3* 基因以及 *LOX*、*LOXL3* 蛋白的表达显著降低（$P < 0.05$）[13]。

骨形态发生蛋白 1（原胶原 C 蛋白酶）作用于脯氨酰氧化酶。它可同时去除原胶原 Ⅰ、Ⅱ 和 Ⅲ 中 C 末端的原肽，即原胶原 C 蛋白酶（BMP1）可作为促进或抑制胶原加工和沉积的调节开关[12]。BMP1 在前胶原链的成熟和 LOXs 的激活中起作用[13]。

纤连蛋白在细胞外基质中有多种功能。它稳定弹性纤维并将其固定在皮肤、肺、主动脉、子宫和脉管系统的细胞上[14]。在不同的纤连蛋白中，纤连蛋白 5（fibulin 5）在细胞外基质中更为重要，在弹性纤维形成中起至关重要的作用[15]。LOXL1 和 Fibulin-5 可能是分娩后阴道重塑和年龄相关性 POP 最重要的因素[7]。有阴道前壁脱垂的女性与无脱垂的女性相比，Fibulin -5 mRNA 表达明显降低（$P=0.04$）[16]。

层粘连蛋白是基底膜的主要蛋白。它被分泌并融入细胞外基质中，对组织的维持和活性至关重要。层粘连蛋白缺陷与肌肉异常相关，可导致肌肉萎缩症[17]。单核苷酸多态性 LAMC1（层粘连蛋白 1）的启动子变异可增加早发性盆腔器官脱垂的易感性[18]。

纤连蛋白通过形成细胞外基质中微原纤维来引导弹性纤维的形成[19]。

基质金属蛋白酶家族（MMPs）降解胶原蛋白，MMPs 受到局部产生的金属肽酶组织抑制物（**tissue inhibitor of metallopeptidases，TIMPs**）的调控[6]。在 POP 患者中，MMPs 水平升高，TIMPs 水平降低。MMP/TIMP 复合物和 ADAMTS-2（含 I 型血小板结合蛋白基序的解聚蛋白样金属蛋白酶）蛋白的失调可能导致结缔组织缺陷，从而导致阴道壁支持作用减弱和 POP 的发生[20]。阴道前壁组织中 MMP-1、MMP-2、MMP-3、MMP-9 的表达水平明显高于对照组。TIMP-1 表达水平明显低于对照组。相关分析显示，MMP-2、MMP-3、MMP-9 之间表达水平呈显著正相关。TIMP-1 表达水平与 MMP-3、MMP-9 表达水平呈显著负相关。此外，MMP-1 的表达水平与 MMP-2、MMP-3、MMP-9 的表达水平呈正相关，与 TIMP-1 的表达水平呈负相关[21]。压力性尿失禁女性 MMP-1 mRNA 表达增加，TIMP-1 mRNA 表达减少[22]。

POP 妇女中性粒细胞弹性蛋白酶和基质金属蛋白酶 -2 mRNA 的表达高于对照组。与绝经前相比，未发生 POP 的绝经后妇女中性粒细胞弹性蛋白酶和基质金属蛋白酶 -2 显著降低。α_1 抗胰蛋白酶在绝经后妇女的 POP 显著降低[23]。在 POP/SUI 患者中，α_1 抗胰蛋白酶 mRNA 和蛋白水平也显著降低[24]。

成纤维细胞是产生胶原蛋白最常见的细胞。最近的研究表明，阴道成纤维细胞增生随着年龄的增长而减少，这种相关性似乎与盆腔器官脱垂无关。在绝经前或绝经期脱垂病例中，用不同剂量的转化生长因子 -β_1（transforming growth factor beta 1，TGF-β_1）治疗均无成纤维细胞增生[25]。

■ 单核苷酸多态性

所有人类的基因构成 99.9% 是相同的。0.1% 的差异为疾病的发生提供了重要线索[26]。这 0.1% 的 DNA 含有序列变异。当基因组序列中的单个核苷酸（A、T、C 或 G）发生改变时，DNA 序列发生变化，这被称为**单核苷酸多态性**（SNP）。如从 AAGCCTA 到 AAGCTTA，来自不同个体的两个 DNA 序列片段在单个核苷酸上就有差异。在这种情况下，我们说有两个等位基因。几乎所有的常见 SNP 都只有两个等位基因[27]。单核苷酸多态性是人类基因组中最丰富的 DNA 序列变异类型，在整个基因组中发生的频率约为 1/1000[28]。SNP 作为遗传标记，可用于追踪染色体区域世代相传的遗传模式，是研究 POP 相关遗传因素的有力工具[6]。使用**全基因组关联分析**已经确定了 6 个 SNP，它们与高危家族病例组参与者的盆腔器官脱垂显著相关。这 6 个 SNP 分别位于 4q21（rs1455311）、8q24（rs1036819）、9q22（rs430794）、15q11（rs8027714）、20p13（rs1810636）和 21q22（rs2236479）[29]。

根据基因本体论，编码核糖体蛋白的线粒体基因表达上调。参与线粒体电子传输、核小体组装、细胞周期和凋亡的潜在相互作用的基因表达亦上调。因此，核糖体蛋白引起的线粒体翻译缺陷可能是 POP 的潜在分子病因。这种变化统称为"盆腔结缔组织重塑"，长期存在将导致 POP[30]。

与无 POP 的子宫肌瘤切除术患者比较，在 POP 患者的子宫骶韧带组织中，线粒体 DNA（mitochondrial DNA，mtDNA）明显缺失，且 mtDNA^{4977} 缺失率增加。mtDNA 的变化可能在 POP 形成的分子机制和过程中起重要作用[31]。

利用微阵列分析比较 III 期和 IV 期脱垂的耻骨尾骨肌的基因表达，发现 III 期和 IV 期 POP 患者与对照组比较，其肌动蛋白、肌球蛋白以及耻骨尾骨肌细胞外基质蛋白相关的结构蛋白基因表达存在差异[32]。II 期和 IV 期脱垂时耻骨尾骨肌重链多肽 3 和肌球蛋白结合蛋白 H（myosin binding protein H，MyBP-H）下调。在年龄、孕产次、种族相同的条件下，对照组的骨骼肌肌球蛋白重链多肽 3（myosin heavy-chain polypeptide 3，MYH3）表达是 POP 组的 10.9 倍，肌球蛋白结合蛋白 H（myosin binding protein H，MyBP-H）表达是 POP 患者 10.4 倍 [33]。

同源异形基因如 *HOXA11* 对胚胎泌尿生殖道发育至关重要，可能也与 POP 的发病有关 [3]。

POP 的预测因子：随着 POP 的基因组背景知识的增加，研究者正在寻找 POP 的生物标志物 / 预测因子。在Ⅲ型胶原 α Ⅰ链编码区（COL3A1 2209G ＞ A，rs1800255）存在纯合的单核苷酸替换。这一发现的一致性显示 COL3A1 2209G ＞ A 可能是 POP 的预测因子 [34]。另一项荟萃分析报道，*ADRB3* 基因的 rs4994 多态性与膀胱过度活动有关（*OR*=2.5；95% *CI*：1.7 ～ 3.6），*COL1A1* 基因 rs1800012 多态性与 POP 相关（*OR*=1.3；95% *CI*：1.0 ～ 1.7）[35]。

POP 患者盆底结缔组织成分失调可能是 POP 的原因或结果 [36]。常染色体显性遗传是最有可能的遗传方式 [18]。患有 POP 的女性可能遗传了组织缺陷，这使她们易自发地或因妊娠、阴道分娩、更年期或衰老等引起功能障碍。另一方面，分娩创伤可能直接影响基因和蛋白的表达，或者由于骨盆底组织的拉伸而导致 POP 相关的分子变化 [6]。

关注遗传因素有助于更好地理解盆底功能障碍性疾病的发病机制及影响因素，可能为 POP 治疗提供手术治疗之外的新治疗策略 [3]。

参考文献
（遵从原版图书著录格式）

1. Alarab M，Bortolini MA，Drutz H，Lye S，Shynlova O. LOX family enzymes expression in vaginal tissue of premenopausal women with severe pelvic organ prolapse. Int Urogynecol J Pelvic Floor Dysfunct 2010；21：1397– 1404.

2. Jack GS，Nikolova G，Vilain E，Raz S，Rodriguez LV. Familial transmission of genitovaginal prolapse. Int Urogynecol J Pelvic Floor Dysfunct 2006；17：498-501.

3. Tremollieres F. Connective tissue and prolapse genesis. Gynecol Obstet Fertil 2010；38：388-93.

4. Carley ME，Schaffer J. Urinary incontinence and pelvic organ prolapse in women with Marfan or Ehlers Danlos syndrome. Am J Obstet Gynecol 2000；182：1021-23.

5. Dietz HP，Hansell NK，Grace ME，Eldridge AM，Clarke B，Martin NG.（2005）Bladder

neck mobility is a heritable trait. BJOG 2005；112：334-39.

6. Bortolini MAT，Rizk DEE. Genetics of pelvic organ prolapse：crossing the bridge between bench and bedside in urogynecologic research. Int Urogynecol J 2011；22：1211-19.

7. De Landsheere L，Munaut C，Nusgens B，Maillard C，Rubod C，Nisolle M，et al. Histology of the vaginal wall in women with pelvic organ prolapse：a literature review. Int Urogynecol J 2013；24：2011-20.

8. Kökçü A，Yanik F，Cetinkaya M，Alper T，Kandemir B，Malatyalioglu E. Histopathological evaluation of the connective tissue of the vaginal fascia and the uterine ligaments in women with and without pelvic relaxation. Arch Gynecol Obstet 2002；266：75-8.

9.Ulmsten U，Ekman G，Giertz G，Malmström A. Different biochemical composition of connective tissue in continent and stress incontinent women. Acta Obstet Gynecol Scand 1987；66：455-7.

10. Han L，Wang L，Wang Q，Li H，Zang H. Association between pelvic organ prolapse and stress urinary incontinence with collagen. Exp Ther Med 2014；7：1337-41.

11. Karam JA，Vazquez DV，Lin VK，Zimmern PE. Elastin expression and elastic fibre width in the anterior vaginal wall of postmenopausal women with and without prolapse. BJU Int 2007；100：346-50.

12. Trackman PC. Diverse biological functions of extracellular collagen processing enzymes. J Cell Biochem 2005；96：927-37.

13. Jung HJ，Jeon MJ，Yim GW，Kim SK，Choi JR，Bai SW. Changes in expression of fibulin-5 and lysyl oxidase-like 1 associated with pelvic organ prolapse. Eur J Obstet Gynecol Reprod Biol 2009；145：117-22.

14. Nakamura T，Lozano PR，Ikeda Y. Fibulin-5/DANCE is essential for elastogenesis in vivo. Nature 2002；415：171- 75.

15. http：//ghr.nlm.nih.gov/gene/FBLN5 retrieved on 28.12.'14

16. Takacs P，Nassiri M，Viciana A，Candiotti K，Fornoni A，Medina CA. Fibulin-5 expression is decreased in women with anterior vaginal wall prolapse. Int Urogynecol J 2009；20：207-11.

17. http：//en.wikipedia.org/wiki/Laminin retrieved on 28.12.'14

18. Nikolova G，Lee H，Berkovitz S，Nelson S，Sinsheimer J，Vilain E，Rodríguez LV. Sequence variant in the laminin gamma1（LAMC1）gene associated with familial pelvic organ prolapse. Hum Genet 2007；120：847-56.

19. Zhang H，Hu W，Ramirez F. Developmental expression of fibrillin genes suggests heterogeneity of extracellular microfibrils. J Cell Biol 1995；129：1165-76.

20. Alarab M，Kufaishi H，Lye S，Drutz H，Shynlova O. Expression of extracellular matrix-remodeling proteins is altered in vaginal tissue of premenopausal women with severe pelvic organ prolapsed. Reprod Sci 2014；21：704-15.

21. Wang X，Li Y，Chen J，Guo X，Guan H，Li C. Differential expression profiling of matrix metalloproteinases and tissue inhibitors of metalloproteinases in females with or without pelvic organ prolapse. Mol Med Rep 2014；10：2004-8.

22. Chen BH，Wen Y，Li H，Polan ML. Collagen Metabolism and Turnover in Women with Stress Urinary Incontience and Pelvic Prolapse. Int Urogynecol J 2002；13：80-87.

23. Moon YJ，Choi JR，Jeon MJ，Kim SK，Bai SW. Alteration of elastin metabolism in women with pelvic organ prolpase. J Urol 2011；185：1786-92.

24. Chen B，Wen Y，Polan ML. Elastolytic activity in women with stress urinary incontinence and pelvic organ prolapse. Neurourol Urodyn 2004；23：119-26.

25. Sun B，Zhou L，Wen Y，Wang C，Baer TM，Pera RR，Chen B. Proliferative behavior of vaginal fibroblasts from women with pelvic organ prolapse. Eur J Obstet Gynecol Reprod Biol 2014；183：1-4.

26. http：//www.genome.gov/19016904 retrieved on 28.12.'14

27. http：//en.wikipedia.org/wiki/Single-nucleotide_ polymorphism retrieved on 28.12.'14

28. Brookes AJ. The essence of SNPs. Gene 1999；234：177-86.

29. Allen-Brady K，Cannon-Albright L，Farnham JM，Teerlink C，Vierhout ME，van Kempen LC，et al. Identification of six loci associated with pelvic organ prolapse using genome-wide association analysis. Obstet Gynecol 2011；118：1345-53.

30. Tseng LH，Chen I，Lin YH，Chen MY，Lo TS，Lee CL. Genome-based expression profiles study for the pathogenesis of pelvic organ prolapse：an array of 33 genes model. Int Urogynecol J 2010；21：79-84.

31. Sun MJ，Cheng WL，Wei YH，Kuo CL，Sun S，Tsai HD，et al. Low copy number and high 4977 deletion of mitochondrial DNA in uterosacral ligaments are associated with pelvic organ prolapse progression. Int Urogynecol J 2009；20：867-72.

32. Visco AG，Yuan L. Differential gene expression in pubococcygeus muscle from patients with pelvic organ prolapse. Am J Obstet Gynecol 2003；189：102-12.

33. Hundley AF，Yuan L，Visco AG. Skeletal muscle heavy chain polypeptide 3 and myosin binding protein H in the pubococcygeus muscle in patients with and without pelvic organ prolapse. Am J Obstet Gynecol 2006；194：1404-10.

34. Kluivers KB, Dijkstra JR, Hendriks JCM, Lince SL, Vierhout ME, van Kempen LCL. COL3A1 2209G > A is a predictor of pelvic organ prolapse. Int Urogynecol J 2009; 20: 1113-18.

35. Cartwright R, Kirby AC, Tikkinen KA, Mangera A, Thiagamoorthy G, Rajan P, et al. Systematic review and metaanalysis of genetic association studies of urinary symptoms and prolapse in women. Am J Obstet Gynecol 2014 Aug 8. pii: S0002-9378 (14) 00817-5.

36. Kerkhof MH, Hendriks L, Brölmann HA. Changes in connective tissue in patients with pelvic organ prolapse—a review of the current literature. Int Urogynecol J Pelvic Floor Dysfunct 2009; 20: 461-74.

（刘芸译 常悦校）

第二篇

诊断

章节大纲

★ 病史及查体

★ 盆底功能障碍的神经学评估

★ 超声在妇科泌尿学中的应用

★ 尿流动力学检查

★ 膀胱镜检查

★ 子宫输卵管造影

第 10 章　病史及查体

Soma Bandyopadhyay，*Manidip Pal*

主题词：

- 异常子宫出血
- 子宫腺肌病
- 腹腔积液
- 指压试验
- 乳腺
- 球海绵体反射
- 宫颈癌
- 咳嗽反射
- 膀胱膨出
- 压疮
- 染色试验
- 功能失调性子宫出血
- 性交痛
- 宫颈延长

- 子宫内膜异位症
- 肠膨出
- 肌瘤
- Hingorani 征
- 尿失禁影响问卷（IIQ-7）
- 子宫内翻
- Moir 三拭子试验
- 卵巢囊肿
- 盆腔炎性疾病
- 息肉
- POP-Q 分度
- 棉签试验
- 直肠膨出
- 直肠阴道瘘

- 静息张力
- 移动性浊音
- 探针探查试验
- 收缩试验
- 支持试验
- Tanner 分期
- 甲状腺
- 输尿管阴道瘘
- 尿道膨出
- 尿道阴道瘘
- 泌尿生殖障碍量表
- 子宫阴道脱垂
- 子宫膀胱瘘
- 膀胱阴道瘘

摘　要

　　本章详细阐述如何采集妇科患者病史并行相关检查。主治医生需要对病例进行个体化处理。对于妇科专科医生，应根据患者情况除记述本类疾病相关信息外，还应包含其他信息，以便鉴别诊断、及时转诊至相关的妇科亚专业专家。例如，因为子宫肌瘤压迫而出现排尿症状的患者需转诊至普通妇科。而其他患者可能表现为盆腔器官脱垂，同时伴有宫颈癌、阴道癌等，需要通过妇科肿瘤治疗。因此病历中应包括恶性肿瘤特征的描述。

■ 病史

患者病历资料

姓名：

年龄：

宗教：

地址：

职业：

主诉：一般为 1 个主要症状及持续时间，最多不超过 2 个症状。

现病史：详细描述此病的症状。

疼痛：

位置：下腹 / 背部 / 私处（外阴）等。

描述疼痛：

• 发作时间。

• 持续时间。

• 是否为周期性，若为周期性，疼痛与月经周期关系如何，即疼痛是发生在经前、经中还是经后，何时缓解。

• 加重因素：加重疼痛的因素。

• 缓解因素：减轻疼痛的因素。

• 诱发因素：疼痛开始后的任何事件，如子宫阴道脱垂后的背痛、背部意外创伤、盆腔炎（pelvic inflammatory disease，PID）等。

• 放射痛。

• 性交痛。

下腹坠胀感：

• 持续时间。

• 是否与疼痛相关：若是，详细描述，内容如上。

• 其他与肿物相关症状，如尿频（膀胱压迫症状）等。

·经血流出困难时，诉周期性下腹疼痛伴下腹部包块。

阴道排液：

·持续时间。

·白带颜色。

·是否有异味。

·外阴瘙痒。

·与月经周期关系，如是在经前、经中，还是经后，如在经后念珠菌感染的可能性增加。

阴道流血：

·阴道流血类型：经期还是非经期。

·若为经期，则描述月经周期。

·持续时间。

·流血量（每日更换几片卫生巾，每片卫生巾浸透多少）。

·有无血块。

·有无疼痛。

·是否伴随排液、排出组织物等。

阴道或子宫脱出物：

·持续时间。

·阴道分泌物。

·是否之前有咳嗽、便秘、托举重物等情况（即导致腹内压升高的情况）。

·泌尿系统相关问题。

·肠道相关问题。

·性生活相关问题。

排尿习惯：正常排尿 / 尿失禁。

$$排尿频率 = \frac{日间排尿次数}{夜间排尿次数}$$

尿失禁：尿液不自主溢出。

1. 压力性尿失禁（SUI）

－ 何种原因导致 SUI，如咳嗽、打喷嚏、托举重物等（导致腹内压升高的情况）。

－ 尿液溢出量：少 / 中 / 多。

2. 膀胱过度活动症（OAB）

－ 不能控制排尿，即有尿意及尿液溢出（急迫性尿失禁）。

－ 如果紧急情况可否控制排尿？可以忍耐多久。

排尿日记（3 日）可以帮助收集相关信息。

泌尿生殖障碍量表（UDI-6）和尿失禁影响问卷（IIQ-7）也有助于阐明症状[1]。

SUI 分级[2]：

• 1 级：咳嗽、大笑、打喷嚏等时漏尿。

• 2 级：轻微活动（如行走）导致漏尿。

• 3 级：仅改变体位就导致漏尿。

夜间遗尿：是否有睡眠时无意识排尿史。

正常排尿习惯（≤ 8 次 / 天，≤ 2 次 / 夜）[3]。

瘘：持续漏尿。

排尿困难：

• 尿不尽。

• 尿流变细。

• 尿滴沥。

• 尿等待。

• 尿痛等。

排便习惯：正常、便秘、大便稀溏等。

• **直肠阴道瘘**：经阴道不自主地排便，或排出稀便 / 硬便。

• 针对目前主诉进行过何种处理：药物治疗或手术治疗。

• **大便失禁**：肛门不自主排便及排气。可按照 Browing & Parks 量表（Browing and Parks scale）[4]分级：

-1 级：无非自主肛门排便及排气。

-2 级：有非自主肛门排气。

-3 级：有非自主肛门排气及排稀便。

-4 级：有非自主肛门排气及排稀便、排硬便。

月经史：

从初潮开始记录，K 代表初潮，表述方式为：$K_{13}\dfrac{（3\sim5）天}{（28\pm2）天}$。包括经量（少、中等、多），有无血块，有无其他异常分泌物，有无异味、疼痛，末次月经（LMP）[上式表示：13 岁初潮，月经周期（28±2）天，经期 3～5 天]。

婚育史：

结婚年龄。

初产年龄。

使用产科公式标注：$P_{0\text{-}0\text{-}0\text{-}0}$

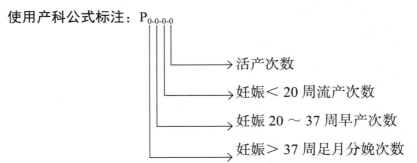

活产次数

妊娠＜ 20 周流产次数

妊娠 20～37 周早产次数

妊娠＞ 37 周足月分娩次数

WHO 及美国疾病预防控制中心（CDC）定义的流产指在妊娠＜ 20 周或胎儿体重＜ 500 g 时即终止（自然或人工方式）。

分娩方式：经阴道分娩、剖宫产术、产钳助产、胎吸助产等。

• 分娩间隔。

• 末次分娩时间（last child birth，LCB）。

避孕史：

• 是否采取避孕措施。

• 如避孕，使用何种方式。

• 规律 / 不规律避孕。

既往史：全身性疾病，如糖尿病和甲状腺疾病或其他内分泌疾病，肺结核，心脏病，肝病，肾病等。

手术史：如有，应记录哪些手术、手术指征、有无并发症、麻醉类型、麻醉并发症、组织病理报告等。

输血史：如有，记录是否有输血反应。

个人史：需要询问教育状况、婚姻状况、饮食习惯、与丈夫和家庭的关系、丈夫的职业、接触过何种职业危害（丈夫和妻子都有）、有无药物成瘾、有无过敏史等。

家族史：家庭成员的任何相关疾病，特别是母系。

社会经济史：

• 涉及社会经济地位：上层、中层、贫困（有助于治疗方式的选择，如发展中国家的政府不能像许多发达国家一样提供 100% 的医疗费用）。

• 涉及患者所属的地区类型：城市、贫民窟、农村（有助于了解卫生条件）。

药物使用史：规律服用何种药物、曾对何种药物过敏。

特殊病例：除常规外，还需要询问一些特殊信息，包括：原发性闭经、青春期继发性闭经、两性问题、青春期问题、疑似先天性异常等。

既往史：母亲在怀孕期间曾服用致畸药物或接受放射治疗。

环境居住史：居住在山地 / 平原。

需要特殊检查：

• 乳腺检查（Tanner 分期）。

• 阴毛检查（Tanner 分期）。

• 腋毛检查（分期）。

• 异常毛发分布。

• 体脂分布。

• 甲状腺检查。

乳房发育的 Tanner 分期 [5]（图 10-1）

• 1 期：指的是青春期前的状态，未扪及乳腺组织，乳晕直径一般 < 2 cm，乳头内陷、扁平或突出。

• 2 期：乳房出芽，可见并可触及乳房组织丘。乳晕开始扩大后，乳晕和乳头的皮肤变薄，乳头不同程度发育。

• 3 期：整个乳房进一步增大并上挺，侧位观察乳头位于乳房中平面以上。

• 4 期：乳晕和乳头突出，在乳房轮廓上形成第二小丘。

• 5 期：乳房外形及比例成熟。乳头色素进一步加深，乳晕周围可见蒙格马利腺，侧位观察乳头位于乳房中平面以下。

正常情况下，乳腺发育至 4 期，第一次妊娠时发育至 5 期。

阴毛数量和分布 Tanner 分期（图 10-1）[5]

• 1 期：无性发育的阴毛，但一些与性发育无关的毛发可能出现在生殖器官区域。

• 2 期：大阴唇首次出现粗、长、卷曲的阴毛。

• 3 期：粗、卷曲的阴毛延伸到阴阜。

• 4 期：阴毛发育达到成人头发密度及质地，但分布不像成人那么广泛，通常不会延伸到大腿内侧。

• 5 期：阴毛延伸到大腿。

亚洲人和美国印第安人一般不会发育至 5 期。

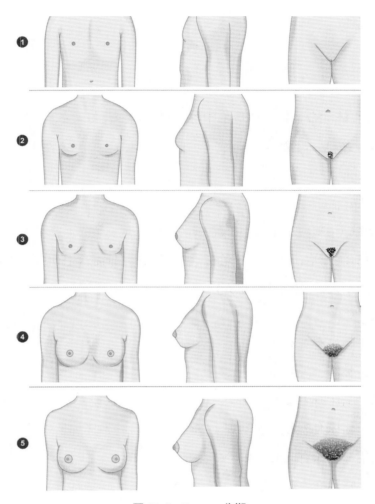

图 10-1 Tanner 分期

（来源：http：//en.wikipedia.org/wiki/Tanner_scale#mediaviewer/File：Tanner_scale-female.svg）

腋毛发育分期[6]

- 0 期：无腋毛。

- 1 期：少量腋毛。

- 2 期：中量腋毛。

- 3 期：成人分布腋毛。

■ 查体

一般查体

清醒、查体配合、舒适体位、中等身材、营养良好（如有偏差，可描述为矮小、高大、瘦削、肥胖等）。

身高：cm。

体重：kg。

体重指数（BMI）：体重（kg）/身高（m²）。

检查由前额开始，依次向下完成。淋巴结肿大时需自上而下再次检查一遍。这样便于记忆，不会遗漏任何检查内容。

- 无热/发热。
- 苍白：临床有/无。
- 黄疸：临床有/无。
- 脱水：临床有/无。
- 发绀：临床有/无。
- 杵状指：临床有/无。
- 反甲：临床有/无。
- 水肿：临床有/无。
- 淋巴结肿大：临床有/无（下颌、颈部、锁骨上、腋窝、腹股沟等）。
- 温度：℉或℃。
- BP（血压）：mmHg。
- 脉搏：次/分钟，节律（规则/不规则）。
- 呼吸：次/分钟。

甲状腺检查：正常/增大。

甲状腺检查[7]

视诊

- 是否对称、有无瘢痕。

- 甲状腺明显增大。

- 中线结节。

- 要求患者吞咽（仅甲状腺肿或甲状舌管囊肿随吞咽升高）。

- 伸舌（甲状舌管囊肿可随伸舌动作移动）。

- 评估包块：

- 7S 法（注 1）。

- 是否为填充性生长。

- 是否有渗出。

- 是否存在周围浸润样生长。

>> 注 1：视诊 7S 法

1. 位置（颈前三角）。

2. 体积（3 cm × 3 cm）。

3. 形状（球形、均匀增大、结节状）。

4. 表面（光滑、有弹性、质硬）。

5. 表面皮肤（正常、溃疡、窦道）。

6. 瘢痕（有 / 无）。

7. 浅表静脉（有 / 无）。

触诊

- 站在患者身后。

- 拇指放在颈后，患者轻微低头。

- 触诊颈部。

- 嘱患者吞咽并感觉腺体在手指下方移动（寻找包块）。

- 触诊右叶：

- 颈部稍微向右转。

- 要求患者吞咽。

- 如果触摸到包块，描述大小、形状、性质、压痛、活动度。

» 先触摸周围组织的温度，再触摸肿块温度。

» 是否有触痛。

» 质地。

» 与气管关系。

- 重复上述步骤检查左叶。

- 淋巴结触诊，检查 Virchow 淋巴结。

叩诊

- 自下而上叩诊

- 检查胸骨及锁骨后方区域。

听诊

"嗡嗡"声为快速血流形成的血管杂音，可见于甲状腺毒症。注意：使用钟型听诊器；听诊时需深吸气后屏息，且主要听诊左、右两叶，同时听诊二尖瓣区。

乳腺检查

- 双侧正常。

- Tanner 分期。

- 皮肤：颜色、皱褶。

- 轮廓。

- 乳头扁平、内陷、皲裂。

- 若有渗出：渗出液颜色、气味及性状。

- 乳晕：任何异常，若有任何可触及的肿块，描述肿块的大小、形状、活动度、有无压痛，同时与对侧比较（图 10-2A，图 10-2B）。

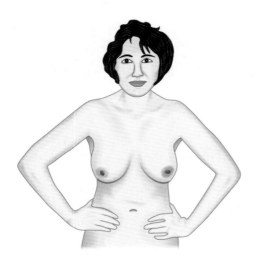 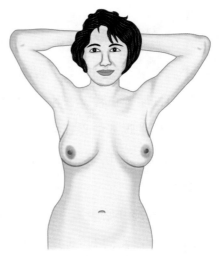

图 10-2A 第一步双手叉腰　　　　图 10-2B 第二步双手抱头

系统检查

泌尿妇科不需详细检查心血管、呼吸及中枢神经系统。正常患者，一般描述如下：

心血管系统（cardiovascular system，CVS）：第一、第二心音正常有力，未闻及杂音。

呼吸系统（respiratory system，RS）：全肺呼吸音清，未闻及啰音。

中枢神经系统（central nervous system，CNS）：未见严重神经功能异常。

全腹查体

视诊

• 外观：平坦 / 舟状 / 隆起。

• 任何可见的包块 / 肿胀。

- 位置（具体到腹部分区，如下腹）。

- 包块大小和形状。

- 是否随呼吸运动。

- 包块表面皮肤：正常 / 皱缩 / 颜色等。

- 瘢痕。

- 手术瘢痕 / 疾病相关瘢痕，如水痘瘢痕。

- 手术瘢痕，可描述为下腹部横向瘢痕 / 脐下中线或旁正中瘢痕等。

- 瘢痕性质（正常 / 增生 / 皱缩等）。

- 脐：位于腹部中心且内陷。

- 疝气：无疝气 / 若有，则描述具体位置。

触诊

自右侧髂窝开始触诊，顺序如图（图 10-3）：

1. 自右侧髂窝向右侧肋部（探查肝脏）触诊。

2. 自右侧髂窝向左侧肋部（探查脾脏）触诊。

3. 上腹部。

4. 右腰区（双手触诊）。

5. 左腰区（双手触诊）。

6. 自脐部向下腹部触诊。

7. 自下腹部向髂窝触诊。

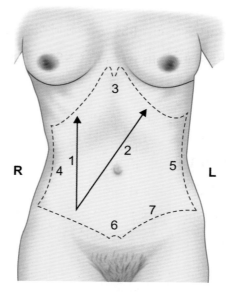

图 10-3　腹部触诊顺序

• **包块**：体积，如为盆腔包块可参照子宫大小描述或直接描述长（cm）×宽（cm）。

- 形状。

- 位置。

- 边界：规则／不规则（下界触诊困难，意味着包块来源于盆腔）。

- 表面：光滑／凹凸不平。

- 压痛。

» 活动度：左右活动好，上下活动受限（有子宫包块的可能）。

» 上下活动好，左右活动受限（有卵巢包块的可能）。

» 有蒂的包块不论来源，上下及左右活动均不受限。

- 质地：质软／质中／质韧／质硬。

• **Hingorani 征**：患者取头低脚高位，可触及卵巢肿瘤与子宫间分界，有助于将卵巢肿瘤与羊水过多或晚期妊娠子宫区分开来。

• **压痛**：

- 局限性／弥漫性压痛。

- 浅压痛／深压痛。

- 反跳痛（深部触诊时突然抬起引起的疼痛）。

• **疝气包块**：质地、咳嗽后是否增大。

• **瘢痕**：

- 瘢痕有无皮损。

- 腹直肌分离，即两侧腹直肌有间隙。

- 瘢痕皱缩。

叩诊

从上腹部开始叩诊至下腹部。然后从脐区到两侧腰部，从下腹到双侧髂窝。

• 正常应为鼓音。

• 叩诊包块通常为浊音，声音的大小取决于包块的性质（实质性、囊性等）。

液波震颤：通常发生于腹部膨隆的腹腔积液患者，也可发生于巨大卵巢囊肿患者。

- 在囊肿一侧的腹部放置一只手掌，在囊肿另一侧叩击腹部。

- 助手手掌放在囊肿中心上方，防止液波的分散传播。

- 可感受到液波在非叩击手掌上震颤，则该试验为阳性。

- 腹腔积液患者操作同上。

- 如果叩诊声音类似，区别巨大卵巢囊肿与腹腔积液方法如下：

- 若为巨大卵巢囊肿，腹部正中叩诊为浊音（腹部正中为卵巢囊肿），两侧为鼓音（肠管）。

- 若为腹腔积液，则腹部正中叩诊为鼓音（肠管），两侧为浊音（腹腔积液）（图 10-4A，图 10-4B）。

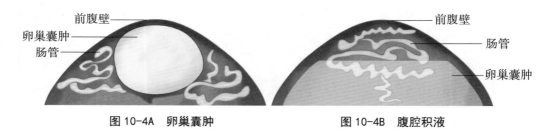

图 10-4A　卵巢囊肿　　　　　图 10-4B　腹腔积液

- **移动性浊音**：如果腹腔积液较少，可叩诊移动性浊音。嘱患者侧卧，面对背部，由内侧向外侧叩诊，叩至出现浊音，嘱患者翻身，手指保持在同一位置。等待一段时间，有腹腔积液时，肠管漂浮于腹腔积液，更接近腹壁，再次敲击，可叩诊鼓音。

听诊

- 可闻及肠鸣音。

- 包块表面因血管丰富可闻及嗡鸣音。

■ 经阴道检查

阴道检查技巧

- 除子宫阴道脱垂及尿失禁以外，阴道检查前需要排空膀胱。
- 通常患者采用膀胱截石位。
- 外阴视诊。
- 可酌情使用无菌技术进一步检查。
- 用棉签蘸取消毒液（聚维酮碘）自上而下消毒外阴 1 次。
- 非主力手（右手者用左手）分开小阴唇，自上而下消毒尿道和阴道口。
- 置入窥器（鸭嘴状 / 鸟嘴状）检查宫颈及阴道。
- 取出窥器。
- 示指及中指行指诊。
- 非主力手置于下腹部协助指诊（双合诊）。

■ 外阴

按照如下顺序检查外阴，若各部分均正常，可描述为外阴正常。

外阴检查 [8]

1. 检查耻骨、大阴唇、小阴唇、会阴体及肛门部位皮肤、毛发、各部分外观形态，怀疑脱垂或膨出时需行触诊。

2. 用戴手套后，用示指和中指分开大阴唇，观察大阴唇的表皮和黏膜特征及解剖形态。检查顺序如下。

    a. 小阴唇。

    b. 阴蒂。

    c. 尿道口。

    d. 阴道口。

    e. 处女膜。

f. 会阴体。

g. 肛门。

3. 如怀疑尿道旁腺囊肿，可挤压阴道前壁观察是否有异常分泌物，若有，可行细菌染色及培养。

4. 如有阴唇肿胀，大拇指放在大阴唇下 1/2，示指放在阴道口，触诊前庭大腺是否有病变。检查小阴唇是否存在皮脂腺囊肿。

■ 阴道

窥阴器检查（最好是使用鸭嘴式窥阴器）

- 阴道黏膜颜色：通常为粉红色。
- 皱襞：存在；绝经后的女性可能消失，或存在老年性阴道炎。
- 黏膜损伤：滴虫阴道炎时可见阴道黏膜草莓斑。
- 分泌物：
- 颜色。
- 气味（是否有异味）。
- 性状（稠厚 / 稀薄）。
- 黏液 / 脓液 / 水样（泌尿生殖瘘的尿液）。
- 赘生物 / 溃疡：大小、部位、类型，如菜花样等。
- 膨出：位置（中央型：膀胱膨出、直肠膨出；侧方型：卵巢冠纵管囊肿等）。

指诊

- 通常情况下，阴道柔软，顺应性好。
- 赘生物 / 溃疡：界限是否清晰、性质（韧、脆、硬等）、触血、深度等。
- 质硬主要见于宫颈癌，由韧至硬，表明位置，如上 1/3、下 1/3、前壁、后壁等。
- 脱垂：位置、性质、咳嗽后增大与否，压痛及局部温度。

隔

- 生殖器官畸形者可存在横膈或纵隔。

- 通常厚度 1 ～ 2 mm，表面被覆阴道上皮。

- 纵隔：通常位于矢状面中线。多数为整个阴道的长度，少数为部分阴道长度。

- 横膈：位置、局部肿胀（经血或分泌物潴留）、压痛、局部发热（积液）。

■ 宫颈（最好是使用鸟嘴式窥阴器）

- 方向：可向上、中线、向下。

- 颜色：通常为粉红色。

- 宫颈外口：

- 圆形：未产式（图 10-5A）。

- 横裂：经产式（图 10-5B）。

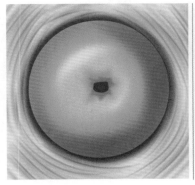 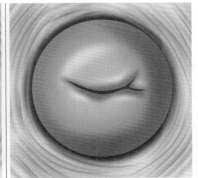

图 10-5A　圆形外口　　　　　图 10-5B　横裂外口

- 宫颈糜烂：宫颈外口的红色区域，可不对称（图 10-6A）。

- 宫颈外翻：部分宫颈管组织外翻，可见红色的颈管黏膜（图 10-6B）。

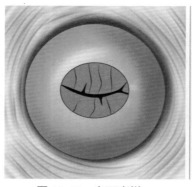 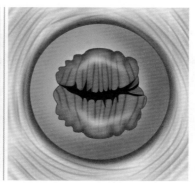

图 10-6A　宫颈糜烂　　　　图 10-6B　宫颈外翻

- 血管增多（新生血管形成）：可疑癌。
- 宫颈裂伤：由于分娩创伤，宫颈通常在 3 点或 9 点出现撕裂（图 10-7）。

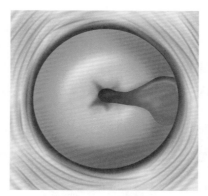

图 10-7　宫颈裂伤

- 宫颈线囊肿：子宫颈阴道部的小囊肿，无重要临床意义。
- 分泌物：
- 颜色。
- 性质。
- 量。
- 气味。
- 宫颈肥大：主要是子宫颈体积较大，特别是宫颈阴道部。
- 桶状宫颈：未产女性宫颈通常为圆锥形，经产女性多为圆柱形，宫颈管内生型恶性肿瘤可致宫颈桶状增粗。

•赘生物：

- 息肉（图 10-8）。

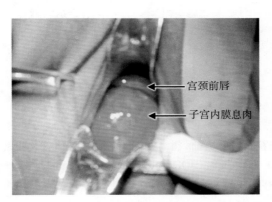

图 10-8　子宫内膜息肉自宫颈外口脱出，宫颈前唇可暴露

（提供：Dr Nayan Chandra Sarkar，assistant Professor，obstetrics & Gynecology，College of Medicine & JNM Hospital，WBUHS，Kalyani，Nadia，West Bengal，India）

» 肌瘤。

» 息肉，通常息肉有细蒂（有蒂）；也可为宽蒂（无蒂）。

- 宫颈延长：实际上是指子宫颈的阴道部的延长。

- 息肉（肌瘤）、宫颈延长需与子宫内翻相区分（表 10-1）。

表 10-1　息肉、宫颈延长及子宫内翻鉴别

	息肉（肌瘤）	宫颈延长	子宫内翻
颜色	粉红	粉红	红色
表面	光滑（不规则）	光滑	不规则
后穹隆	正常	深在	表浅
探针探查试验（图 10-9）	可使用探针经宫颈外口探入宫腔，探查脱出物的基底部，协助判断息肉或肌瘤来源（宫颈 / 宫腔）	可经宫颈外口探入宫腔，未探知异常，仅显示宫颈长度增加（阴道部分）	内翻子宫填塞宫颈外口，无法行探针试验
宫体宫颈长度	正常	宫体宫颈延长	无法测量

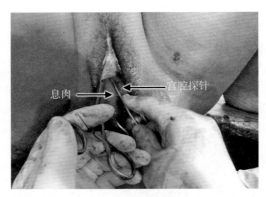

图 10-9　探针探查试验（Allis 钳钳夹宫颈前唇，探针于息肉根蒂旁探入宫腔）

（提供：Prof. Bidyut Kumar Basu，HOD，obstetrics & Gynecology，College of Medicine & JNM Hospital，WBUHS，Kalyani，Nadia，West Bengal，India）

- 子宫内翻：子宫体自宫颈外口翻出，子宫内膜朝外。

在子宫脱垂时也造成宫颈延长，但实际为宫颈阴道上部延长。因此，围手术期经双合诊及超声评估宫体宫颈长度，有利于提前制定手术方案（图 10-10）。

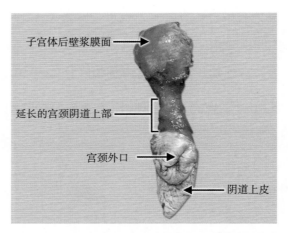

图 10-10　脱垂子宫标本，可见延长的宫颈阴道上部癌样占位

肿瘤样生长

- 可为菜花样外观，触之出血。
- 可为溃疡样外观、虫噬样外观。

先天性畸形

• 双宫颈：双宫颈外口。

• 宫颈闭锁或发育不良。

子宫颈发育不良分为 3 种类型：①子宫颈完整但宫颈管梗阻；②由纤维束或条索组成的子宫颈体；③子宫颈碎裂[9]。

宫颈举痛及摇摆痛：正常情况下宫颈对疼痛不敏感，若有宫颈举痛或者摇摆痛，首先应考虑异位妊娠，其次是盆腔炎性疾病（PID）。

■ 宫体

• 体积：通常略小于鸡蛋（表 10-2）。

表 10-2 子宫体积评价

根据双合诊结果评价子宫体积	用相当的孕周描述子宫体积
鸡蛋大小	6 周
板球大小	8 周
足月胎头大小	10 周
超出骨盆上界	12 周

位置：通常为前倾前屈位。也可是中位或后倾后屈位（图 10-11）。

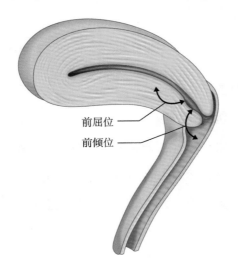

前屈位
前倾位

图 10-11 前倾前屈位子宫

•活动度：活动好 / 活动受限 / 固定。

•质地：通常质中等，也可质地似面团（葡萄胎）、质韧（肌瘤）、质硬（肌瘤或含钙变性）等。

•表面：通常光滑规则。可以是不规则的（多发性纤维瘤）。

•压痛：轻微压痛，即在可忍受范围内的酸痛是正常的；严重的压痛应引起重视。

■ 穹隆

•穹隆包绕着宫颈。

•分为四部分：前、后及两侧穹隆。

- 前穹隆：介于子宫前壁与尿道、膀胱之间的部分。

- 后穹隆：介于子宫后壁与直肠之间的部分，对应道格拉斯腔（POD）。

- 两侧穹隆：位于子宫体两侧，阔韧带、输卵管、卵巢及其他结构。

•正常情况下，穹隆处无包块、无触痛。正常大小的卵巢在双合诊时触诊不清。

•如果可触及包块，需要描述：

- 位置。

- 体积（大概的长度及宽度，单位 cm）。

- 表面（光滑 / 不规则）。

- 质地（柔软、质硬、囊性等）。

- 活动度。

- 压痛。

•**附件**：位于子宫两侧的结构。

•**附件包块**：与侧穹隆包块相对应。

- 如何区别子宫来源包块与非子宫来源包块（如较小的卵巢囊肿）。

- 若为非子宫来源，则双合诊时可将包块与子宫分开。

- 若为子宫来源，推动包块可带动宫颈移动，推动宫颈也可带动包块移动。

- **卵巢囊肿**：单纯囊肿触诊时为囊性感。

- 畸胎瘤质地不一致，部分柔软，部分质硬。

- 输卵管卵巢肿物，在侧穹窿上方活动受限或固定的局部增厚结构。

- 卵巢囊肿扭转：部分类似卵巢囊肿特征，但触痛明显。

- 结节：可在 POD、子宫骶韧带、直肠阴道隔触及子宫内膜异位症的触痛结节，也可在 POD 触及恶性肿瘤质硬结节等。

■ 子宫阴道脱垂相关检查

检查前需明确遵循检查标准。正常情况下，宫颈外口位于坐骨棘水平以上，低于该水平者视为脱垂。

Shaw 分度（宫颈指宫颈外口）[10]

- Ⅰ度：宫颈位于阴道口内。

- Ⅱ度：宫颈位于阴道口水平。

- Ⅲ度：宫颈低于阴道口水平。

- Ⅳ度：子宫完全脱垂于阴道口外。

阴道壁膨出

阴道前壁脱垂

- 上 2/3 脱垂：膀胱膨出（脱垂物为膀胱）。

- 下 1/3 脱垂：尿道膨出（脱垂物为尿道）。

阴道后壁脱垂

- 上 1/3 脱垂：肠膨出（脱垂物为小肠、大网膜等）。

- 下 2/3 脱垂：直肠膨出。

也可再细分为：

- 中 1/3 脱垂：直肠膨出（脱垂物为直肠）。

- 下 1/3 脱垂：会阴体松弛。

阴道穹窿脱垂

分度类似子宫脱垂，区别仅为将宫颈替换为阴道穹窿顶端。

目前在国际上广为接受的为 POP-Q 分度（pelvic organ prolapsequanti-fication）。将阴道口改为处女膜缘作为分度标准。设定 6 个标志点和 3 个长度作为测量参数以便较为准确地描述脱垂程度（图 10-12、图 10-13）。

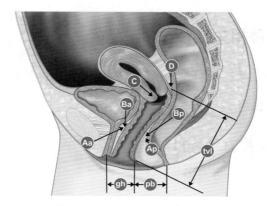

图 10-12　POP-Q 各参数示意

Aa	Ba	C
gh	pb	tvl
Ap	Bp	D

图 10-13　POP-Q 各参数记录格式

阴道前后壁各选定 2 个点：A 点和 B 点。前壁标记为 Aa、Ba；后壁标记为 Ap、Bp。

• Aa：阴道前壁中线距处女膜处 3 cm（图 10-14）。

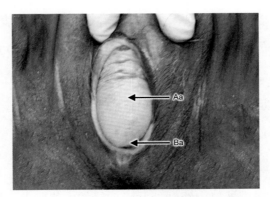

图 10-14 Aa 点为 +3 cm，Ba 点为阴道前壁脱垂最远端

• Ap：阴道后壁中线距处女膜处 3 cm（图 10-15）。

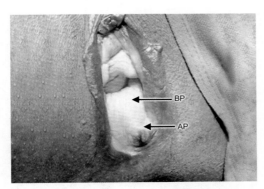

图 10-15 Ap 点为 +1 cm，Bp 点位于处女膜缘，为 0

• Ba：阴道前壁脱垂最远端。

• Bp：阴道后壁脱垂最远端。

视标记点与处女膜缘关系界定正负值：

位于阴道内，高于处女膜缘，标记为"–"；脱出阴道外，低于处女膜缘，标记为"+"。

Aa 点和 Ap 点的数值范围为 –3（无脱垂）～ +3 cm。

Ba 点和 Bp 点的数值范围为 –3（无脱垂）～ tvl（全阴道脱垂）。

无脱垂情况下，Aa 点等于 Ba 点，为 –3 cm；Ap 点等于 Bp 点，也为 –3 cm。

C 点和 D 点反映了宫颈与处女膜间关系。通常，宫颈外口为 C 点，标记宫颈脱垂最远端；若为穹窿脱垂，愈合残端视为 C 点。D 表示道格拉斯腔 / 后穹窿，其与处女膜的距离以 cm 为单位表示。测量脱垂中 D 的简单方法是找出宫颈骶韧带的附着处，并测量其与处女膜间的距离，以 cm 为单位，记为 D 点（图 10-16）。在切除子宫的患者中，子宫颈缺如，则阴道顶端，即愈合的阴道残端代表 C 点，D 点空缺。

3 个长度的测量：gh，pb，tvl（图 10-17）

gh：阴裂，为尿道外口中线到处女膜后缘的中线距离，以 cm 为单位。

pb：会阴体，为处女膜后缘至肛门中点的中线距离，以 cm 为单位。

tvl：总阴道长度，还纳脱垂阴道后，测量阴道后穹窿最高点与处女膜缘间距离，以 cm 为单位。

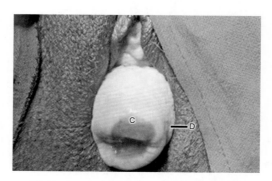

图 10-16　D 点为穹窿，为骶韧带附着处

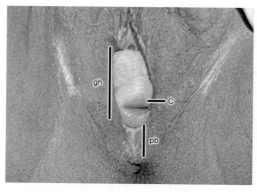

注：阴裂（gh）为尿道口中心点至阴唇系带的距离；会阴体（pb）阴唇系带至肛门中心点的距离；
C 点为宫颈。

图 10-17　3 个长度的测量

脱垂患者可按照 3 水平 4 分度描述如下:

水平 1:子宫脱垂。

水平 2:阴道膨出:①阴道前壁膨出;②阴道后壁膨出。

水平 3:远端支撑结构:

前壁:尿道(压力性尿失禁,SUI)。

后壁:会阴体。

POP–Q 分度:

0 度:无脱垂。

Ⅰ度:宫颈最远端在处女膜水平上 > 1 cm。

Ⅱ度:宫颈最远端在处女膜水平 < 1 cm。

Ⅲ度:宫颈最远端低于处女膜水平 > 1 cm,但 <(tvl–2)cm。

Ⅳ度:宫颈最远端低于处女膜水平 >(tvl–2)cm。

阴道前后壁膨出也以同样的方式分度。评估前后壁最远端与处女膜间关系。图 10-18 至图 10-21 为不同类型脱垂示意图。POP 量尺为木质刻度尺(图 10-22,图 10-23)。

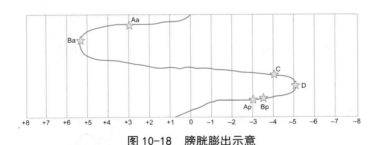

图 10-18　膀胱膨出示意

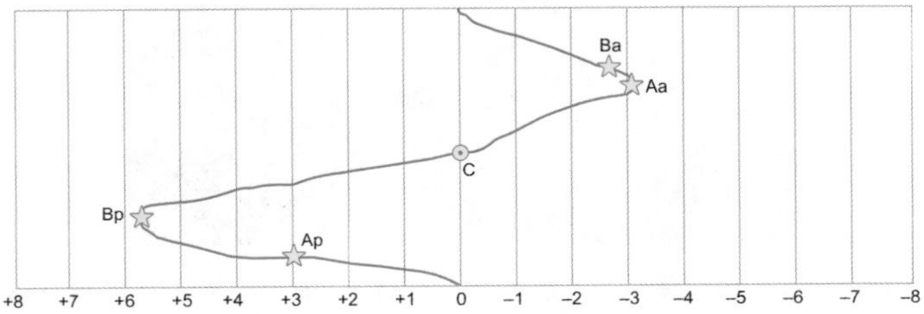

图 10-19　子宫脱垂Ⅱ度合并直肠膨出示意

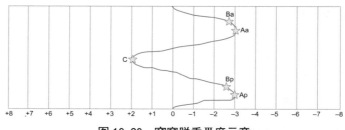

图 10-20　穹窿脱垂Ⅲ度示意

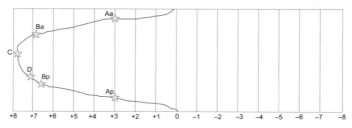

图 10-21　子宫及阴道完全脱垂示意

图 10-22　POP 量尺（测量脱出物与处女膜缘间距离）

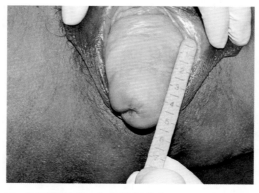

图 10-23　POP 量尺使用（C 点为处女膜外 5 cm，故为子宫脱垂Ⅲ度）

此外，其他需要检查：

尿道外口（EUM）：

- 正常。

- 尿道脱垂：尿道黏膜通过外口脱出，呈粉红色。

- 尿道肉阜：红色，豆状，源于后尿道，突出于尿道口外（图 10-24）。

- 尿道口延长。

有时尿道下 1/3 侧阴道前壁可见两个隆起的结构，此为撕裂的耻骨尿道韧带（图 10-25，图 10- 26）。

尿道膀胱沟（图 10-26）位于尿道和膀胱交界处的横沟。若横沟消失，则可能会出现压力性尿失禁（SUI）。

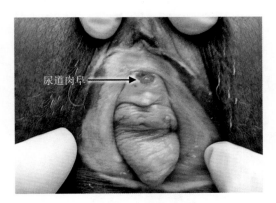

图 10-24 尿道肉阜

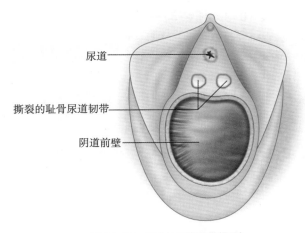

图 10-25 耻骨尿道韧带撕裂

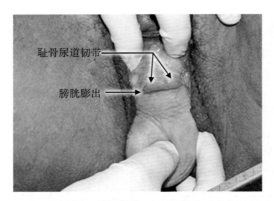

图 10-26 耻骨尿道韧带撕裂，尿道膀胱沟部分消失

压疮（图 10-27）：有时脱垂部位可见一个或多个溃疡，由静脉回流障碍所致，应与恶性溃疡相鉴别（表 10-3）。

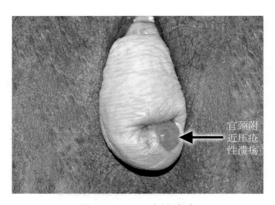

图 10-27 压疮性溃疡

表 10-3 压疮与恶性溃疡的鉴别

	压疮	恶性溃疡
边界	规整，平滑	不规整
基底部	不脆	脆
硬结	无	有
预后	脱垂复位后愈合	脱垂复位后不愈合

阴道前壁

膀胱膨出（中央型和侧方型）：

• **中央型：** 膀胱阴道隔或耻骨宫颈筋膜中线缺损所致，部分也可为横向缺损所致。

• **侧方型：** 膀胱阴道隔自其附着的白线（盆筋膜腱弓）撕脱所致。

如何区分中央型及侧方型膀胱膨出？

中央型：

• 中线部位膨出，阴道前壁中线部位皱襞消失。

• 双侧阴道壁前外侧沟存在。

侧方型：

• 阴道前壁中线部位皱襞存在。

• 若膀胱阴道隔从白线撕脱，可出现单侧或双侧阴道壁前外侧沟缺失。

支撑试验： 可鉴别中央型和侧方型膀胱膨出。打开卵圆钳，将其置于阴道前壁与侧壁交界处，向上向内推以恢复正常。现在让患者屏气（图10-28，图10-29）。

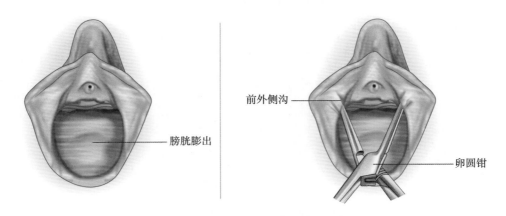

图 10-28　支撑试验（鉴别中央型或侧方型膀胱膨出）

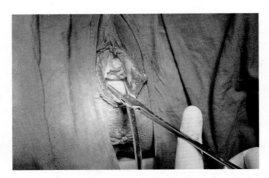

图 10-29 支撑试验（卵圆钳两头分别放置在阴道壁前外侧沟处）

结果：

1. 放置卵圆钳后，如果阴道前壁膨出消失，则试验阳性。诊断为侧方型膀胱膨出。

2. 放置卵圆钳后，如果阴道前壁膨出仍存在，试验阴性。诊断为中央型膀胱突出。

特殊部位缺陷

膀胱阴道隔缺损或撕裂可有以下几种类型：

1. 纵向：中线／侧方。

2. 横向：高位／低位（图 10-30）。

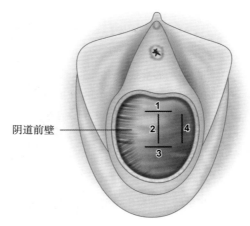

阴道前壁

注：1 为横向高位；2 为中线；3 为横向低位；4 为侧方

图 10-30 膀胱阴道隔撕裂

　　仔细触诊阴道侧壁，正常人可感受到耻骨直肠肌体积，但在缺损或撕裂患者中，肌肉明显变薄，类似直接触摸耻骨降支。

阴道后壁

　　直肠阴道筋膜缺损或撕裂可有以下类型：

　　1. 纵向，中线或侧方。

　　2. 横向（图 10-31）。

　　可通过阴道后壁细致触诊来判断。

　　肠膨出：咳嗽时出现（视膨出的内容物而定）。

　　会阴体：将示指放在舟状窝，向外拉。无明显隆起，则会阴体支撑作用良好；有损伤时，会阴体向外隆起明显（图 10-32）。

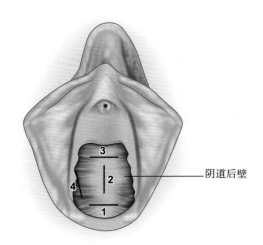

阴道后壁

注：1 为紧贴会阴体上方的横向撕裂致低位直肠膨出（最常见）；2 为中线纵向撕裂致中线直肠膨出（第二常见）；3 为高位横向撕裂导致高位直肠膨出；4 为侧方分离。

图 10-31　直肠阴道筋膜撕裂

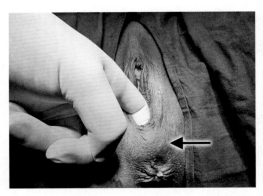

图 10-32　示指置于舟状窝向外勾拉，观察会阴体可见轻微隆起（箭头）

压力性尿失禁检查：

咳嗽试验：嘱患者咳嗽，观察尿道口。

• 如漏尿，则提示压力性尿失禁。

• 如无漏尿，检查完毕后，要求患者蹲坐并咳嗽，检查是否漏尿。

• 如果无漏尿，嘱其站起，保持两脚分开与肩同宽。让她咳嗽，检查是否有尿滴落两脚间的地板上，大腿内侧是否有尿液流下。

　　Bonney 试验：发现有 SUI 时行该试验。患者取膀胱截石位。中指及示指置于尿道两侧，向上向前推，以恢复膀胱尿道后角，固定尿道但不要压迫尿道。嘱患者咳嗽并检查是否有漏尿。

　　结果：

• 阳性：上推后无漏尿，SUI 的原因为尿道过度活动 / 尿道下降。

• 阴性：上推后仍有漏尿，SUI 的原因为尿道括约肌功能障碍 / 尿道功能不全。

　　Q-tip 试验：是评价尿道过度活动的试验。患者采用膀胱截石位，清洁外阴。利多卡因凝胶润滑的棉签通过尿道插入膀胱后回拉，感到阻力时停止，此时棉签头位于尿道膀胱交界处。测量棉签与水平面的夹角，正常受试者应 $< 30°$ ，正常人咳嗽时夹角也 $< 30°$ 。而在 SUI 中，夹角 $> 30°$ ，说明膀胱颈解剖学支持薄弱。

球海绵体反射（图10-33）可通过两种方式诱发

1. 按摩阴蒂，观察肛门，可见肛门括约肌收缩。

2. 针头搔刮大阴唇内侧皮肤，观察肛门，可见肛门括约肌收缩。

该试验评估阴部神经的完整性。当神经病变时反射迟钝或缺失。

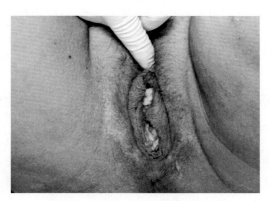

图 10-33　球海绵体反射（按摩阴蒂并观察肛门运动）

■ 尿瘘

这意味着真正的尿失禁。尿液持续自阴道流出。

1. 前腔室：膀胱阴道瘘（VVF）。

– 尿道阴道瘘。

– 输尿管阴道瘘。

– 膀胱子宫瘘。

后腔室：直肠阴道瘘（RVF）。

前腔室

• 使用鸭嘴式窥阴器检查阴道前壁，可以看到尿液流出。

• 观察瘘孔的部位、大小、数量、边缘状况（是否纤维化）等。

• 若为宫颈旁瘘孔，鸭嘴式窥阴器难以暴露时可使用鸟嘴式窥阴器。

• 为了鉴别 VVF 和输尿管阴道瘘，可行三拭子试验。

Moir 三拭子试验：干棉球清洁阴道，在阴道内放置 3 个干棉球。

- 第 1 个：子宫切除术者置于阴道残端；宫颈在位者置于穹隆部。

- 第 2 个：阴道中段。

- 第 3 个：阴道下段。

经橡胶导尿管向膀胱内注入 5 ～ 10 mL 亚甲蓝溶液，拔除导尿管，患者下地慢走 10 ～ 15 分钟，再次检查，由近及远逐个取出棉球，观察哪个浸染了亚甲蓝溶液体。

结果：

- 上段棉球：浸透尿液，但未染蓝，其他棉球无改变→输尿管阴道瘘；染蓝，其他棉球无改变→穹隆部膀胱阴道瘘或宫颈旁膀胱阴道瘘。

- 中段棉球：染蓝，其他棉球无改变→膀胱阴道瘘。

- 下段棉球：染蓝，其他棉球无改变→尿道阴道瘘。

染色试验：试验原理类似三拭子试验，不同之处在于阴道内不放置棉球，而是直视下观察亚甲蓝溶液自瘘孔流出，相对来说，比三拭子试验更为可靠。

后腔室

- 使用鸭嘴式窥阴器: 可使用宫颈钳钳夹提拉宫颈,以便暴露后穹隆深部(恶性瘘管)的瘘管。

- 观察瘘孔的部位、大小、数量、边缘情况等。

- 观察可见大便自瘘孔排出。

■ 直肠检查

泌尿妇科检查中不需要向普外科医师一样进行详细的直肠检查。实际上，妇科不常规行直肠检查。

直肠检查指征

1. 幼女或儿童。

2. 先天性畸形。

3. 恶性肿瘤。

4. 肠膨出。

5. 子宫阴道脱垂。

6. 直肠阴道瘘。

7. 子宫内膜异位症。

直肠检查前,需告知患者直肠检查的过程,可能带来一些不适,但并不疼痛。

先天性畸形

• 可触及子宫者应描述其体积,也可仅为一纤维条索。

• 可扪及卵巢,也可较小,不可扪及条索状性腺。

• 若有阴道,可感觉与直肠间关系;若无阴道,直肠前壁为实性片状结构。

• 若有隐睾,阴道局部可触及隆起。

恶性肿瘤

子宫阴道脱垂可合并恶性肿瘤,较为罕见。

• 宫颈癌:宫颈两侧及直肠周围可触及硬结 / 质硬组织。若于骨盆侧壁触及硬结可判定病变累及侧盆壁。

• 阴道癌:可累及直肠黏膜,或触及直肠硬结,或癌性溃疡蔓延至直肠。

肠膨出

正常情况下,在直肠前壁近道格拉斯腔水平 / 后穹窿深部(直肠下瓣膜)水平可感觉到一条带样结构(图 10-34)。

• 如果手指能越过这个结构并能自阴道后壁前探→存在肠膨出。

• 如果手指不能越过这个结构,但能自阴道后壁前探→存在直肠膨出。

子宫阴道脱垂

直肠需要注意以下两点:

静息张力: 戴手套后用利多卡因凝胶润滑示指,探入肛门,停留等待数秒后缓慢、轻柔地插入肛管,感受内括约肌带来的阻力。分为 0 ～ 5 分(DRESS 评分):0 分 = 无压力,5 分 = 极紧压力,3 分 = 正常压力[11]。

缩肛压力: 在测试静息张力后,让患者收紧肛门,感受施加在手指上的压力。

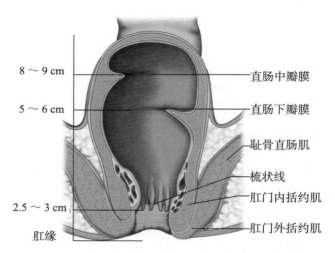

注：位于肛缘上方 5 ～ 6 cm，当后腔室缺损时，直肠检查手指可以越过结构并自阴道后壁前探，则为肠膨出，若手指不能越过这个结构，但能自阴道后壁前探，则为直肠膨出。

图 10-34 直肠下瓣膜为横带状结构

测试肛门外括约肌完整性（DRESS 评分）：0 分 = 无明显压力，5 分 = 极紧压力，3 分 = 正常压力。

直肠阴道瘘

- 观察瘘孔的大小、位置、边缘、数量等。
- 若怀疑恶性瘘孔，需于瘘孔边缘取活检。

子宫内膜异位症

子宫内膜异位结节有触痛。结节可位于阴道直肠隔、道格拉斯腔，甚至累及直肠黏膜。

■ 三合诊

- 可作为直肠的辅助检查。
- 中指在直肠内，示指在阴道内。
- 触摸直肠阴道隔。
- 有助于鉴别可疑病理结构在直肠、阴道或在直肠阴道隔。

如何描述脱垂患者妇科检查结果

- 尿道口。

- 尿道膀胱沟：存在或消失。

- 压疮。

- POP-Q 分期：

- 水平 1：子宫脱垂。

- 水平 2：

> A：阴道前壁脱垂。

> B：阴道后壁脱垂。

- 水平 3：

> 前壁：尿道 SUI。

> 后壁：会阴体。

- 直肠指诊：

> 静息张力（内括约肌的完整性）。

> 缩肛压力（外括约肌的完整性）。

- 肛提肌张力。

- 球海绵体反射。

- Bonney 试验。

■ 常见疾病概述

子宫肌瘤

临床表现：月经过多。

- 不规则阴道出血。

- 下腹部疼痛。

- 痛经。

- 下腹包块。

- 下腹部坠胀感。

- 尿频等盆腔压迫症状。

一般查体：贫血貌。

腹部查体：下腹部包块。

- 体积参照孕周大小。

- 表面不规则（多发子宫肌瘤）/ 规则（单发肌瘤）。

- 下界触诊不清的包块可能来源于盆腔。

- 左右可推动，上下推动受限，仅带蒂肌瘤活动不受限。

- 质地较韧；钙化者质硬；囊性变者质较软。

- 压痛可有可无，也可在变性时出现。

妇科查体：宫体体积＜ 12 周，子宫肌瘤体积经双合诊评估。

- 鸡蛋大小：6 周。

- 板球大小：8 周。

- 足月胎头大小：10 周。

- 上缘达耻骨联合水平：12 周。

- 表面、活动度、质地、压痛等。

- 上下推动宫颈包块随之移动，反之亦然。

卵巢囊肿 / 卵巢肿瘤

临床表现：下腹部疼痛。

- 自触及下腹部包块。

- 下腹部坠胀感。

- 月经不规律（有内分泌功能的卵巢肿瘤）。

- 症状持续时间。

- 体重减轻：多见于恶性。

一般查体：恶性肿瘤患者可出现恶病质。

- 恶性肿瘤患者可扪及锁骨上淋巴结（Virchow 淋巴结）。

腹部查体：下腹部包块，也可蔓延至上腹部。

• 体积以长 × 宽或孕周大小表示。

• 表面规则 / 不规则的。

• 质地：质软如卵巢囊肿；质硬如卵巢肿瘤；囊实性，即部分实性，部分囊性，如皮样囊肿、恶性肿瘤。

• 边界，可能因肿物起源于骨盆而不能触及下界。

• 活动度，多数上下活动，左右活动受限。但若包块蒂较长则活动不受限。恶性肿瘤或巧克力囊肿时活动受限或固定。

• 可有 / 无压痛。

• 若有腹腔积液，则恶性可能性大。

妇科检查：多可触及正常大小子宫，被卵巢肿瘤挤压偏于盆腔一侧。

• 双合诊可触及较小的卵巢囊肿。在子宫与囊肿间有明确分界。

• 皮样囊肿 / 无性细胞瘤也可位于前穹窿上方。

• 恶性肿瘤可在道格拉斯腔内触及质硬结节。

功能失调性子宫出血（dysfunctional uterine bleeding，DUB）/ 异常子宫出血（abnormal uterine bleeding，AUB）

临床表现：月经不规律。

既往史：需明确是否存在其他系统疾病。

一般查体：甲状腺无肿大。

• 贫血貌：

腹部查体：无异常改变。

妇科查体：无异常改变。

子宫颈癌

临床表现：阴道出血。

- 经间期阴道出血。

- 接触性出血。

- 绝经后出血。

- 阴道排液（淡血性或棕褐色等）。

晚期病例：尿瘘。

- 粪瘘。

- 背痛等。

一般查体：可扪及腹股沟淋巴结肿大。

腹部查体：多未及异常。

妇科查体：可见宫颈外病灶，如菜花样结节。

- 结节质硬、脆、触血阳性。

- 可为溃疡性病变：虫蚀样外观。

- 累及阴道壁。

- 累及宫旁组织。

直肠指诊：受累组织质硬且固定。

- 病灶累及宫旁组织达骨盆壁。

- 累及／未累及直肠黏膜。

子宫内膜异位症／子宫腺肌病

临床表现：痛经，多于经前 2～3 天出现，经量多时加重，经净后缓解。

- 重症患者，疼痛持续存在于整个周期。

- 月经异常，如月经过多、月经频发。

- 深部性交痛。

- 背痛。

- 下腹痛。

- 与月经有关的周期性咯血（月经性咯血）。

- 周期性排便疼痛。

• 直肠指诊手套染血。

• 周期性血尿、排尿困难。

腹部查体：无异常改变。

• 有时可触及下腹部包块。

• 包块有触痛且活动受限。

妇科查体：骶韧带近宫颈端、直肠阴道隔或道格拉斯腔可触及触痛结节。

• 可触及附件包块（输卵管卵巢包块 / 巧克力囊肿），表面欠规则，有触痛，不活动。

• 子宫腺肌病患者可触及均匀增大的子宫，且有压痛，附件未见异常。

盆腔炎（PID）

临床表现：阴道分泌物增加。

• 阴道分泌物有异味。

• 外阴瘙痒。

• 月经不规律。

• 月经过多。

• 下腹隐痛。

• 发热等。

腹部查体：可有下腹压痛。

妇科查体：阴道分泌物，如颜色，念珠菌感染呈凝乳状白色，滴虫病呈黄绿色。

• 有 / 无异味。

• 阴道壁及宫颈表面草莓斑。

• 宫颈外口分泌物增多。

• 宫颈举痛及摇摆痛（需要与异位妊娠鉴别）。

• 穹窿触痛。

• 触及附件包块。

子宫阴道脱垂

临床表现：阴道脱出肿物。

• 子宫脱垂。

• 自触及脱出包块。

• 伴 / 不伴泌尿系统症状。

分娩史：产次

• 产次间隔时间。

• 分娩方式。

• 分娩场所（在家分娩者易脱垂）。

• 产后出血史（未及时纠正的贫血影响组织功能恢复）。

既往史：慢性咳嗽

• 便秘。

• 其他可能导致腹压增加的因素。

• 糖尿病。

家族史：任何家庭成员，尤其是母系亲属患有脱垂。

腹部查体：未见异常。

妇科查体：脱垂类型（子宫脱垂、阴道脱垂等）。

• 脱垂分期（POP-Q 分期）。

• 其他相关发现，如压疮。

• 对尿失禁患者，行咳嗽试验，若为阳性，则行 Bonney 试验等。

直肠检查：静息张力。

• 缩肛压力。

• 肠膨出评估。

尿道内括约肌障碍（internal sphincter disorder，ISD）

1. 症状很重，即使是简单的动作也会引起漏尿，而尿道脱垂的症状并不严重。

2. 尿道膀胱沟变浅。

3. 排空膀胱，嘱患者咳嗽，若漏尿则为 ISD。

4. 膀胱镜检查尿道内口未闭合。

5. 尿流动力学检查。

- 腹压漏尿点压 ≤ 60 cmH$_2$O [12]（尿道过度活动则 ≥ 90 cmH$_2$O）。

- 最大尿道闭合压 < 20 cmH$_2$O [13]。

3 天排尿日记

登记号：　　　　姓名：　　　　年龄：　　　　日期：

时间	摄入量		出量				是否尿急	夜尿
	入量	摄入类型	排尿次数	漏尿×	漏尿次数（少量／中等／多量）	漏尿原因（咳嗽／打喷嚏／大笑等）	×	×

续表

时间	摄入量		出量				是否尿急	夜尿
	入量	摄入类型	排尿次数	漏尿×	漏尿次数（少量/中等/多量）	漏尿原因（咳嗽/打喷嚏/大笑等）	×	×

泌尿生殖障碍量表（UDI-6）[1]

请认真回答量表中问题。回答前，仔细回忆近 3 个月内所有症状，我们需要了解您的各种不适，请尽可能详细回答表格中问题。

漏尿是否影响你的生活	不影响	轻微影响	中度影响	严重影响
家务（做饭、打扫、洗衣服）				
体育运动，如散步、游泳或其他运动				
娱乐活动（电影、音乐会等）				
乘坐汽车或公共汽车超过 30 分钟车程				
离家参加社会活动				
情绪健康（紧张、抑郁等）				
感觉沮丧				

注：不影响 0 分，轻微 1 分，中度 2 分，严重 3 分。评分 = 总分 ÷7×33.3，总分在 0～100 分。

尿失禁影响问卷（ⅡQ-7）

尿失禁可能影响您的生活、社会关系及情绪。圈选出各个问题中最符合你所受影响的答案。

漏尿是否影响你的生活	不影响	轻微影响	中度影响	严重影响
1. 家务（做饭、打扫、洗衣服）				
2. 体育运动，如散步、游泳或其他运动				
3. 娱乐活动（电影、音乐会等）				
4. 乘坐汽车或公共汽车超过 30 分钟车程				
5. 离家参加社会活动				
6. 情绪状态（紧张、抑郁等）				
7. 感觉沮丧				

注：1～2 为日常及体育活动，3～4 为外出活动，5 为社会活动，6～7 情绪状态。不影响 0 分，轻微 1 分，中度 2 分，严重 3 分。评分 = 总分 ÷7×33.3，总分在 0～100 分。

参考文献
（遵从原版图书著录格式）

1. Uebersax JS，Wyman JF，Shumaker SA，McClish DK，Fantl JA & the Continence Program for Women Research Group. Short forms to assess life quality and symptom distress for urinary incontinence in women：the Incontinence Impact Questionnaire and the Urogenital Distress Inventory. Neurol Urodynamics 1995；14：131-39.

2. Dutta DC. Genuine stress incontinence. In：Textbook of gynaecology，5th edn Kolkata：New Central Book Agency 2009：382-89.

3. Kovac SR. Surgical treatment of urinary incontinence. In：Beiber EJ，Sanfilippo JS，Horowitz IR，（Eds）. Clinical Gynecology，1st edn Philadelphia：Churchill Livingstone Elsevier 2006：341-53.

4. http：//en.wikipedia.org/wiki/Fecal_incontinence → http：//books.google.co.in/books?id=kYpjewpnvkIC&pg=PA91& redir_esc=y#v=onepage&q&f=false retrieved on 03.12.'14

5. Rebar RW. Puberty. In：Berek JS，Adashi EY，Hillard PA（Eds）. Novak's Gynecology，12th edn Baltimore：Williams & Wilkins 1996：771-807.

6. www.gpnotebook.co.uk/simplepage.cfm?ID=462749646

7. www.medpreponline.com/2010/02/thyroid-examination. html retrieved on 03.12.'14

8. Berek JS，Hillard PA. Initial assessment and communication. In：Berek JS，Adashi EY，Hillard

PA（Eds）. Novak's Gynecology，12th edn Baltimore：Williams & Wilkins 1996：3-20.

9. Rock JA，Roberts CP，Jones HW Jr. Congenital anomalies of the uterine cervix：lessons from 30 cases managed clinically by a common protocol. Fertil Steril 2010；94：1858.

10. Padubidri VG，Daftary SN. Genital prolapse. In：Howkins & Bourne Shaw's Textbook of Gynaecology. 14th edn New Delhi：Elsevier 2008：298-309.

11. Orkin BA，Sinykin SB，Lloyd PC. The digital rectal examination scoring system（DRESS）. Dis Colon Rectum 2010；53：1656-60.

12. Lane TM，Shah PJR. Valsalva leak point pressure in the evaluation of stress urinary incontinence. Braz J Urol 2000；26：420-25.

13. www.surgerynz.com/styled-9/styled-13/files/page17_97. doc retrieved on 07.12.'14

（刘芸译　常悦校）

第 11 章　盆底功能障碍的神经学评估

Sudhir Adhikari，*Sanjoy Kumar Bhattacharyya*

主题词

- 肛门括约肌肌电图
- 肌电图（EMG）
- 肌力分级
- 运动学肌电图
- 肛提肌肌电图
- 肛提肌肌力

- 改良牛津肌力分级
- 运动单位肌电图
- 神经传导研究（NCV）
- 神经生理学检查
- 牛津肌力分级
- 盆腔痛

- 阴部神经末梢运动潜伏期（PNTML）
- 会阴神经末梢运动潜伏期（PeNTML）
- 尿道括约肌肌电图

摘　要

　　盆底疾病的评估主要通过病史调查、系统查体、神经学检查、盆腔查体等。这种疾病可能与经阴道分娩导致的隐匿性神经功能缺陷有关，尤其是阴部神经损伤。因此，患有尿失禁、大便失禁、排尿功能障碍、排便功能障碍的女性，无论是否合并盆腔脏器脱垂，均应进行盆腔脱垂相关的检查以及详细的神经学评估。改良牛津肛提肌肌力分级是评估肛提肌肌力的一种很好的方法。肌电图 [运动学肌电图（kEMG）] 和运动单位肌电图可以评估肌肉的生物电位。对神经传导速度（NCV）、阴部神经末梢运动潜伏期（PNTML）和会阴神经末梢运动潜伏期（PeNTML）的检测可能有助于临床医生更好地评估盆底的神经功能。

　　女性盆底功能障碍较为常见，美国妇女的发病率为 24% ～ 37% [1]。该疾病可表现为多种症状，包括盆腔痛，膀胱、直肠功能障碍，性功能障碍，以及盆腔器官脱垂（POP）。目前认为导致此种疾病的主要原因包括肥胖、绝经期、妊娠和分娩 [2]。盆底疾病的评估主要通过病史调查、体格检查、神经学检查及盆腔查体（注 1）。有时，这种疾病与隐匿性神经功能缺陷有关；尤其是阴道分娩导致的阴部神经损伤。因此，患有尿失禁、大便失禁、排尿功能障碍、排便功能障碍的女性，无论是否合并盆腔脏器脱垂，均应该进行详细的神经学评估。本章主要介绍盆底神经学评估的基本步骤。

> **注 1：盆底疾病病史**

- 外阴肿物脱出。
- 盆腔痛。
- 排尿障碍。
- 排便障碍。
- 性功能障碍。

■ 盆底疾病史采集

盆腔脏器脱垂

盆腔脏器脱垂可有症状或无症状。其症状通常表现为阴道肿物脱出，或阴道充实感及肿物突出感。

盆腔痛

盆腔痛和下腰部疼痛大多与脱垂脏器的神经纤维和韧带拉扯相关。另一种常见的原因为盆底痉挛或肛提肌痉挛，常表现为下腰痛、排便痛、腿痛和尾骨痛。

排尿功能障碍

尿失禁是常见的症状。尿失禁主要分为压力性尿失禁、急迫性尿失禁及混合性尿失禁，任何一种尿失禁都可以单独或联合出现。排尿日记是确定尿失禁类型和严重程度的最可靠的方法。临床医师应该详细询问症状的持续时间、类型、频率、严重程度、加重因素。症状是否与性高潮相关，或是否有尿床史也应该询问，这些症状通常与逼尿肌过度活动有关。

排便功能障碍

大便失禁通常与直肠脱垂有关，通常存在会阴部下移，伴有肛门括约肌或其支配神经的持续损伤。大便失禁有不同的类型，包括排气失禁，稀大便失禁或干大便失禁。要评估患者大便失禁的类型和严重程度，应该询问失禁症状的持续时间、出现频率、加重因素以及便秘和粪便污染的发生率。

性功能障碍

性欲低下、性交困难、性唤起障碍通常与盆底疾病相关。此外，有症状性脱垂的女性比有隐秘性脱垂的女性性功能障碍更为显著。

■ 神经功能评估

检查内容包括精神状态评估、下肢运动功能及反射功能评估，骨盆底肌肉力量和完整性评估。骨盆检查应评估下述内容（注2）：①盆底肌力；②肛门括约肌静息张力；③是否可以自主收缩肛门；④会阴感觉；⑤骶反射。

> **注2：盆底功能障碍的神经功能评估**

- 精神状态评估。

- 下肢：肌肉力量和反射的评估。

盆腔检查：

- 盆底肌肉力量。

- 肛门括约肌静息张力。

- 肛门自主收缩力。

- 会阴感觉。

- 骶反射。

- 神经生理学检查。

精神状态是通过意识水平、定向力、记忆、语言和理解力来评估的。与精神状态有关的疾病可能导致肠道或膀胱的功能异常，如痴呆、脑卒中、帕金森病等。

运动功能可以通过下肢肌力测试来评估。通过牛津肌力分级评定标准来评估髋关节、膝盖和脚踝处的肌肉力量。让女性患者展示髋关节屈曲（$L_2 \sim L_3$）和伸展（$L_5 \sim S_1$）、髋关节屈曲（$L_5 \sim S_1$）、膝关节伸展（$L_3 \sim L_4$）和屈曲（$L_4 \sim L_5$）、脚的背伸（$L_4 \sim L_5$）及背曲（$S_1 \sim S_2$）的脚踝。根据评估结果可分为从 0 ～ 5 分的 6 个等级，如表 11-1 所示。

肛提肌触诊

指诊是最常用的评估盆底肌力的方法。评估骨盆底肌肉力量时，患者取截石位，医师的两根手指沿阴道后壁置入，至少在处女膜环上 2 ～ 4 cm。触诊两侧的肛提肌的体积、静息张力及是否存在肌肉痉挛。随后嘱患者应该尽可能长时间且最大限度地收缩盆底肌肉。应避免同时收缩腹直肌、大腿内收肌和臀肌。通过医师的手指感觉是否存在肌肉收缩、收缩的强度和持续时间，以及该肌力是否可抬高检查者的手指。与骨骼肌肌力的评估类似，盆底肌肉肌力亦应用 0 ～ 5 分肌力评估进行分级（表 11-2）。

表 11-1 肌力评定量表（牛津分级）[3]

等级	说明
0/5	无肌肉收缩
1/5	可扪及肌肉轻微收缩，但无关节活动
2/5	不抗引力时有完全运动幅度
3/5	抗引力时有运动幅度，但不抗阻力
4/5	抗引力抗较小阻力时有完全运动幅度
5/5	正常肌力

表 11-2　肛提肌肌力分级量表（改良牛津分级）[4]

分级	肛提肌收缩反应
0/5	无收缩
1/5	仅有肌肉颤动感
2/5	肌力弱，可保持 1～2 秒
3/5	肌力稍强，可保持 1～2 秒
4/5	收缩好，持续 3～4 秒，可以对抗阻力抬高阴道后壁，检查者手指被牢固抓住并吸进
5/5	更强的挤压，持续 3～4 秒，能对抗阻力抬高阴道后壁，手指被牢牢抓住并向阴道内牵拉

肛门括约肌的触诊

肛门括约肌的触诊包括静息状态下及自主收缩状态下肛门括约肌的评估。首先需要检查肛门，是否有瘢痕或括约肌裂口提示可能的肛门外括约肌破损（燕尾征）。

做直肠指诊时应该首先注意检查手指进入时的阻力大小。50%～85% 的静息张力由肛门内括约肌产生。肛门静息压力的丧失表明肛门内括约肌破坏和（或）其交感神经损伤（如盆丛损伤）。

随后患者应该最大程度地收缩肛门括约肌，以挤压检查的手指。若肛门括约肌可以自主强烈收缩往往表明阴部神经和肛门外括约肌功能完好。根据 Kaushal 和 Goldner 的理论，0 到 3+ 级肌力依次表示无挤压力到生理性正常挤压力[5]。肛门括约肌的张力和自主收缩的缺失或减弱提示可能有骶神经或周围神经损伤。静息张力完好但自主收缩力丧失提示骶髓上段损伤。

会阴感觉

可以通过对以下区域皮肤的轻触觉、针刺痛觉和温度觉（冷觉）共同评估其感觉功能，包括：阴阜和大阴唇上部（L_1～L_2）、会阴和会阴皮肤（S_2～S_4）、双膝前部（L_3～L_4）和足外侧部（S_1）。可用棉签测试轻触觉，棉签折断后断端评估针刺痛觉。酒精浸泡的棉签可用于评估温度觉（冷觉）。所有检查结果可以用图表记录下来。

骶反射

骶反射包括肛门和球海绵体反射，共同评估阴部神经的完整性。肛门反射可通过轻触肛周的皮肤诱发，表现为肛门括约肌的收缩。如果收缩不可见，可以用手指触诊。轻拍或者挤压阴蒂可诱发球海绵体反射，引起球海绵体肌和（或）肛门外括约肌的收缩。肛门反射或球海绵体反射的缺失提示下运动神经元病变，常见病因为分娩后的创伤。

盆底神经生理学检查的适应证 [6]

1. 年轻女性的排尿功能障碍。

2. 无明显原因的尿潴留（严重的盆腔脏器脱垂，既往抗尿失禁手术史）。

3. 合并肠道或膀胱疾病的糖尿病患者。

4. 神经源性大便失禁的评估。

5. 不明原因的会阴麻木或疼痛。

6. 在标准评估后不能解释的肠道或膀胱功能障碍。

7. 患有盆底疾病的女性同时患有神经系统疾病（多发性硬化、帕金森病等）。

神经生理学检查由肌电图和神经传导研究两部分组成。

■ 肌电图

肌电图可显示肌肉产生的生物电位。过程中可由插入肌肉内的针状电极或表面电极测量电位，用示波器放大并显示。肌电图有两种类型，运动学肌电图（kinesiologival EMG，kEMG）和运动单位肌电图 [7]。

运动学肌电图

kEMG 仅通过表面电极来评估肌肉活动。然而，kEMG 并不能指出损伤的病因，如不能辨别是否为神经源性病变（去神经化）还是肌肉源性病变。

kEMG 步骤

在盆底疾病的检测评估中，肌电图通过放置的电极来检测肛提肌、肛门括约肌或尿道括约肌的肌肉活性是否存在缺陷。在测量肛提肌的活性时，皮肤电极放置在肛门上方 1 cm 处的会阴两侧[8]。评估肛门外括约肌的活性时，可以放置带有环形电极的肛门塞。同样，环形电极可放置在距离 Foley 导管球囊远端 1 cm 处，用于测量尿道括约肌的活性。

应用

kEMG 可以与其他检测方法联合使用，如 kEMG 可分别联合尿流动力学检查和肛门测压以评估排尿或排便时的括约肌活性。具体来说，可在行尿流动力学检查的同时检测尿道括约肌张力，以评估在尿流动力学检查提示逼尿肌收缩时，括约肌是否呈放松状态，即是否存在逼尿肌 / 括约肌协同功能障碍。盆底失迟缓症可以通过 kEMG 诊断，表现为排便时肛提肌复合体不协调收缩导致阻塞性排便障碍。

局限性

肌内电极通常优于表面电极。但是表面电极因其非侵入性的优势使其更多地应用于临床。因受邻近肌肉的影响，电极可能会受到其他肌肉信号的干扰。因此，kEMG 实际上只用于评估尿失禁女性的逼尿肌 – 括约肌的协调功能[8]。但是目前 kEMG 的结果也尚有不确定性。在门诊进行尿流动力学检查时，发现患者常因尴尬而主动收缩尿路括约肌，从而造成结果误差。

■ 运动单位肌电图

运动单位肌电图分为同心针型肌电图（concentric needle needle，CnEMG）和单纤维肌电图。一根带外套管的针插入到肌肉中，记录和显示产生的生物电位。与 kEMG 不同的是，运动电位肌电图可以诊断疾病的病因是神经源性还是肌肉源性。

肛提肌肌电图

患者应采用背侧截石位，检查者将右手的示指和中指放在阴道后壁，嘱患者收缩肌肉确定一侧肛提肌的位置，随后检查者用另一只手置入电极，对侧亦然[9]。

尿道括约肌肌电图

尿道括约肌肌电图可经尿道周围或经阴道评估。经尿道周围评估的方法是将电极针插入在尿道周 12 点处，深 1～2 cm。经阴道的方法是将电极针置于阴道口上方 2 cm 处，即阴道前壁中线处[10]。

肛门括约肌肌电图

括约肌的深部和浅部都可以通过在肛门周围插入针状电极进行评估[11]。这种评估方法可以检测括约肌损伤导致的大便失禁，但是现在已广泛被肛门内超声所取代。

局限性

尽管 CnEMG 是一个研究盆底功能障碍下运动神经元损伤的很有价值的工具。但是最大的限制是妇科医生缺乏 CnEMG 的相关经验。此外，目前尚无 CnEMG 的标准化评估方法[12]。

■ 神经传导速度

神经受损伤后会导致冲动的传导速度减慢，如脱髓鞘病变会导致神经信号传导阻力的增加。基于这一事实，神经传导速度检查（nerve conduction velocity，NCV）通过在一条神经纤维的固定两点之间加入一个脉冲信号，来记录脉冲在固定的两点之间的传播时间。神经传导检测通常用于感觉型或运动型周围神经病变的诊断。在盆底疾病中最常研究的是阴部神经和会阴神经，其功能可描述为阴部神经末梢运动潜伏期（pudendal nerve terminal motor latency，PNTML）和会阴神经末梢运动潜伏期（perineal nerve terminal motor latency，PeNTML）。

步骤

检测 PNTML 时，将电极放在检查者的示指上经直肠定位于坐骨棘水平，接收电极置于该示指根部，在 EAS 水平上接收电极信号，刺激电极尖端每隔 1 秒钟发出 0.1 msc 的刺激脉冲。同法检测会阴神经末梢运动潜伏期，但是接收电极的是改良膀胱导管，可以检测尿道括约肌横纹肌的动作电位。

局限性

NCV 适用于直线型神经。尽管 NCV 是最常用作盆底功能障碍诊断的检测，但阴部神经既非直线型，也没有肌肉和神经肌肉接头连接，导致伪延迟传导。因此，PNTML 和 PeNTML 都具有很大的局限性。美国胃肠病学协会认为，PNTML 不能区别阴部神经引起的肌肉无力和肌肉损伤引起的肌肉无力，并认为 PNTML 与临床症状缺乏相关性，也缺乏敏感性和特异性，没有明确的判断预后价值[13]。

■ 结论

许多研究表明，阴道分娩与盆底功能障碍直接相关，继而导致尿失禁、大便失禁及盆腔器官脱垂[14]。分娩过程中随着胎头下降，往往因神经过度拉伸导致阴部神经损伤，伴有肛提肌复合体及其他括约肌损伤。这一点可以通过 PNTML 的延长和 CnEMG 结果证实[15]。选择性剖宫产或宫颈扩张 8 cm 前行剖宫产术可以一定程度地避免这些损伤[16]。然而，目前仍然没有可推荐产后妇女常规应用的盆底神经生理学检查。

参考文献
（遵从原版图书著录格式）

1. Nygaard L，Barber M，Burgio K，et al. Prevalence of symptomatic pelvic floor disorder in US women. JAMA 2008；300：1311-16.

2. Keane DP，Sims TJ，Abrams P，Bailey AJ. Analysis of collagen status in premenopausal

nulliparous women with genuine stress incontinence. BJOG 1997; 104: 994-98.

3. Le Blond R, Brown D, DeGowin R. The neurologic examination. In: Shanajahan J, Edmonson KG (Eds.) DeGowin's diagnostic examination, 9th edn USA: McGrawHill Medical 2009: 683-763.

4. Laycock J, Whelan M, Dumoulin C. Woman assessment. In: Haslam J, Laycock J (Eds.) Therapeutic management of incontinence and pelvic pain, 2nd edn London: SpringerVerlag 2008: 62.

5. Kaushal JN, Goldner F. Validation of the digital rectal examination as an estimate of anal sphincter squeeze pressure. Am J Gastroenterol 1991; 86: 886-7.

6. Barber MD, Whiteside JL. Neuro-physiological testing of pelvic floor. The Global Library of Women's magazine. http://www.glowm.com/section_view/heading/Neurophysiologic%20Testing%20of%20the%20Pelvic%20Floor/item/57.

7. Vodusek DB: Clinical neurophysiological tests in urogynecology. Int Urogynecol J 2000; 11: 333-35.

8. Workman D, Cassisi J, Dougherty M. Validation of surface EMG as a measure of intravaginal and intra-abdominal activity: Implications for biofeedback-assisted Kegel exercises.Psychophysiology 1993; 30: 120-24.

9. Weidner AC, Sanders DB, Nandedkar SD, et al. Quantitative electromyographic analysis of levator ani and external anal sphincter muscles of nulliparous women. Am J Obstet Gynecol 2000; 183: 1249-56.

10. Olsen AL, Benson JT, McClellan E. Urethral sphincter needle electromyography in women: Comparison of periurethral and transvaginal approaches. Neurourol Urodynam 1998; 17: 531-35.

11. Podnar S, Rodi Z, Lukanovic A, et al. Standardization of anal sphincter EMG: Technique of needle examination. Muscle Nerve 1999; 22: 400-403.

12. Stalberg E, Thiele B. Motor unit fiber density in the extensor digitorum communis muscle. J Neurol Neurosurg Psychiat 1975; 38: 874-80.

13. Benson JT. Clinical Neurophysiologic Techniques in Urinary and Fecal Incontinence. In: Ostergard's Urogynecology and Pelvic Floor Dysfunction, 5th edn Philadelphia, Lippincott Williams & Wilkins 2003: 155-84.

14. Snooks SJ, Swash M, Mathers SE, et al. Effect of vaginal delivery on the pelvic floor: A 5-year follow-up. Br J Surg 1990; 77: 1358-60.

15. Allen RE, Hosker GL, Smith ARB, et al. Pelvic floor damage and childbirth: A neurophysiological study. Br J Obstet Gynecol 1990; 97: 770-79.

16. Kamm MA: Obstetric damage and faecal incontinence. Lancet 1994; 344: 730-33.

（郑一顿　常悦译　刘芸校）

第 12 章　超声在妇科泌尿学中的应用

Satyasis Ray，*Manidip Pal*

主题词

- 填充
- 膀胱颈
- 膀胱壁厚度
- 阴道前庭超声
- 经会阴超声
- 膀胱排空后残余尿量
- 膀胱尿道后角
- 经腹部超声（TAS）
- 经阴道超声（TVS）
- 尿道长度

摘　要

超声已成为临床医师不可缺少的检查手段。我们可以从超声检查中得到以下信息：膀胱壁的厚度、安静状态下以及 valsalva 动作时耻骨联合到膀胱颈的距离、尿道的长度、膀胱尿道后角的角度、膀胱膨出和直肠膨出的动态变化等。

超声在医疗实践中广泛应用。只要有需要，就可以随时进行超声检查。检查方法包括：

1. **经腹部超声（transabdominal sonography，TAS）**：是影像科医生最常用的检查方法。将超声波探头置于腹部进行扫描测量。

2. **经阴道超声（transvaginal sonography，TVS）**：将长探头插入阴道内进行扫描，可以是曲线扫描、线性扫描或扇形扫描。将耦合剂涂在探头的顶端，再套上男性避孕套。避孕套是完全展开的，其底部在探头的手柄水平，这样探头就不会直接接触到患者的阴道壁。

3. **经会阴超声**：现在经会阴超声和经盆底超声属于一类。将探头置于会阴部进行扫描。

4. **阴道前庭超声**：将扇形探头置于阴道口处进行扫描。

■ 经腹部超声

从正中矢状面开始，按如下顺序进行扫描：

1. 耻骨联合。

2. 尿道。

3. 膀胱颈。

4. 阴道。

5. 子宫颈。

6. 直肠子宫陷凹。

7. 直肠。

8. 肛管。

除上述器官外，还需扫描子宫、卵巢、附件、肾脏、输尿管等。

超声在盆底功能障碍疾病中的应用 [1]

• 膀胱颈下移 / 活动度 / 开放：观察安静状态和压力状态下（valsalva 动作）膀胱颈的位置。（图 12-1，图 12-2）。

• 尿道长度的测量（图 12-3）。

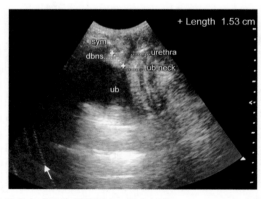

注：在安静状态下测量耻骨联合到膀胱颈的距离，此病例为 1.53 cm，dbns 为耻骨联合到膀胱颈的距离。

图 12-1　膀胱

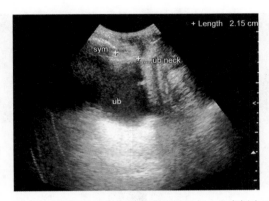

注：valsalva 动作时测量耻骨联合到膀胱颈的距离，此病例为 2.15 cm。

图 12-2　膀胱颈

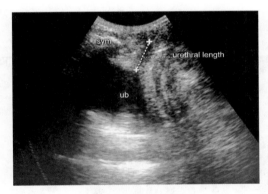

图 12-3　测量尿道长度

- 同时合并盆腔器质性病变，如子宫和附件器质性改变。

- 子宫的位置：前倾或后倾，前屈或后屈。

- 膀胱异常，如肿瘤、异物等。

- 尿道异常，如尿道憩室。

- 术后情况，如膀胱颈的位置和活动度、补片或其他植入物的位置。

- 盆底 / 肛提肌功能障碍：盆底肌肉收缩时膀胱颈部抬高程度。

- 盆腔器官下移：valsalva 动作和咳嗽时观察膀胱、宫颈和直肠下移情况

（图 12-4 至图 12-7）。

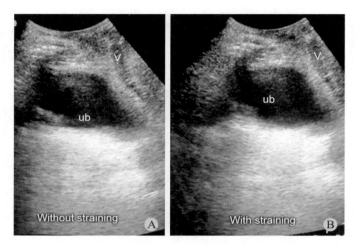

注：（A）静息状态；（B）valsalva 动作，当膀胱体积增大时向阴道前壁凸出（V：阴道；ub：膀胱）。

图 12-4　膀胱膨出

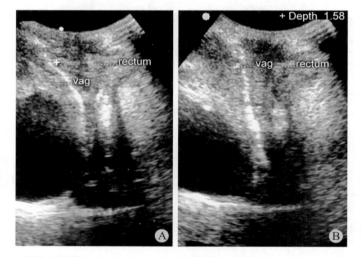

注：（A）valsalva 动作（阴道后壁向前移动，表现为阴道气线向前凸出。同时直肠管腔的黑色阴影也
　　向前移动"低位直肠膨出"）；（B）静息状态。

图 12-5　直肠膨出

· 其他评估：充盈 / 排尿期膀胱测压的同时行超声检查观察膀胱及尿道情况。

在超声测量中，有时需要膀胱充盈至一定程度，最小膀胱容量需要满足以

下两点：

· 膀胱颈的解剖学评估：＜ 50 mL。

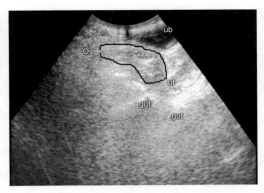

注：一例伴有肠膨出的子宫脱垂。探头置于膨出物的前壁，探头完全置于膨出物的纵轴上。其内可见萎缩的子宫，子宫顶部及后部都可以看到肠管，肠管内的空气为白色区域。（ub：膀胱；ut：子宫；Os：宫颈）。

图 12-6　肠膨出

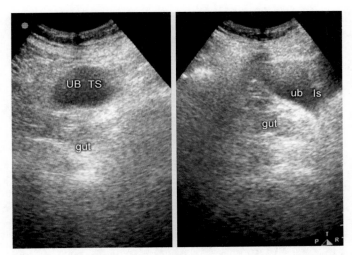

图 12-7　与图 12-10 为同一患者的经腹部超声图像，膀胱及直肠之间未看见子宫影像，子宫完全脱垂至盆腔外（ub：膀胱；ts：横切面；ls：矢状面）

· 膀胱颈动态变化的评估：300 mL。

膀胱壁的平均厚度为 6 mm，准确来说膀胱充盈状态下膀胱壁厚度＜4 mm；膀胱排空状态下壁厚度＜8 mm（图 12-8，图 12-9）。

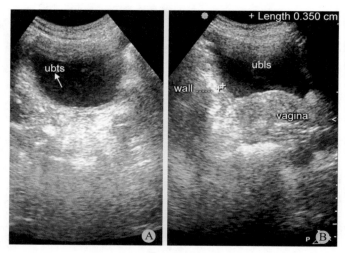

注：（A）ubts：膀胱横断面；（B）ubls：膀胱矢状面，两个"+"间为膀胱壁，厚度为 3.5 mm。

图 12-8　膀胱充盈时膀胱壁的厚度

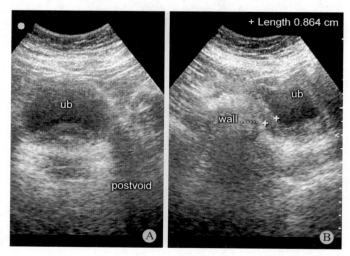

注：（A）ubts：膀胱横断面；（B）ubls：膀胱矢状面，两个"+"间为膀胱壁，厚度为 8.6 mm。

图 12-9　膀胱排空后膀胱壁的厚度。

膀胱排空后残余尿量的测量

经腹部超声测量残余尿量时取膀胱的横断面和矢状面，测量残余尿量的高度、宽度和长度（图 12-10）。首先测量膀胱横断面，记录残余尿量的宽度（黑色区域）；随后取膀胱矢状面，测量残余尿量的长度和高度。

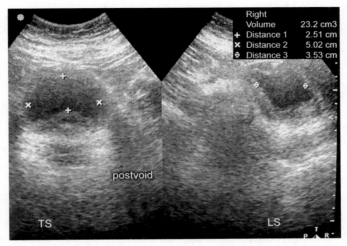

注：TS：横断面；LS：矢状面；在横断面测量两个径线，矢状面测量一个径线，超声机器可将数值代
入到内存公式中计算残余尿量，此病例的残余尿量为 23.2 mL。

图 12-10　膀胱排空后残余尿量的测定

残余尿量的计算公式：

膀胱排空后残余尿量（PVRU）=0.52× 长度 × 宽度 × 高度

超声机器可自行计算残余尿量，无须人工计算。

正常残留尿量≤ 50 mL。正常女性通常可以排空功能性膀胱容量的 80%。

正确的测量方法是在患者排尿后立即测量，因为尿液会以 1 ～ 14 mL/min 的速度持续进入膀胱，如果不立刻测量，会有误差出现。准确测量残余尿量是非常重要的。正如 NICE 指南中所说：超声是测量残余尿量最好的方法[2]。

PVRU 也可以通过插入导尿管测量。

正常情况下的膀胱尿道后角静息状态下为 97°，压力状态下为 107°（图 12-11）。

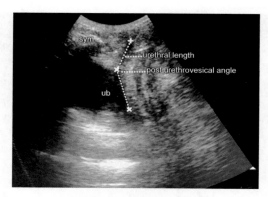

图 12-11　膀胱尿道后角

3D 和 4D 超声：3D 和 4D 超声可帮助更好地了解不同泌尿妇科疾病的潜在病理生理学机制。常见的适应证包括：

1. 显著的形态学异常，如耻骨直肠肌撕裂。

2. 耻骨直肠肌和肛提肌裂孔的过度扩张。

4D 超声的诊断价值有待进一步验证[3]。

参考文献
（遵从原版图书著录格式）

1. http：//www.ics.org/terminology/540　retrieved on 07.12.'14

2. https：//www.nice.org.uk/guidance/cg171/chapter/1- recommendations　retrieved on 04.01.'15

3. http：//www.ics.org/terminology/549 retrieved on 07.01.'15

（郑一顿　常悦 **译**　刘芸 **校**）

第 13 章　尿流动力学检查

Manidip Pal

主题词

◆ 动态尿流动力学　　　◆ 逼尿肌括约肌协同失调　　◆ 尿道压力测量剖析图

◆ 膀胱顺应性　　　　　◆ 漏尿点压　　　　　　　　◆ 尿流率测定

◆ 膀胱频率/容量日记　 ◆ 儿科尿流动力学检查　　　◆ 影像尿流动力学

◆ 膀胱出口梗阻　　　　◆ 生理灌注速度

◆ 膀胱测压　　　　　　◆ 压力-尿流率测定

摘　要

　　尿流动力学检查是将排尿的生理学和病理学用图形表示。尿流动力学检查中的各种项目包括尿流率测定、膀胱测压、漏尿点压测量、压力－尿流率测定、尿道压力测量剖析图、肌电图。动态尿流动力学和影像尿流动力学在临床中有重要的意义。这些检查结果不仅有助于诊断和随访病情，而且有助于针对特定情况采取特定手术以获得更好地结果。例如，腹腔漏尿点压（abdominal leak point pressure，ALPP）：100 cmH$_2$O→ 无手术；60 ~ 90 cmH$_2$O→ 中段尿道吊带术；< 60 cmH$_2$O →耻骨阴道吊带术。

■ 定义

　　尿流动力学检查可以检测膀胱、括约肌和尿道在贮尿和排尿方面的功能和能力。

　　尿流动力学检查的时机：在患者主诉存在下尿路问题的情况下，如压力性尿失禁。

- 膀胱过度活动。
- 尿痛。
- 尿不尽等。

尿流动力学检查有助于诊断下尿路问题的原因和性质。

本研究既包括简单的膀胱测压，也包括高度复杂的数字影像尿流动力学检查。

■ 尿流动力学检查类型

准备：通常不需要准备。有时，可能会要求患者改变其液体摄入习惯，或在测试前停止服用某些药物。这是一项公式化程序，不需要麻醉。

类型

本章术语遵循国际尿控协会（ICS）规定[1]：

- 尿流率测定。
- 排尿后残余尿测定。
- 膀胱测压。
- 漏尿点压测量。
- 压力 - 尿流率测定。
- 尿道压力测量剖析图。
- 肌电图。
- 动态尿流动力学。
- 影像尿流动力学。

■ 尿流率测定

测量排尿量与时间的关系。这是尿流动力学检查的第一步。在憋尿状态下，要求女性患者坐在一个带坐便器的特殊椅子上，坐便器上装有传感器，可以捕捉信息并将其显示在电脑上。在电脑屏幕上，信息与摘要一起以图形方式表示（图 13-1）。这是一种无创检查，可作为一种筛选试验来选择是否需要进行更复杂的尿流动力学检查的患者。正常尿流率测定曲线呈钟形。

收集以下信息：

1. 最大尿流率（Q_{max}）。

2. 平均尿流率（Q_{ave}）。

3. 排尿量。

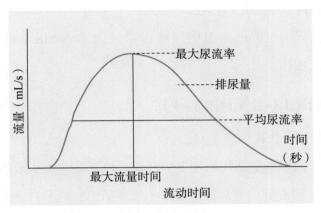

图 13-1　正常尿流率测定曲线（钟形）

4. 排尿时间。

5. 尿流时间。

尿流率（Q_{ura}）：每秒排出的尿液量（mL/s）。

排尿量：排出的尿液总量。

排尿时间：包括中断排尿在内的总排尿时间。

尿流时间（Q_{time}）：可测量尿流发生的持续时间。

平均尿流率（Q_{ave}）：等于排尿量除以流动时间。

最大尿流率（Q_{max}）：人为修正后的最大流量测量值。

达峰时间：从开始排尿到最大流量的持续时间。

正常值

理想情况下，排尿前的最小膀胱总容量应为 150 mL。膀胱总容量是指排尿量加上残余尿容量。

Q_{max}：12 ～ 30 mL/s，取决于排尿量。

Q_{ave}：6 ～ 25 mL/s。

排尿时间：

· 10 ～ 20 秒，100 mL（平均 15 秒）。

· 25 ～ 35 秒，400 mL（平均 30 秒）。

通常，Q_{max} 小于 10 mL/s 表明膀胱出口梗阻（bladder outlet obstruction，BOO）或逼尿肌损伤。

不同的流型（图 13-2 至图 13-4）

1. 超流 / 超排：快速加速至 Q_{max}。

2. 间流：尿流率测定曲线出现多个峰值，但下降曲线从未触及底线，而是始终高于 2 mL/s 的流量。通常，这是由于尿道括约肌的不自主收缩引起的。

3. 断流：尿流率测定曲线出现多个峰值，但下降曲线要么触及底线，要么以 2 mL/s 的流量流动。这是由于逼尿肌活动不足和腹压增加引起的。

尿流曲线、Q_{max} 和排尿量是筛查和随访患者最有用的临床参数。

■ 排尿后残余尿

尿流率测定后，患者取平卧位进行超声检查，以了解排尿后余尿量。也可通过插入无菌导尿管来测量余尿量。取横截面和纵剖面进行经腹超声检查（图 13-5）。

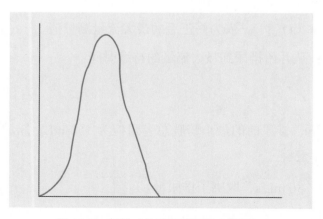

图 13-2　超排（快速加速至最大流量）

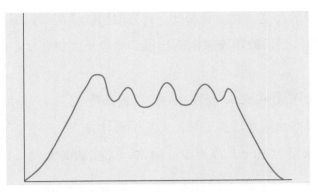

图 13-3　间流（下降曲线总是高于 2 mL/s 的流量）

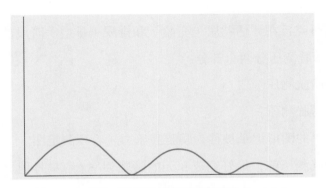

图 13-4　断流（下降曲线触底或流量为 2 mL/s）

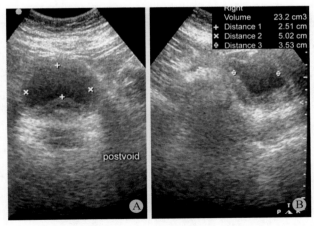

注：A 为横截面。B 为纵剖面。横截面取 2 个直径，纵剖面取 1 个直径，将这 3 个数字放在公式中就
可以测出余尿量。在这种情况下，超声机内置计算公式显示为 23.2 mL。

图 13-5　排泄后余尿量的测量

（提供：Dr Satyasis Ray，Clinical Tutor，Radiodiagnosis，College of Medicine & JNM Hospital，
WBUHS，Kalyani，Nadia，West Bengal，India）

测量残余尿的高度、宽度和深度。首先取膀胱横截面扫描，测量余尿的宽度（黑色区域）。然后取膀胱纵剖面扫描，测量长度和高度。按以下公式得出余尿量：

排泄后残余尿量 =0.52× 长度 × 宽度 × 高度

超声机内置残余尿量计算工具，无须手动计算。

正常残余尿量为 50 mL 或更少。通常，无症状的女性可以排空其功能性膀胱容量的 80%。

■ 膀胱测压

膀胱测压研究旨在评估贮尿（充盈）和排尿（排空）阶段的逼尿肌和尿道功能。因此，膀胱测压分两个部分：

1. 充盈期膀胱测压。

2. 排尿期膀胱测压。

该测量结果的图形记录被称为膀胱腔压力 – 容积测定图。

在进行膀胱测压前，最好完成 3 天的膀胱频率 / 容量日记。这是一份记录了患者 3 天排尿活动的信息表。

一旦患者完成这项任务，即可接受尿流动力学评估。排泄后余尿量测定后，将不同通道连接起来进行膀胱测压检查。患者取平卧位。

方法：插入三根导管 / 通道。这些导管是由相应公司提供的一次性导管，可在市场上购买。在资源匮乏的情况下，可插入婴儿喂养管（图 13-6）。

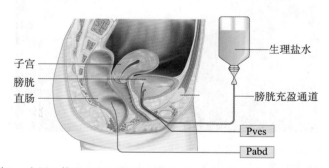

膀胱中设两个通道 [一个用于使用生理盐水充盈膀胱，另一个用于压力（Pves）测量]。在直肠设一个通道测量腹内压（Pabd）。

图 13-6　尿流动力学检查技术

• 经尿道插入两个导管。如果使用婴儿喂养管，则使用 6 号或 8 号管。如果采用导管估计排泄后残余尿，此时即可测量。其中，一根导管用于用生理盐水充盈膀胱，另一根导管用于记录压力。

• 在直肠中插入一根导管，用于记录腹压。位置在肛区上方 10 ～ 15 cm 处。导管经直肠插入，然后充入 5 ～ 10 cc 生理盐水。

3 天排尿日记

登记号			姓名			年龄	日期	
时间	摄入量		出量				您尿急吗？	夜间遗尿
	入量	类型	尿量	漏尿 ×	漏尿量（大/中/小）	漏尿原因（咳嗽/打喷嚏/大笑等）	×	×

- 该导管也可自制，即将一个指套紧紧固定在婴儿喂养管的尖端。须在指套上做一个小切口，以便在初次冲洗时液体可从指套中排出。否则，记录的是充液气囊的压力，而不是真正的直肠压力。

- 所有导管都用胶布固定在大腿上。

- 在两个导尿管中，一个与生理盐水输液瓶的静脉输液装置相连，另一个与膀胱内压传感器电缆相连。在尿流动力学机器的膀胱内压区域，连接一个装满生理盐水的 5 cc 注射器。

- 直肠导管与腹腔压力传感器电缆相连。在机器的腹腔压力区域，连接一个装有 5 ~ 7 cc 生理盐水的 10 cc 注射器。

质量控制

- 首先，冲洗掉测压计连接管中的气泡。

- 然后，调整测压计连接管的设置，以便在大气压下，所有设置均不小于"0"。

- 建议设置如下：

- Pves：+5 至 +50 cmH_2O。

- Pabd：+5 至 +50 cmH_2O。

- Pdet：0 至 +10 cmH_2O。

- 耻骨联合上缘是外部压力传感器的固定参考水平。在导管安装传感器的情况下，导管本身是参考点。

- 要求患者咳嗽并留意血压升高。在理想情况下，Pves（膀胱内压）和Pabd（腹压）应相等。如果不相等，则会看到压力上升的间隙小于 10。不应使Pdet（逼尿肌压力）升高。

- 调整完成后，开始充盈膀胱。充盈介质为室温（22 ℃）生理盐水 / 水。灌注速度为 50 mL/min，但如果有膀胱过度活动，则首选小于 30 mL/min 的灌注速度。充盈开始时应缓慢，然后慢慢增加。

- 生理灌注速度 = 体重（kg）/4（mL/min）

- 一旦开始充盈，要求患者每分钟咳嗽一次。如果无法每分钟咳嗽一次，也可在 50 cc、150 cc 以及 250 cc 等充盈量下分别咳嗽。留意是否存在漏尿。

- 最好取平卧位进行膀胱测压检查，因为取坐位会引起逼尿肌不自主收缩。患者可佩戴一个"电子控尿垫"，以记录尿漏。

- 在充盈阶段，Pves 和 Pabd 不得降低。

从膀胱测压的这一阶段收集的信息是：

- 首次感觉量（患者意识到的膀胱充盈量）。

- 首次尿意量。

- 正常尿意量，但如有必要，可延迟排尿。

- 强烈尿意量，不担心尿漏。

- 膀胱测压容积。

- 逼尿肌活动。

在结果出来之前，应制作一份充盈期膀胱测压图报告，包含以下参数：

- 膀胱测压容积。

- 感官感知。

- 充盈期间逼尿肌收缩。

- 咳嗽时漏尿（如有）。

- 膀胱顺应性。

膀胱测压容积：

是指充盈期膀胱测压结束时的膀胱容量，此时通常给予"排尿许可"。应指定结束时间点，如当患者有正常的排尿愿望时，停止充盈。膀胱测压容积是指排尿量及任何残余尿量[2]。

最大膀胱测压容积：

正常人的最大膀胱测压容积是其无法再延迟排尿的尿量（相当于强烈尿意量，但不相等）。正常值为 300 ~ 600 mL。

功能性膀胱容积：

是指膀胱在自然情况下所能容纳的尿量。

膀胱顺应性（逼尿肌顺应性）：

定义为充盈期膀胱容积变化与逼尿肌压力变化之间的关系（图 13-7）。

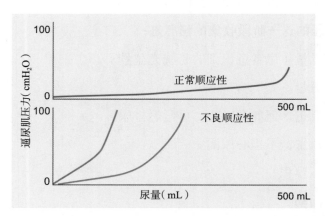

注：上面是正常顺应性，逼尿肌压力不升高；下面是不良顺应性，在膀胱内尿液积聚的早期阶段逼尿肌压力升高（红色和蓝色曲线）

图 13-7　膀胱顺应性

换句话说，它是对膀胱在逼尿肌压力没有太大变化的情况下对尿量增加做出反应能力的评估。

膀胱顺应性（C）= $\Delta V / \Delta Pdet$（mL/cmH$_2$O）

正常值：30 mL/cmH$_2$O 或更多[3]。如果顺应性小于 30 mL/cmH$_2$O，则认为顺应性低或较差（低顺应性）。灌注速度可改变膀胱顺应性。如果顺应性发展→停止充盈 1 分钟→观察。

膀胱过度敏感：

可定义为膀胱充盈时膀胱感觉增强，并有具体的膀胱测压结果：①早期首次尿意；②早期强烈尿意，发生在膀胱容量低时；③最大膀胱测压容积低；④逼尿肌压力无异常升高。当尿液少于 100 mL 时，可能会出现首次尿意，最大膀胱测压容积可能会减少到 250 mL。

膀胱感觉减退：

患者对膀胱充盈的感觉减退。

膀胱感觉缺失：

患者不知道 / 没有膀胱充盈的感觉。

尿急：

突然的、强迫性的、难以推迟的排尿欲望。

注 1：充盈期膀胱测压结果正常[3]

最大膀胱测压容积（maximum cystometric capacity，MCC）：300 ～ 600 mL。

- 首次尿意：50% 的 MCC（150 ～ 200 mL）。
- 正常尿意：75% 的 MCC。
- 强烈尿意：90% 的 MCC。
- 逼尿肌很少或没有压力升高：逼尿肌压力范围 2 ～ 8 cmH_2O；如果超过此值，则也必须 < 15 cmH_2O。
- 逼尿肌无收缩。
- 顺应性：30 mL/cmH_2O 或更多。
- 咳嗽时无尿漏。
- 咳嗽、洗手等不会引起逼尿肌收缩。

尿流动力学压力性尿失禁：在没有逼尿肌收缩的情况下，充盈期膀胱测压时，随腹内压升高发生不自主尿漏。

逼尿肌过度活动：

是指充盈期膀胱测压时发生的逼尿肌不自主收缩。这些收缩，可能是自发的也可能是被诱发的，患者无法抑制。

神经源性逼尿肌过度活动：

逼尿肌过度活动是存在全身性神经疾病时神经控制机制障碍造成的。

充盈期膀胱测压时的尿道：

正常情况下，膀胱充盈时尿道保持关闭。如果尿道功能不全，则会保持打开，导致尿漏且逼尿肌无收缩。这被称为尿道松弛功能不全（尿道不稳定）。

充盈期膀胱测压时的尿道压力测量剖析图：

膀胱静止时测量尿道的不同腔内压力（图 13-8）。包括以下项目：

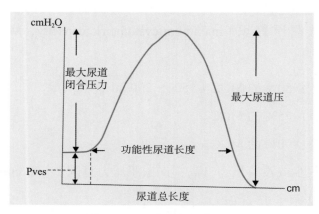

图 13-8　尿道压力测量剖析

- 尿道压（腔内）（Pura）：打开闭合尿道腔所需的压力。

- 最大尿道压（maximum urethral pressure，MUP）：测量曲线的最大压力。尿道闭合压曲线（urethral closure pressure profile，UCPP）＝尿道压力 - 膀胱内压

- 最大尿道闭合压（maximum urethral closure pressure，MUCP）：最大尿道压与膀胱内压之间的最大差值。

- 功能性尿道长度（functional profile length，FPL）：在尿道压力描记过程中尿道压超过膀胱内压的尿道长度。

- 解剖尿道长度：尿道的总长度（在 UPP 过程中测得的全部尿道长度）。

- 压力传导率（pressure transmission ratio，PTR）：是压力下尿道压的增量占同时记录的膀胱内压增量的百分比。对于咳嗽时获得的压力曲线，可在尿

道的任何一点获得压力传递比。如果给出单个值，则应说明尿道中的位置。如果在沿尿道的不同点上标记几个 PTR，即可获得压力传导曲线图。在咳嗽加压过程中，如果可能的话，应该说明咳嗽的幅度。

- 导管上传感器的方向：横向指向 9 点钟或 3 点钟位置。另一个位置显示错误读数，前面位置显示读数较高，后面位置显示读数较低。

拔除导管的速度会影响结果。通常，可接受的拔管速度为 $1 \sim 2$ mm/s。

正常 MUCP > 30 cmH$_2$O[4]。

- MUCP < 30 cmH$_2$O：TVT 比 TOT[5] 效果更好。
- MUCP < 20 cmH$_2$O：Burch 阴道悬吊术会导致不良后果。

由于尿道血管化的改变，随着年龄的增长，MUCP 会降低。

漏尿点压（leak point pressure，LPP）：必须注意并手动记录。可能会要求护士或助理检查是否漏尿。漏尿点压包括两种类型：

1. 腹部漏尿点压：在逼尿肌不收缩的情况下，膀胱内压有意增加引起漏尿的最低值（图 13-9，图 13-10）。

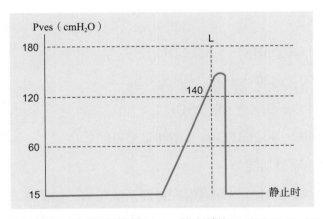

图 13-9　腹部漏尿点压（漏尿点处 Pves：静止时的 Pves=140-15=125 cmH$_2$O）

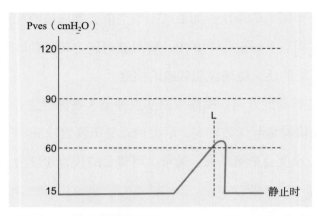

图 13-10　腹部漏尿点压（60-15=45 cmH₂O）→低 ALPP

2. 逼尿肌漏尿点压：是在没有增加腹压或逼尿肌不收缩的情况下，观察到的逼尿肌漏尿点压的最低值。

腹部漏尿点压是动态测试，而逼尿肌漏尿点压是静态测试。可通过咳嗽（cough inducd leak point pressure，CLPP）和咽鼓管捏鼻鼓气法（valsalva manoeuvre induced leak point pressre，VLPP）进行刺激。影响结果的因素有导尿管大小、导尿管位置、压力传感器类型、膀胱容量、膀胱灌注速度、漏尿确认方法等。

ALPP[6]释义：

• ALPP > 120 cmH₂O →Ⅰ型 SUI。

• ALPP：90 ～ 120 cmH₂O →Ⅱ型 SUI。

• ALPP < 60 cmH₂O →Ⅲ型 SUI。

• ALPP：60 ～ 90 cmH₂O →Ⅱ型和Ⅲ型可能共存。

• 低 LPP →尿道功能差。

• DLPP > 40 cmH₂O →在有潜在神经系统疾病（如截瘫或多发性硬化）的情况下，患者可能面临上尿路损伤或膀胱继发损伤的风险。

• 抗尿失禁手术指南：

- ALPP=100 cmH₂O →无操作。

- ALP=60 ～ 90 cmH$_2$O →中段尿道吊带术。

- ALPP ＜ 60 cmH$_2$O →耻骨阴道吊带术。

■ 排尿期膀胱测压

在开始排尿期膀胱测压之前，先拔掉充盈的导尿管。然后要求患者坐在排尿坐便器上排尿。排尿期膀胱测压也被称为排尿相膀胱测压（图 13-11）。

尿流量：

可看到以下参数。

- 排尿量：排尿总量。

- 排尿时间：排尿的总持续时间，包括中断。

- 尿流率：单位时间内尿道排出的尿液量（mL/s）。

- 尿流时间：可测量尿流的持续时间（如果连续排尿，即不间断排尿，排尿时间等于流动时间）。

- 最大尿流率（maximum urine flow rate，MUFR，Q$_{max}$）：人为修正后的最大流量测量值（mL/s）。

- 平均尿流率（average urine flow rate，AUFR，Q$_{ave}$）：排尿量除以流动时间（mL/s）。

- 达峰时间：从排尿开始到最大流量所经过的时间（秒）。

压力测量

- 预排尿压力：初始等容收缩前立即记录的压力（Pdet）。

- 开启压力：测量流量开始时记录的压力（考虑时间延迟）。

- 开启时间：预排尿压力和开口压力之间的时间间隔。

- 最大压力：测得各项压力的最大值。

- 最大流量时的压力：尿流量峰值时测得的压力。

- 最大流量下的收缩压力 = 最大流量下的压力 – 预排尿压力。

- 闭合压力：测量尿流末期测得的各压力值。

- 最小排尿压力：可测量流量期间的最小压力，但不一定等于开口压力或闭合压力。

- 收缩后：尿流停止后压力升高。

通常，对于大于 150 mL 的容量，最大流速应大于 15 mL/s。

排尿时逼尿肌功能

逼尿肌的正常功能：

- Pdet 最大正常值：40 cmH$_2$O。

- 边界区：（40~60）cmH$_2$O。

- 高压→ 60 cmH$_2$O。

正常逼尿肌压力取决于膀胱尿量和膀胱出口阻力。

逼尿肌的异常功能：

逼尿肌收缩无力：逼尿肌收缩强度和（或）持续时间减少，导致膀胱排尿延长和（或）无法在正常时间内完成膀胱排尿。低 Pdet，低流量。

逼尿肌无收缩：逼尿肌不收缩。

停止试验（止流试验）：开始排尿后，要求患者自主停止排尿。此举可检查个人的自主控制。另外，还可获得逼尿肌等渗压力。

抗尿失禁术前尿流动力学检查：通过漏尿点压测量检查尿流动力学压力性尿失禁的严重程度，了解排尿时逼尿肌功能的信息。

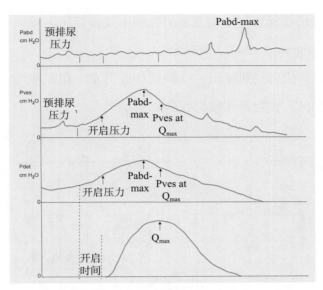

图 13-11　排尿相膀胱测压（PFS 排尿时尿道功能）

■ 排尿时尿道功能

- 尿道功能正常。
- 尿道功能异常的可能原因：

– 膀胱出口梗阻（BOO）：BOO 定义为：$Q_{max} < 12$ mL/s；Pdet $Q_{max} > 25$ cmH$_2$O（图 13-12）。

> 　　膀胱出口梗阻（BOO）发生率为 2.9%～29%[7]。诊断 BOO 的唯一方法是排尿相膀胱测压。治疗采用尿道松解术（最佳），可经阴道、经尿道、耻骨后入路。其中，经阴道入路较佳。
> - 尿道扩张。
> - 吊带拉伸和（或）中线分割。
> - 药物治疗，如局部雌激素治疗。

– 逼尿肌括约肌协同失调：其特点是神经系统正常的女性在排尿时，由于尿道周围横纹肌或肛提肌不自主的间歇性收缩而导致间歇性和（或）波动性的流速。这种类型的排尿也可能是逼尿肌收缩（腹部排尿）的结果，需要通过肌电图（electromyogram，EMG）来区分。

－非松弛性尿道括约肌梗阻：这种疾病通常发生在有神经病变的个体，其特征是尿道不松弛，梗阻导致尿流减少。

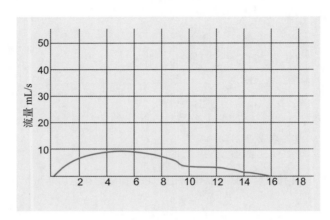

图 13-12　膀胱出口梗阻

■ 肌电图

当怀疑神经系统存在问题时，可采用肌电图（EMG）。详细描述见神经学评估章节。

• 将三个电极（如 ECG）与身体相连：一个在右膝，另两个相同的电极连接在阴唇外侧的耻骨支上；

• 在通过肌电图评估"漏尿点压"时，压力读数必须显示在屏幕上并手动记录下来；

• 初始设定时，该压力应高于 60 cmH$_2$O。

顺应性：在充盈期，尽管膀胱容量增加，逼尿肌压力也不会上升。

开始程序前，检查以下各项：

1. Pves 和 Pabd 低于 100 cmH$_2$O，高于 60 cmH$_2$O。

2. 在肌肉用力过度情况下，这两个参数之差不得大于 10 cmH$_2$O。

－如果 Pves 或 Pabd 大于 100 cmH$_2$O，则应少注一些水。

– 如果 Pves 或 Pabd 小于 60 cmH$_2$O，则应多注入一些水。

> • 下运动神经元病变 → 逼尿肌反射减退 / 障碍 → 排尿问题
>
> • 上运动神经元病变 → 逼尿肌反射亢进 → 贮尿问题

■ 儿科尿流动力学检查

对儿童进行尿流动力学检查是一项具有挑战性的任务。建议在手术前 2 天向父母提供适当的咨询，以便他们为孩子做好准备（表 13-1）。

表 13-1　儿科膀胱容量测量

年龄	Berger 公式（oz） 1 oz = 29.6 mL（30 mL）	Houle & associates 公式（mL）
2	4（120 mL）	102
3	5（150 mL）	118
4	6（180 mL）	134
5	7（210 mL）	150
6	8（240 mL）	166
7	9（270 mL）	182
8	10（300 mL）	198
9	11（330 mL）	214
10	12（360 mL）	230
11	13（390 mL）	246
12	14（420 mL）	262

估计儿童膀胱容量：新生儿膀胱容量为 30 mL。8 岁之前膀胱容量增加约 30 mL。要计算小儿膀胱容量，可使用以下公式：

1. 膀胱容量（mL）=30 × 年龄 +30。

2. Berger 公式：年龄 +2= 膀胱容量（盎司）[8]。

3. Houle & associates 公式：16 × 年龄 +70= 该年龄段的最小可接受膀胱容量（mL）[9]。

■ 动态尿流动力学检查

这是一项尿流动力学检查，患者无须局限于诊所进行检查。他们可以走动，以自然的方式接受检查。如果常规尿流动力学检查后诊断不明确，应考虑动态尿流动力学检查或影像尿流动力学检查[10]。

与最初的尿流率测定和残余尿的测量过程是类似的。将两个通道（Pves 和 Pabd）插入并连接到一个记录器盒上，患者可像肩包一样佩戴。患者还将佩戴电子控尿垫，以记录尿漏情况。正常着装。然后患者可在医院里走动，可喝酒、吃饭、看电视等。需要待在医院里直到正常排尿两次，所以需要几个小时。如果出现尿急，需要告知医护人员，如果有可能导致尿急的事件，如洗手、听到自来水的声音等，也需要报告。最后，移除设备，提交报告。

■ 影像尿流动力学检查

一种结合 X 射线或实时超声的尿流动力学检查。

优势

- 可诊断膀胱输尿管反流。
- 可描绘膀胱出口或尿道梗阻的水平。
- 可发现尿道过度活动。
- 可观察到膀胱底支撑的任何缺陷。
- 可发现膀胱、尿道和输尿管的任何其他异常。

适应证

- 逼尿肌括约肌协同失调。
- 非松弛性尿道括约肌梗阻。
- 疑似膀胱输尿管反流情况。
- 合并膀胱排尿反流障碍等。

通过影像尿流动力学检查，可以很好地诊断出不同类型的尿流动力学压力性尿失禁（USI）：

- Ⅰ型 USI：膀胱颈位于耻骨联合上缘下方＜1 cm。

- Ⅱ型 USI：膀胱颈位于耻骨联合上缘下方 1～2 cm。

- Ⅲ型 USI：膀胱颈位于耻骨联合上缘下方＞2 cm。

参考文献
（遵从原版图书著录格式）

1. http：//www.ics.org/Terminology retrieved on 07.12.'14

2. Abrams P，Cardozo L，Fall M，Griffiths D，Rosier P，Ulmsten U，et al. The standardisation of terminology of lower urinary tract function：Report from the Standardisation Subcommittee of International Continence Society. Neurourol Urodyn 2002；

3. www.surgerynz.com/styled-9/styled-13/files/page17_97. doc retrieved on 07.12.'14

4. http：//www.womenshealthsection.com/content/urog/ urog014.php3 retrieved on 07.12. '14

5. Tomoe H. Value of maximum urethral closure pressure in predicting the outcome of tension-free vaginal tape and transobturator tape procedure. LUTS：Lower Urinary Tract Symptoms 2013；5：65-68.

6. Vasavada SP. Vaginal sling procedures. Medscape retrieved on 15.02.'15 http：//emedicine. medscape.com/ article/447951-overview

7. Patel R，Nitti V. Bladder outlet obstruction in women：prevalence，recognition，and management. Curr Urol Rep 2001；2：379-87.

8. Berger RM，Maizels M，Moran GC，Conway JJ，Firlit CF. Bladder capacity（ounces）equals age（years）plus 2 predicts normal bladder capacity and aids in diagnosis of abnormal voiding patterns. J Urol 1983；129：347-9.

9. Houle AM，Gilmour RF，Churchill BM，Gaumond M，Bissonnette B. What volume can a child normally store in the bladder at a safe pressure? J Urol 1993；149：561-4.

10. https：//www.nice.org.uk/guidance/cg171/chapter/1-recommendations retrieved on 04.01.'15

（全紫薇 译　杨天啸　常悦 校）

第 14 章　膀胱镜检查

Manidip Pal

主题词

◆ 膀胱镜检查	◆ 膀胱软镜	◆ 输尿管梗阻
◆ 膀胱颈切开术	◆ 导丝	◆ 输尿管口
◆ 大疱性水肿	◆ 靛卡红	◆ 输尿管狭窄
◆ 癌	◆ 输尿管间嵴	◆ 输尿管支架
◆ 鹅卵石样外观	◆ 标志性发现	◆ 输尿管肾镜
◆ 囊性膀胱炎	◆ 闭孔器	◆ 输尿管肾镜检查
◆ 憩室	◆ 膀胱硬镜	◆ 输尿管镜
◆ D-J 支架	◆ 内窥镜	◆ 输尿管镜检查
◆ 穹窿	◆ 小梁	◆ 输尿管阴道瘘
◆ 双输尿管	◆ 膀胱三角区	◆ 尿道扩张器
◆ 假性通道	◆ 输尿管导管	

摘　要

　　膀胱镜检查是泌尿妇科不可分割的一部分。为了更好地观察下尿路的不同部位，需要使用的内窥镜包括尿道 0° 镜、输尿管口 30° 镜、膀胱壁 70° 镜。泌尿妇科医生很少需要活检钳、抓取钳、输尿管导管、D-J 支架等手动仪器。在膀胱镜检查开始时，在膀胱顶部（穹窿）寻找小气泡，这是了解该区域其他部分的标志。在脱垂情况下，应重新定位脱垂，然后做膀胱镜检查。根据检查结果对小梁进行分级。每当发生输尿管损伤、狭窄、梗阻时，应在膀胱镜引导或输尿管镜引导下进行 D-J 支架置入术。

　　膀胱镜检查[1]是用于显示膀胱和尿道内部的检查方式。也可称为膀胱尿道镜检查。

■ 仪器

基本仪器（图14-1，图14-2）

1. 内窥镜：三种类型：0°、30°和70°。直径通常为4 mm，长度为30 cm。

- 采用0°镜可以更好地观察尿道。
- 采用30°镜可以更好地观察输尿管口。
- 采用70°镜可以更好地观察膀胱壁。
- 若只应用一种内窥镜，可应用30°镜进行各个部位的检查。

2. 鞘：一个中空的通道，内窥镜可通过它进入尿道和膀胱。鞘与尿道和膀胱接触。外鞘区可提供灌洗剂和仪器。仪器尺寸为19 Fr、20 Fr，也可提供17 Fr、21 Fr等尺寸。

3. 操作桥：鞘与内窥镜之间的连接器。可是诊断性膀胱镜桥，也可是带仪器通道（1通道、2通道等）的手术性膀胱镜桥。

4. 闭孔器：一个能穿过鞘的实心棒。闭孔器的尖端是圆形的，以防止尿道和膀胱的损伤。

5. 灌洗装置（带容器）。

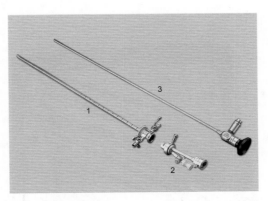

注：（1）刚性膀胱镜鞘；（2）操作桥；（3）内窥镜。

图 14-1　基本仪器

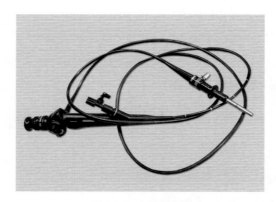

图 14-2　膀胱软镜

（来源：http：//en.wikipedia.org/wiki/Cystoscopy#/media/File：Cystoscopemed- 20050425.jpg）

6. 尿道扩张器套件（图 14-3）。

现在也可使用膀胱尿道软镜，使手术更容易、创伤小且痛苦小。

手动仪器

1. 输尿管导管：用于扩张输尿管，维持尿液连续流动，使用造影剂等。带有刻度，可让您了解输尿管中部、肾盂等位置。

2. D-J 支架：用于插入输尿管的细管。长度：24 ～ 30 cm。

3. 活检钳：7 Fr，40 cm，双动颚。

4. 抓取钳：7 Fr，40 cm，双动颚。

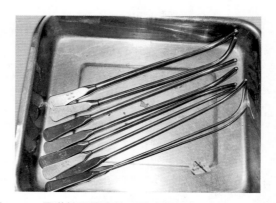

图 14-3　尿道扩张器套件（尺寸范围为 6/10 至 24/28）

程序

- 患者取膀胱截石位。将适量的 2% 利多卡因凝胶插入尿道内，等待 5 分钟。

- 扩张尿道。在扩张尿道时，请务必引导尿道的阴道部分。在膀胱镜检查的初始阶段，所有病例最好扩张后再进行检查。

- 扩张后，将鞘与闭孔器一起插入（图 14-4）：这将最大限度降低尿道损伤。鞘应该保持斜面朝后。

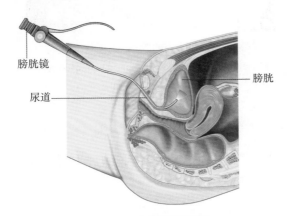

尿道 ——

膀胱镜 ——

膀胱

图 14-4　膀胱软镜检查

（来源：http：// en.wikipedia.org/wiki/Cystoscopy#/media/File：Diagram_ showing_a_cystoscopy_for_a_man_and_a_woman_ CRUK_064.svg）

- 取下闭孔器并插入内窥镜。插入时左手应始终引导内窥镜，以防膀胱损伤和穿孔。

- 在完全插入内窥镜之前，用生理盐水充盈膀胱。也可使用煮沸冷却的高压灭菌水作为充盈介质。

- 系统性地完成检查：首先检查膀胱顶部（穹窿）是否有小气泡（正常标志性发现）（图 14-5）。根据这个解剖标志，检查膀胱。查看输尿管间嵴 / 壁→膀胱三角区→双侧输尿管口（距输尿管间嵴两侧中线 1.5 ～ 2 cm）→膀胱顶→膀胱前壁到后壁→尿道内口→尿道。

- 膀胱充盈时黏膜显得光滑，呈淡粉色至白色。三角区呈红色。空的或部分充盈的膀胱黏膜会凹凸不平。这种凹凸不平在空的膀胱中更明显，膀胱充盈时消失。有时候，过度扩张会看见小的出血点，这可能导致血栓形成。

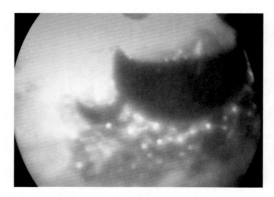

图 14-5　膀胱顶的标志性气泡

（提供：Dr Pradip Kumar Mohanta，Associate Professor，Dept. of Surgery，College of Medicine and JNM Hospital，WBUHS，Kalyani，West Bengal）

- 输尿管口是位于距中线 1.5 ～ 2 cm 的输尿管间嵴一端的新月形间隙（图 14-6）。具有所谓的"鱼状观"，可看到气泡、尿液、染剂（如果先期给药）从输尿管口流出。

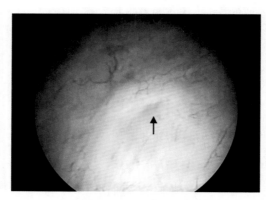

图 14-6　左输尿管口 [箭头指向（查看鱼嘴状外观）]

- 尿道颜色相对偏红，有皱褶。
- 为了检查患者的功能，将内窥镜退至膀胱颈以下，并要求患者憋尿→查看膀胱颈是否闭合→然后要求患者放松→观察。

膀胱镜检查结果记录如下：

- 仪器：简单 / 困难。

- 膀胱黏膜。

- 膀胱三角区。

- 输尿管口。

  - 右侧：清晰反射 / 反射减弱 / 无反射。

  - 左侧：清晰反射 / 反射减弱 / 无反射。

- 膀胱颈。

- 尿道。

- 膀胱容量。

- 膀胱充盈感。

- 咳嗽反射。

- Bonney 试验。

特别提示

- 对压力性尿失禁（SUI）患者，在膀胱镜检查结束时，应移除镜体，但保留水，将膀胱充盈至约 300 mL，让患者咳嗽并检查是否有漏尿。

- 在子宫阴道脱垂病例中，应复位脱垂部分，然后使用膀胱镜检查。

- 执行膀胱镜检查时，如果有疑问或视野模糊不清，切勿继续进行，可能会引起膀胱损伤。可退出一点再次尝试查看。

- 在阴式子宫切除术的膀胱损伤中，要找出损伤部位：三角区或三角上区。三角上区损伤通常不累及输尿管。

膀胱镜结果（图 14-7 至图 14-9）

小梁：逼尿肌的肥大样外观可提示肌肉损伤程度。包括三个等级：

- 1 级：膀胱黏膜轻度隆起。

- 2 级：厚带。
- 3 级：憩室。

憩室：由膀胱内压增加引起，即两个小梁之间存在凹陷。当成囊扩张时，会产生一个称为憩室的囊袋。务必将内镜插入憩室内检查，因为它可能隐藏肿瘤。先天性憩室为非囊状；而获得性憩室则是囊状的。

小梁过多，但尿路刺激症状不明显：需排除结核相关病变；送检尿液行抗酸杆菌涂片 / 培养等检查。

膀胱囊肿：膀胱内透明囊肿。

病灶区红斑：表明存在原位癌。

滤泡样肿物：早期癌→查看滤泡样肿物区，并从该区域取多个活检组织。

出血性生长：移行细胞癌。

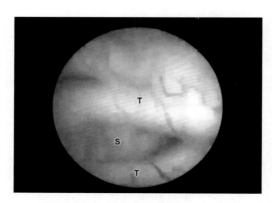

图 14-7　膀胱小梁（2 级）和成囊（T：小梁，S：成囊）

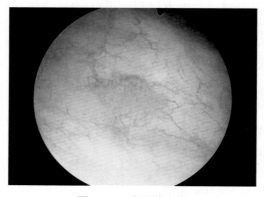

图 14-8　膀胱壁占位

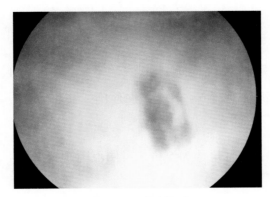

图 14-9　膀胱结石

（提供：Dr Pradip Kumar Mohanta，Associate Professor，Dept. of Surgery，College of Medicine & JNM Hospital，WBUHS，Kalyani，West Bengal）

输尿管镜 / 输尿管镜检查

- 膀胱镜检查时，可识别出输尿管口。将输尿管镜置入输尿管口。

- 在插入输尿管镜之前，通过尿道插入婴儿喂养管，否则会出现尿漏。

- 首先将硬输尿管镜插入输尿管远端。然后，用一根导丝穿过它。在这根导丝引导下，插入活动的可弯曲纤维输尿管软镜。

特别提示

- 如何知道已经越过输尿管远端，到达输尿管中部（第二狭窄）：通过看输尿管上髂血管的搏动情况来判断。

- 如果输尿管管腔变细，则停止一段时间，让蠕动结束，然后再次扩张。

- 输尿管最窄的部分是输尿管膀胱壁内段部分。

检查结果

- 如为双输尿管→靠近膀胱颈的输尿管开口由头端的输尿管芽发育而成，外后方的输尿管开口为尾端的输尿管芽发育而成。

输尿管阴道瘘：唯一需要急诊的妇科病。一旦怀疑，必须在紧急情况下进行膀胱镜检查，并且必须插入 D-J 支架。支架必须 6 周保持原位。小瘘管可能会在这一时间内愈合。

输尿管支架

- D-J 支架（双 J 管）（图 14-10）：通常需要 5 Fr（可用范围 3 ～ 8 Fr），搭配推送器（后续推送用红色套管）一起使用。

- 导丝：0.035 微英寸。

- 输尿管导管：通常尺寸为 5 Fr（可用范围 3 ～ 7 Fr），尾端开口，与导丝配套。

- D-J 支架置入术可在膀胱镜或输尿管镜引导下进行。

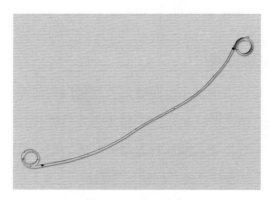

图 14-10　D-J 支架

（来源：stent http：//en.wikipedia.org/wiki/ Ureteric_stent#/media/File：Ureteral_stent.jpg）

膀胱镜引导

- 首先找出输尿管管口，并确定病变侧的输尿管开口。

- 将输尿管导管置入病变输尿管的远端。

- 在此阶段，可进行逆行肾盂造影，以描绘输尿管、肾盂和梗阻部位的轮廓。

- 随后，将导丝穿过输尿管导管，并将导管和导丝一起穿过梗阻区域，直达肾盂。该过程在膀胱镜直视下完成。

- 然后，取出输尿管导管，并后退膀胱镜，将导丝完全从观察镜中取出。

- 用动脉钳将导丝固定在牵引处。

- 重新插入膀胱镜。

- 将 D-J 支架沿另一根导丝置入，然后送入推送器。在膀胱镜直视下，沿第一根导丝侧方将该 D-J 支架管插入输尿管。

- 将支架管推向肾盂。一旦支架管进入膀胱镜工作通道，使用推送器推进支架管。持续推进，直到膀胱镜中看到标志着支架管远端的第二个黑色标记。通常，在这个阶段，支架的尖端位于肾盂中。可根据具体情况进行调整，因为整个程序都在膀胱镜直视下进行。

- 然后，固定推送器，慢慢地拔出导丝。D-J 支架的近端弯曲在肾盂里。

- 将膀胱镜退至膀胱颈，以便查看 D-J 支架与推送器之间的连接。

- 继续以相同方式拔出导丝，可看到 D-J 支架远端弯曲在膀胱内。

- 拔出导丝，并安装推送器，此时 D-J 支架已就位。

- 拔出第一根导丝。

如何穿越狭窄／阻塞区域

可逐步穿越阻塞／狭窄区域[2]，具体步骤如下：

1. 检查助理外科医师是否紧握导丝，即无松动。

2. 将膀胱镜鞘的鼻部置于支架上输尿管口处，以提供"支持"。

3. 用推送器迅速用力敲击支架远端。

4. 膀胱排空后，可将鞘放置在输尿管口处转动，使支架紧贴膀胱壁。然后用推送器在支架上迅速敲击。通常，这些步骤会绕过障碍物。

输尿管镜／输尿管镜引导 D-J 支架置入

- 在初次膀胱镜检查后，插入输尿管镜。

- 找出输尿管口，缓慢地将输尿管镜推至肾盂。

- 在插入输尿管镜之前，通过尿道插入婴儿喂养管，否则会出现尿漏。

- 插入第一根导丝后，必须完全抽出观察镜，以便能够从观察镜中完全取出导丝。

- 然后，重新插入观察镜，并穿过 D-J 支架。

并发症：输尿管和肾损伤。

- 尽量避免受伤。

- 避免错误通道。

- 当发现视野全部都是红色的时候，表明镜头离膀胱壁较近。

- 如果出现假性通道，不要惊慌失措。尽量越过假性通道，于正常位置留置支架。假性通道，即输尿管内的额外裂缝，可在 6 周内自动愈合。

D–J 支架可原位保持多久

最多 6 周。

输尿管导管可保持 3 周。

■ 经尿道膀胱颈切开术（膀胱镜检查）

适应证：膀胱颈出口梗阻。

梗阻可能是由于膀胱颈纤维化造成的。

程序

- 首先需行诊断性膀胱镜检查。

- 随后采用经尿道前列腺切除术（transurethral resection of prostate，TURP）工作元件。

- 仅使用电凝模块，功率调整为 80。

- 如果使用电切，膀胱颈破坏会更严重，患者会失禁。相比尿失禁的治疗，残余尿量增加更容易控制。

- 从膀胱颈 5 点到 7 点处做一切口，深度为 1 ～ 2 mm。

- 插入 Foley 导管，随后将球囊充气至 10 mL。

- 3 天后取下导管，切勿夹闭尿管。

- 随后测量残余尿量。

参考文献
（遵从原版图书著录格式）

1. http：//www.mayoclinic.org/tests-procedures/ seocystoscopy/basics/definition/prc-20013535 retrieved on 25.11.'14.

2. http：//www.urologymatch.com/jjstent retrieved on 29.11.'14.

（全紫薇 **译**　朱艳哲　常悦 **校**）

第 15 章　子宫输卵管造影

Manidip Pal

主题词

- Ashermann 综合征
- 套管
- 宫颈功能不全
- 先天性异常
- 肉芽肿
- 脂肪栓塞
- 油溶性造影剂
- 不孕症
- 泛影葡胺
- 水溶性造影剂
- X 射线

摘　要

子宫输卵管造影（hysterosalpingography，HSG）用于宫腔和输卵管显影。先天性子宫发育异常和疑似输卵管梗阻是最常见的 HSG 适应证。HSG 通常在月经结束后 2 天到月经周期的第 10 天进行。造影剂分两种：油溶性造影剂和水溶性造影剂。

子宫输卵管造影（HSG）是骨盆的增强 X 线造影。

可见器官：宫腔、输卵管。

造影剂使用：① 60% 泛影葡胺为水溶性造影剂；②乙碘醇（乙碘化油）为低黏度油溶性造影剂（表 15-1）。

表 15-1　水基和油基造影剂的比较

	水溶性造影剂	油溶性造影剂
吸收	快速	延迟
肉芽肿形成	无	可能出现
脂肪栓塞	不可能	可能（因外渗）
腹痛	多（因吸收快）	少（因吸收慢）
输卵管结构的显影效果	好	更好
抑菌作用	无	高
术后妊娠率	较低	较高

所需器械：Sim 阴道窥镜、宫颈钳、Leech Wilkinson 套管、10 mL 注射器。

指征

1. 先天性子宫、输卵管异常。

2. 不孕症的检查。

3. 黏膜下肌瘤（宫腔充盈缺损）的诊断。

4. Ashermann 综合征（多发充盈缺损，宫腔呈蛛网状）。

5. 生殖器结核（管状串珠状外观 / 管状铅管状外观）。

6. 宫颈功能不全（应在经前期进行，因为在增殖期宫颈口常呈开放状态）。

禁忌证

1. 妊娠。

2. 疑似异位妊娠。

3. 急性盆腔炎。

4. 附件区包块。

5. 造影剂过敏。

时间：月经净后 2 天至月经第 10 天。

过程（图 15-1 至图 15-6）

• 患者取背侧截石位。

• 外阴消毒清洗。

骨盆内诊：

• 置入窥器。

• 宫颈钳钳夹宫腔前唇。子宫前倾时，宫颈钳凹面向上，向上牵拉，使子宫处于水平位。子宫后倾时，宫颈钳凹面向下，向前牵拉，使子宫处于水平位。

• 注射器抽取造影剂。摘除注射器针头。喷嘴与套管的远端紧密相连。将造影剂推入导管近端直至可见。

- 套管的近端置入宫颈口内。

- 取出窥器。

- 按前述方向牵拉宫颈钳。

- 缓慢推进造影剂，3 ～ 5 cc（范围在 2 ～ 20 cc）。

- X 射线拍摄：共 2 次，分别在 1 分钟及 5 分钟时拍摄。

- 1 分钟时的拍摄可评估宫腔情况。

- 5 分钟时的拍摄可了解有关输卵管情况和造影剂腹腔溢出的情况，评估输卵管通畅度。

- 如果 5 分钟时的照片不满意，可以再缓慢注入 5 mL 造影剂，然后在 30 分钟内拍 X 光片。整个过程应在 30 分钟内完成。

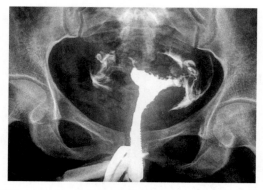

注：中心三角形放射不透明区为子宫，轮廓光滑，无充盈缺损；造影剂可见于三角形区域两侧的输卵管中。两侧弥散的不透光的区域是向腹腔内溢出的造影剂。

图 15-1 正常的子宫输卵管造影，双侧输卵管造影剂溢出

（提供：Prof Anindita Mishra，Dr Mythri Priyadarshini Vallabhaneni，Dept of Radiodiagnosis，GSL Medical College and General Hospital，Rajahmundry，Andhra Pradesh，India）

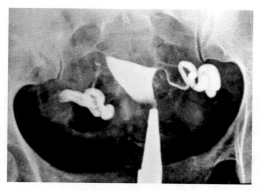

图 15-2　HSG 显示双侧输卵管伞端阻滞（无造影剂溢出）

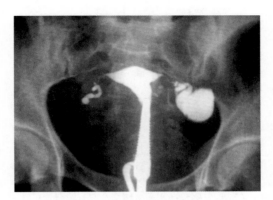

图15-3 子宫输卵管造影显示双侧输卵管堵塞和左侧输卵管积水（双侧输卵管均无造影剂溢出，左侧输卵管扩张并充满造影剂）

（提供：Prof Anindita Mishra，Dr Mythri Priyadarshini Vallabhaneni，Dept of Radiodiagnosis，GSL Medical College and General Hospital，Rajahmundry，Andhra Pradesh，India）

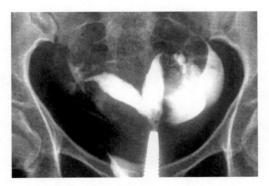

注：两个管状不透明影在底部相连，两侧子宫呈 V 字形。

图15-4 子宫输卵管造影显示双角子宫

（提供：Prof Anindita Mishra，Dr Mythri Priyadarshini Vallabhaneni，Dept of Radiodiagnosis，GSL Medical College and General hospital，Rajahmundry，Andhrapradesh，India）

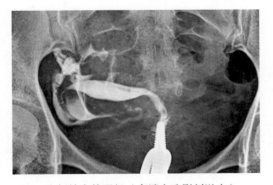

注：右侧输卵管通畅（伞端有造影剂溢出）。

图15-5 子宫输卵管造影显示单角子宫（右侧）

（提供：Dr Trisha Das，Senior Resident，Dept of Obstetrics and Gynecology，College of Medicine and JNM Hospital，WBUHS，Kalyani，Nadia，West Bengal，India）

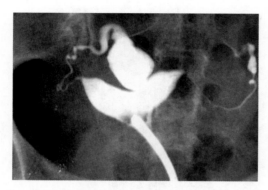

注：右输卵管因输卵管积水堵塞，左侧输卵管正常。

图 15-6　子宫输卵管造影显示弓状子宫

（提供：Prof Bidyut Kumar Basu，HOD，Dept of Obstetrics & Gynecology，College of Medicine & JNM
Hospital，WBUHS，Kalyani，Nadia，West Bengal，India）

并发症

- 下腹疼痛（痉挛性）。

- 造影剂过敏反应（罕见）。

药物

解痉药物：

- 溴丁基东莨菪碱（商品名：Buscopan）。

- 盐酸双环胺（商品名：Cyclopam）。

抗生素（预防继发感染）：

- 强力霉素。

- 甲硝唑。

- 环丙沙星。

- 诺氟沙星。

（全紫薇 **译**　杨天啸　常悦 **校**）

第三篇

治疗

章节大纲

- ★ 尿路感染
- ★ 压力性尿失禁的保守治疗
- ★ 膀胱过度活动症的管理
- ★ 充盈性尿失禁
- ★ 排尿功能障碍
- ★ 膀胱疼痛综合征 / 间质性膀胱炎
- ★ 尿道填充剂
- ★ 儿童夜间遗尿症
- ★ 乳糜尿
- ★ 盆腔器官脱垂的保守治疗

第 16 章　尿路感染

N Nabakishore Singh

主题词

- 无症状菌尿症
- 亚硝酸盐检测
- 乳杆菌
- 排尿困难
- 大肠埃希菌

- 蜜月期膀胱炎
- 肾盂肾炎
- 复发性尿路感染
- 葡萄球菌
- 耻骨上疼痛

- 尿毒症
- 尿道炎
- 阴道使用雌激素

摘　要

　　约 50% 的女性一生中患过尿路感染（urinary tract infection，UTI）。大肠埃希菌是最常见的致病微生物。尿路感染可分为下尿路感染（尿道炎、膀胱炎）和上尿路感染（肾盂肾炎）。无症状菌尿症需要尽早诊断，若未及时治疗，约 30% 的病例可能引起肾盂肾炎。尿培养及药敏试验是可疑尿路感染诊断的金标准。口服抗生素如甲氧苄啶 / 磺胺甲噁唑、呋喃妥因或磷霉素可作为一线治疗。复杂病例可静脉应用抗生素。复发性尿路感染是一个较困难的问题。预防尿路感染需改变特定生活方式。

　　尿路感染是一种微生物感染，通常为细菌感染，可影响泌尿系统的任何部分。约 50% 的女性一生中患过尿路感染，是男性发病率的 4 倍。约 10% 感染于儿童时期。在性活跃的年轻女性中，性行为是造成膀胱感染的主要原因，占 75% ～ 90%。蜜月期膀胱炎一词已用于婚后频繁发生的尿路感染。尿路感染最常见的致病生物为细菌。大肠埃希菌导致的尿路感染占 80% ～ 85%，葡萄球菌占 5% ～ 10%。此外，真菌和病毒也可能导致尿路感染。根据感染累及的部位，尿路感染可分为尿道炎、膀胱炎、肾盂肾炎。输尿管感染较罕见。

■ 下尿路感染

女性尿道中含有大肠埃希菌、链球菌、葡萄球菌和乳杆菌作为正常定植菌群。它们既不会引起尿道炎,也不会导致膀胱逆行感染。导尿管留置是诱发下尿路感染的最常见原因。若频繁地插入尿管或长期留置导管则会增加尿路感染风险。邻近结构的感染,如宫颈和子宫旁感染也可直接蔓延导致膀胱感染。生殖道或肠道的淋巴回流或血行感染也可累及膀胱。也有可能来自于肾脏的下行感染,通常可导致慢性膀胱炎。最常见的病原微生物是大肠埃希菌、克雷伯菌、β变形杆菌、葡萄球菌和链球菌。

■ 上尿路感染

肾盂肾炎是尿路感染的并发症。发生术后和产后膀胱炎时感染常可直接蔓延到肾脏引起肾盂肾炎。肾盂肾炎在怀孕期间很常见。上行的肾盂肾炎也是晚期宫颈癌和阴道癌的常见并发症,许多患者死于肾盂肾炎引起的尿毒症。

无症状菌尿症是指泌尿系统中细菌增生活跃但不引起任何感染症状。清洁尿液中细菌量超过 100 000 个 /mL 需要干预治疗,或者尿培养物显示单一病原菌有 20 000 ~ 50 000 个菌落也需要治疗,多见于患有脊髓损伤和留置导尿管的老年人。妊娠也是发生该病的高风险因素,约 30% 的孕产妇可能会进展为肾盂肾炎,并增加了早产、胎儿宫内生长受限和低出生体重儿的发生风险。经治疗后肾盂肾炎的发生率可降低到 3%。因此,在第一次产前检查期间应对所有孕妇进行尿常规筛查,及早发现无症状菌尿以便及早治疗。

相关的临床病史包括:既往尿路感染、尿路解剖结构异常、合并糖尿病、免疫抑制治疗、免疫功能低下的患者,既往手术史和涉及尿路的器械可能会增加尿路感染的风险。尿路感染的临床特征取决于累及的部位。下尿路感染的常见症状是尿痛、尿频、尿急、血尿、尿液浑浊或伴有强烈的异味,耻骨上疼痛也较常见。上尿路感染可能危及生命,可导致败血症、感染性休克并最终导致死亡。常见症状包括高热、寒战和腰痛,可同时伴有厌食、恶心和呕吐。

■ 诊断

对清洁尿液样本进行显微镜检查，辅以亚硝酸盐检测就可做出诊断。尿培养和药敏试验是尿路感染诊断的金标准。但这个方法性价比低。仅凭疑似尿路感染的症状就可以给予治疗。如果怀疑是上尿路感染，需要同时验血常规、血培养和药敏试验。复发性尿路感染需进行超声、核磁/CT扫描，排除尿路梗阻可能。

■ 治疗

首先保障足够尿量，每次排尿需彻底排空膀胱。任何引起尿流停滞的原因都会促进感染。单纯根据症状即可诊断单纯尿路感染并开始治疗。口服抗生素如甲氧苄啶/磺胺甲噁唑（trimethoprim / sulfamethoxazole，TMP/SMX）、呋喃妥因或磷霉素通常用于一线治疗。这些药物效果类似。一般甲氧苄啶或氟喹诺酮疗程为3天，呋喃妥因疗程为5～7天。

单纯尿路感染是一种发生在具有正常泌尿系结构的健康人身上的疾病，可以在2～3天治愈。复杂的尿路感染通常发生于同时合并其他疾病的患者，如妊娠、心脏移植、肾脏的结构或功能异常、阻塞性病变等。复杂的尿路感染更难以治疗，通常需要更积极的评估、治疗和随访。对于怀孕、老年人、糖尿病、多发性硬化、脊髓损伤、肾结石等患者需要住院治疗。肾盂肾炎的治疗比单纯膀胱感染要更为积极，需使用更长疗程的口服抗生素或静脉内抗生素。推荐对于具有中毒性、梗阻性尿路病，病情严重，不能口服补液的患者收入院治疗。适用第三代头孢菌素类、氟喹诺酮类、氨基糖苷类等，同时予退烧药、镇痛药对症治疗，并予静脉补液。像非那吡啶这样的泌尿系镇痛药可能有助于及早缓解灼热和尿急。但是抗生素的选择需要基于尿培养结果。很少选择手术来治疗尿路感染。

女性复发性尿路感染

复发性尿路感染可通过以下方法治疗：①性交后单次使用预防性抗生素；②如果症状再次出现，则短期服用 2～3 天抗生素；③长期低剂量抗生素治疗，每日 1 次至少持续 6 个月；④绝经后妇女使用阴道雌激素治疗。复发性尿路感染的治疗与单纯尿路感染不同，以上治疗方案时间短、费用低，可早期开始治疗，降低感染复发风险。

预防

改变生活方式和采取有效预防措施可以减少尿路感染的风险。

推荐方式有：

1. 增加饮水量。

2. 性交后排尿。

3. 保持外生殖器部位的清洁。

4. 避免长时间憋尿。

5. 洗澡时使用淋浴。

6. 避免将使用杀精子剂作为避孕方式。

7. 穿着棉制、宽松的衣服。

8. 排尿、排便后从前向后擦拭外阴。

9. 绝经后妇女使用雌激素乳膏。

10. 饮用蔓越莓汁或其提取物。

参考文献
（遵从原版图书著录格式）

1. Colgan R，Nicolle LE McGlone，A Hooton TM（Sep 15，2006）. Asymptomatic bacteriuria in adults. American family physician 74（6）：985-90.

2. Colgan R，Williams M Johnson JR，（2011-09-01）. Diagnosis and treatment of acute pyelonephritis in women. American family physician 84（5）：519-26. PMID 21888302.

3. Cunningham FG，Leveno KJ，Bloom SL，Hauth JC，Gilstrap Ⅱ i LC，Wenstrom KD. Williams Obstetrics.22nd Edition Mcgraw Hill，Medical Publishing Division；2005；1093-107.

4. Dielubanza EJ. Schaeffer AJ（January 2011）. Urinary tract infections in women. The Medical clinics of North America 95（1）：27-41.

5. Grigoryan L，Trautner BW，Gupta K（October 22，2014）. Diagnosis and management of urinary tract infections in the outpatient setting：a review. JAMA 312（16）：1677-84. PMID 25335150.

6. Gupta K，Hooton TM，Roberts PL，Stamm WE. Patient initiated treatment of uncomplicated recurrent urinary tract infections in young women. Ann Intern Med. 2001；135：9-16（Pub. Med.）.

7. Harrison WO，Holmes KK，Belding ME，et al. A Prospective evaluation of recurrent urinary tract infections in women. Clinical Research 1974；22：125A.

8. Hoffman BL，Schorge JO，Schaffer JI，Halvorson LM，Bradshaw KD，Cunningham FG. Williams Gynaecology 2nd Edition. Mcgraw Hills Medical. 2012：90-93.

9. Nicolle LE（2008）. Uncomplicated urinary tract infection in adults including uncomplicated pyelonephritis. Urol Clin North Am 35（1）：1-12.

10. Padubidri VG，Daftery SN. Howkins & Bourne Shaw's Textbook of Gynaecology 14th Edition Elsevier，A division of Reed Elsevier India Private Ltd. 2008：157-61.

11. Sanford Guide to Antimicrobial Therapy 2011（Guide to Antimicrobial Therapy（Sanford）. Antimicrobial Therapy. 2011. p. 30. ISBN 1-930808-65-8.

12. Schaeffer AJ，Stuppy BA. Efficacy and safety of self –start therapy in women with recurrent urinary tract infections. J Urol. 1999；161：207-11（Pub Med）.

（蒋沫怡 译　常悦 校）

第 17 章　压力性尿失禁的保守治疗

Chirom Pritam Singh，*Manidip Pal*

主题词

◆ 行为治疗	◆ 凯格尔训练	◆ 射频能量治疗
◆ 生物反馈	◆ 封堵器	◆ Renessa（一种射频能量治疗仪器）
◆ 度洛西汀	◆ 盆底肌训练	◆ α 肾上腺素能激动剂
◆ 雌激素	◆ 盆底肌电刺激	◆ β 肾上腺素能激动剂
◆ 丙咪嗪	◆ 子宫托	◆ β 肾上腺素能拮抗剂

摘　要

　　在考虑手术矫正压力性尿失禁之前，保守治疗是值得尝试的。保守治疗包括行为治疗、盆底肌训练、微创治疗和药物治疗。可选择不同类型的子宫托。射频能量疗法是治疗尿道过度活动所致压力性尿失禁较新但有效的方法。在药物治疗方面，度洛西汀是治疗压力性尿失禁安全的首选药物。

　　在开始治疗前应考虑病因、膀胱的容量、肾功能、性功能、失禁的严重程度、患者不适程度、是否存在相关疾病，如阴道脱垂、并发腹部或盆腔病变等需要手术矫正，以及患者的意愿。

压力性尿失禁分型

　　Ⅰ型：不伴有尿道过度活动的尿失禁。

　　Ⅱ型：尿道过度活动所致的尿失禁（真性压力性尿失禁）。

　　Ⅲ型：内括约肌缺陷所致尿失禁。

　　可选择的保守治疗包括：

　　1. 行为疗法。

　　2. 盆底肌训练。

3. 微创治疗。

4. 药物治疗。

■ 行为治疗

行为治疗包括：

1. 患者教育。

2. 液体和饮食管理。

3. 定时排尿或膀胱训练。

4. 排尿日记（排尿频率 / 量日记）。

患者教育是管理压力性尿失禁的首要任务，也是最重要的治疗部分。必须对患者进行适当的指导，鼓励其配合治疗。患者的主观意愿是治疗成功的关键因素。

排尿日记有助于帮助医师发现尿失禁的相关因素，如咖啡、茶和酒精等的摄入可能与尿失禁相关[1]。记录 3 天的排尿日记通常足以提供患者的液体摄入量和排尿量的良好信息，同时也可提供压力性尿失禁和急迫性尿失禁发生的频率。夜间遗尿也可以记在日记里。因此，排尿频率 / 量日记是治疗和随访尿失禁患者的重要工具。对于肥胖的女性，可推荐适当运动。定期排空膀胱；避免长时间憋尿；膀胱训练在行为治疗中是一个有用的工具。Fantl 和他的同事[2]等认为经过膀胱训练后，尿失禁发生率降低了 57%，漏尿降低了 54%。

为了增加患者的舒适度，我们可以使用尿失禁吸收垫来吸收尿液和控制气味。应注意保护皮肤，防止其受局部潮湿环境影响而造成皮疹、真菌和细菌感染。

某些涉及搬运重物的特殊行业可以发生 SUI。如果可能，可嘱患者改变工作方式。某些运动也会导致腹内压增加，需详细告知患者。

■ 盆底肌肉锻炼

盆底肌训练（pelvic floor muscle training，PFMT）

1948 年，德国妇科医生亚瑟·凯格尔（Arthur Kegel）为了帮助产妇恢复盆腔肌肉的功能，开创了这项肌肉训练法[1]。因此，这也被称为凯格尔训练。在获得满意的效果后，凯格尔训练也被广泛应用于其他疾病，如盆腔器官脱垂、压力性尿失禁、膀胱过度活动症等[3]。

凯格尔训练主要通过主动收缩骨盆底肌肉来完成，类似阻止气体 / 大便排出所用的力，过程中应避免收紧臀部或腹部。

凯格尔训练有两种类型的练习：短收缩和长收缩。短收缩作用于快肌纤维，可迅速关闭尿流，以防止漏尿。肌肉迅速收紧，抬起，然后放松。患者应在平静呼吸状态下呼气时收缩盆底肌肉。

在长收缩中，慢肌纤维逐渐收紧，抬起，并保持数秒，可坚持 10 秒后放松。在休息 10 秒后再次收缩。另一个有益的效果是在收缩过程中，尿道受到耻骨联合后方的挤压，从而产生尿道压力的机械性升高[4]。

开始时做三组短收缩和长收缩，每组 10 次，每天 2 次。之后可以做三组短收缩和长收缩，每组 15 次，每天 3 次。改善可以在 6 周或更短的时间内看到。

有专业的物理治疗师来指导和监督 PFMT。一开始，患者会在物理治疗师的指导下直接做，以便掌握正确的肌肉收缩方法。一旦她学会了，就可以在家做这些练习，并定期（比如每周）检查自己做得是否正确。我们还发现，当患者在小组中接受教育时学得更好，可能是因为她们觉得自己并不孤单，也有其他女性在遭受同样的问题，这给了她们同龄人群体的信心和协调。

作为一种训练辅助，可以使用阴道哑铃或其他装置来抵抗肌肉收缩。大多数 PFMT 研究报告尿失禁发生率减少 50% 以上[5]。

生物反馈

通过在阴道内或肛门附近放置小型传感器，生物反馈装置可以检测和记录肌肉的电活动，这将有助于更好地识别骨盆肌肉及其用途（会阴压力计）。

盆底刺激

盆底刺激是基于治疗支配盆底肌肉的神经的原则。刺激是通过放置在阴道内的类似棉条的传感器或放置在肛门周围的表面电极产生的。

子宫托（图 17-1 至图 17-3）

子宫托可通过压迫部分尿道用于 SUI 的管理。

适应证：

• 患者不愿意手术。

• 患者存在手术禁忌证。

• 患者在等待手术期间。

• 妊娠伴 SUI。

• 产褥期伴 SUI。

读者可以从子宫托章节获取其他信息。

老年患者应局部使用雌激素软膏。

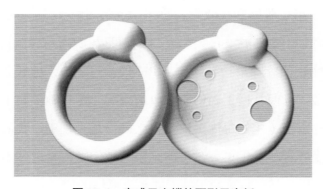

图 17-1　有或无支撑的环形子宫托

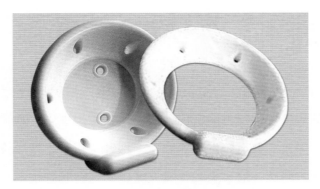

图 17-2　有或无支撑的盘形子宫托

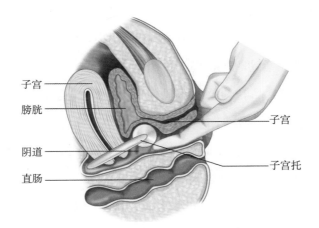

图 17-3　尿失禁子宫托放置位置（子宫托压迫尿道导致其闭合，即使腹内压力增加也可防止漏尿）

■ 微创治疗

注射治疗

填充物被注射到尿道周围的组织中，在不阻塞尿道的情况下辅助括约肌闭合，增加对尿流的阻力。可使用天然胶原蛋白或其他不易移位、不可吸收和生物相容性良好的合成材料。如戊二醛交联牛胶原蛋白、聚二甲基硅氧烷、羟基磷灰石钙等。由于聚四氟乙烯的迁移特性，最初曾广泛使用的聚四氟乙烯不再被 FDA 批准。目前，从肌肉或脂肪组织中提取的自体干细胞作为尿道填充剂已被尝试，并显示出良好的疗效。这种治疗尿失禁的干细胞疗法除了在注射后提供局部填充的效果外，还可使受损伤或功能减退的横纹肌再生 [6]。

射频能量治疗

FDA 已批准经尿道射频（radiofrequency，RF）作为女性压力性尿失禁（尿道活动亢进）的非手术治疗方法，但不推荐用于急迫性尿失禁和内括约肌缺陷中。在这种治疗中，需要射频发生器和一个探针（一个小型导管状装置）。导管装置经尿道置入膀胱，通过尖端气囊充气以固定在膀胱颈部。围绕探针轴排列的四根针插入到膀胱颈和近端尿道的组织中，发送 60～90 秒的射频能量脉冲。射频能量使针尖附近的温度升高到 65～75 ℃，从而使局部尿道组织和膀胱底部变性（分解）。这种变性使组织中的天然胶原蛋白更稳固，可以增加膀胱底部和近端尿道在活动时抵抗泄漏的能力 [5, 7]。

Renessa 是美国食品和药物管理局（FDA）批准的设备，它包括一个射频发生器、一个一次性的无菌 21 F 经尿道探头、脚踏板、探头接口电缆和标准交流电源线。低功率的射频能量通过四个部分绝缘的 23 号镍钛针电极从探针轴插入到膀胱颈部黏膜下层和近端尿道 [8]。

射频不会引起组织坏死或瘢痕形成。因此，随后进行手术治疗，是可行的。相反，这个过程会提高漏尿点压 [9]。就成本 – 效益比而言，射频治疗失败的保守治疗病例相对于尿道悬吊术或 Burch 阴道悬吊术，其平均成本低 17%～30%[10]。

很少有研究进行前瞻性评估及比较各种非手术治疗的疗效。PFE 治疗女性真性 SUI 优于盆底电刺激和阴道哑铃训练 [11]。有或没有生物反馈和（或）健康教育项目的 PFMT 治疗 9～12 个月的成功率为 52.6%～74.8%[8]。

封堵器

尿道外封堵器： 这些装置应用于尿道外口。排尿前必须拆除装置。如 Miniguard®（Advanced Surgical Interventions，Dana Point，Calif），FemaAssist®（Insight Medical Corporation，Boston，Mass），CapSure ™（Bard Urological

Division，Covington，Ga）。不良反应包括外阴和下尿路刺激、阴道刺激和尿路感染（UTI）[12]。

尿道内封堵器：尿道内装置直接插入尿道，以阻止尿液流入近端尿道。排尿时必须摘除。有几种型号已经上市 [Reliance®（UroMed Corporation，Needham，Mass），VIVA®（B. Braun Melsungen AG，Melsungen，Germany）]，但是目前市场上只有 FemSoft®（Rochester Medical Corporation，Stewartville，Minn）。与尿道外装置一样，FemSoft 在客观（尿垫试验、咳嗽）和主观（日记）试验中也证明了其有效性。不良反应包括血尿、尿路感染和不适[12]。

■ 药物治疗

药物治疗已被广泛应用于女性 SUI 的治疗，但成功率不同。

α 肾上腺素能受体激动剂

膀胱颈和尿道含有 $α_1$ 肾上腺素能受体，当受到刺激时，会引起肌肉收缩，从而增加出口阻力[13, 14]。如苯丙醇胺、麻黄碱和伪麻黄碱（麻黄碱的一种立体异构体）。

在轻症患者中，用这类药物治疗可以得到满意的或一定程度的改善，但在重度和中度 SUI 患者中，症状很少能完全缓解。α 肾上腺素能激动剂的潜在不良反应包括由于中枢神经系统刺激引起的血压升高、焦虑、失眠、头痛、震颤、虚弱、心悸、心律不齐和呼吸困难[14]。鉴于这些不良反应，这类药物在 SUI 的治疗中应用逐渐减少。

丙咪嗪

三环类抗抑郁药（特别是盐酸丙咪嗪）有助于促进尿液储存，因为它们降低了膀胱收缩力并增加了出口阻力[15]。

主要药理作用有：

1. 中枢和外周抗胆碱能作用。

2. 阻断突触前神经末梢的主动运输系统，该系统负责重新摄取释放的生物胺神经递质去甲肾上腺素和血清素。

3. 作为镇静剂使用[16, 17]。

许多临床医生已经注意到，主要是因为膀胱过度活动症的患者服用丙咪嗪后症状有所改善，但也有一些是内括约肌缺陷所致失禁。

度洛西汀

盐酸度洛西汀在体内对5-羟色胺和去甲肾上腺素的再摄取作用几乎相同，对神经递质受体没有明显的结合亲和力[18]。它通过中枢 5- 羟色胺受体机制抑制膀胱活动，通过 5- 羟色胺能和 α_1 肾上腺素能机制增强尿道括约肌活动。

在 Norton 及其同事进行的一项研究中[19]，使用度洛西汀 20 mg/d、40 mg/d 或 80 mg/d，观察到在较高剂量下的尿失禁发作频率（incontinence epesode frequency，IEF）的中位数减少（54%、59% 和 64%）。建议剂量为 40 mg，每天两次。长达 8 周的治疗是安全有效的，但还缺乏长期使用的数据。

Dmochowski 等认为[20]，度洛西汀的不良反应一般比较轻微。最常见的症状是恶心（22.7%），其次是疲劳、口干和失眠。

老年人、有心脏病或高血压病史、癫痫发作史、躁狂症或眼压升高史以及有出血性疾病的患者应谨慎使用度洛西汀。高血压未控制，肝、肾有明显损害，妊娠及哺乳期患者禁用[21]。

β 肾上腺素能拮抗剂

β 肾上腺素能受体阻断剂（如丙醇）可增强去甲肾上腺素对尿道 α 肾上腺素能受体的作用。但是，这类药物的疗效还不能确定。

β 肾上腺素能激动剂

其作用机制尚待明确。Yasuda 和他的同事[22]报道了 165 名 SUI 妇女使用 β_2 肾上腺素能激动剂克伦特罗的结果。在尿失禁频率的主观评价、尿垫试验和整体治疗评估方面，该药物明显比安慰剂更有效。克伦特罗的剂量为 40 μg/d。

综上所述，度洛西汀 40 mg，每天两次，是治疗压力性尿失禁的有效且相对安全的药物。

激素治疗

雌激素受体存在于尿道和逼尿肌，以及骨盆底的耻骨尾骨肌[22, 23]。局部雌激素治疗可改善绝经后妇女的 SUI。Cochrane 2012 年[24] 报道了局部使用雌激素（阴道乳膏或阴道栓）可改善尿失禁（RR：0.74，95%CI：0.64 ～ 0.86）。相反，使用结合雌激素的全身激素替代疗法可能会加重尿失禁。

据报道，使用雌激素可以改善患者主观症状以及客观检查结果，尿道压力、腹内压力向尿道的传递，以及 SUI 患者在压力下的最大尿道压力[25]。

NICE 指南建议我们在开始用药时应该谨慎。严格试行至少 3 个月的盆底肌训练应作为一线治疗。

■ 结论

压力性尿失禁是女性常见的问题，严重影响女性的生活质量。令人鼓舞的是，有非手术治疗可以选择，可以极大地改善生活质量。在开始治疗前，必须向患者解释各种治疗方案。

参考文献
（遵从原版图书著录格式）

1. Rovner ES，Wein AJ. Treatment Options for Stress Urinary Incontinence. Rev Urol 2004；6（Suppl 3）：S29–S47.

2. Fantl JA，Wyman JF，McClish DK，et al. Efficacy of bladder training in older women with urinary incontinence. JAMA 1991；265：609-13.

3. Pal M. Pelvic floor exercises – A clinical study. Asian J Med Sc 2014；5：95-98.

4. DeLancey JOL. Anatomy and mechanics of structures around the vesical neck：how vesical position may affect its closure. Neurourol Urodyn 1988；7：161-2.

5. Carrie A，Morant Z. ACOG Guidelines on Urinary Incontinence in Women. Am Fam Physician 2005；72：175-78.

6. Rackley RR. Injectable bulking agents for incontinence. http：//emedicine.medscape.com/

article/447068-overview retrieved on 17.12.'14

7. Http：//www.Harvardpilgrim.Org/Pls/Portal/Docs/Page/ Providers/Medmgmt/Statements/ Renessa_0614.Pdf

8. Lukban JC. Transurethral Radiofrequency Collagen Denaturation for Treatment of Female Stress Urinary Incontinence：A Review of the Literature and Clinical Recommendations. Obs Gyne Int 2012；article ID 384234 http：//dx.doi.org/10.1155/2012/384234

9. Appell RA，Juma S，Wells WG，et al. Transurethral radiofrequency energy collagen micro-remodeling for the treatment of female stress urinary incontinence. Neurourol Urodyn 2006；25：331-36.

10. Sand PK，Owens GM，Black EJ，Anderson LH，Martinson MS. Cost effectiveness of radiofrequency microremodeling for stress urinary incontinence. Int Urogynecol J 2014；25：517-23.

11. Bo K，Talseth T，Holme I. Single blind，randomised controlled trial of pelvic floor exercises，electrical stimulation，vaginal cones，and no treatment in management of genuine stress incontinence in women. BMJ 1999；318：487-93.

12. Wilson PD，Bo K，Hay-Smith J，et al. Conservative treatment in women. In：Abrams P，Cardozo L，Khoury S，Wein A，et al.（Eds）Incontinence，2nd edn Plymouth：Health Publication Ltd 2002：571-624.

13. Lin HH，Sheu BC，Lo MC，Huang SC. Comparison of treatment outcomes for imipramine for female genuine stress incontinence. Br J Obstet Gynaecol 1999；106：1089-92.

14. Wein AJ. Neuromuscular dysfunction of the lower urinary tract and its treatment. In：Walsh PC，Retik AB，Vaughan ED Jr，Wein AJ（Eds）. Campbel's Urology，7th edn Philadelphia：WB Saunders Company 1998：953-1006.

15. Wein AJ. Pharmacology of incontinence. Urol Clin North Am 1995；22：557-77.

16. Baldessarini RJ，et al. Drugs and the treatment of psychiatric disorders：depression and mania. In：Hardman JG，Limbird LE，Molinoff PB，et al.，（ed.）Goodman and Gilman's The Pharmacological Basis of Therapeutics，New York：McGraw-Hill Health Professions Division 1996：431-61.

17. Richelson E. Pharmacology of antidepressantscharacteristics of the ideal drug. Mayo Clinic Proc 1994；69：1069-81.

18. Thor KB，Katofiasc MA. Effects of duloxetine，a combined serotonin and norepinephrine reuptake inhibitor，on central neural control of lower urinary tract function in the chloralose-anesthetized

female cat. J Pharmacol Exp Ther 1995；274：1024.

19. Norton PA，Zinner NR，Yalcin I，Bump RC. for the Duloxetine Urinary Incontinence Study Group，authors. Duloxetine versus placebo in the treatment of stress urinary incontinence. Am J Obstet Gynecol 2002；187：40-8.

20. Dmochowski RR，Miklos JR，Norton PA，et al. for the Duloxetine Urinary Incontinence Study Group，authors. Duloxetine versus placebo for the treatment of North American women with stress urinary incontinence. J Urol 2003；170：1259-63.

21. Srikrishna S，Cardozo L. SUI-Current Medicinal Therapeutic Options. Current Women's Health Reviews，2013；9：117-21

22. Yasuda K，Kawabe K，Takimoto Y，et al. and the Clenbuterol Clinical Research Group，authors. A double-blind clinical trial of a β2-adrenergic agonist in stress incontinence. Int Urogynecol J 1993；4：146-51.

23. Hextall A. Oestrogens and lower urinary tract function. Maturitas 2000；36：83-92.

24. Cody JD，Jacobs ML，Richardson K，Moehrer B，Hextall A. Oestrogen therapy for urinary incontinence in postmenopausal women. Cochrane Database Syst Rev 2012 Oct 17；10：CD001405.

25. Cardozo L. Role of estrogens in the treatment of female urinary incontinence. J Am Geriatr Soc 1990；38：326-8.

（李郴 译　常悦 校）

第18章 膀胱过度活动症的管理

K Bharathalaxmi，Manidip Pal

主题词

- 乙酰胆碱
- 抗胆碱药物
- 膀胱扩大术
- 膀胱训练
- 肉毒毒素 A
- 达非那新
- 延迟排尿
- 去氨加压素
- 逼尿肌切除术
- 非索罗定
- 生活方式改变
- 米拉贝隆
- 神经刺激
- 奥昔布宁
- 胫后神经刺激
- 骶神经刺激
- 定时排尿
- 索利那新
- 托特罗定
- 曲司氯胺
- 冲动抑制
- 尿流改道术

摘 要

保守治疗是治疗膀胱过度活动症的主要方法，手术治疗是最后的手段。膀胱训练是一种改良的膀胱训练方法，有助于减少尿频，控制尿急，增加膀胱容量。盆底肌训练可在不改变最大尿道闭合压的情况下降低逼尿肌收缩的强度。奥昔布宁（速释型）、托特罗定（速释型）、达非那新（每日一次）是一线处方药物。米拉贝隆，一种选择性 β_3 肾上腺素受体激动剂，已成功应用至临床。有时也会采用骶神经刺激及胫后神经刺激。手术治疗，如膀胱扩大术、尿流改道术、逼尿肌切除术可作为难治性病例的最后手段。

■ 诊断

- 病史采集。

- 体格检查。

- 尿常规及细菌培养和药敏试验。

- 3 天膀胱日记（可以获得大量信息，在随访中也很有效）。

• KUB 超声检查（肾、输尿管、膀胱）及骨盆。

• 虽然初步检查不需要尿流动力学检查和膀胱镜检查，但在难治性病例中，可选择这些检查。

■ 治疗

泌尿系感染（UTI）可以表现为膀胱过度活动症（overactive bladder，OAB），敏感抗生素治疗一个疗程即可痊愈（注1）。

> » **注1：诊疗指南**

一线治疗：行为疗法是首选治疗方法。单独治疗无效时，可与药物联合治疗。

二线治疗：抗胆碱类药物是主要的药物治疗手段。速释型，因不良反应较少具有良好的耐受性。米拉贝隆有望通过其增加膀胱储存容量的独特优势，为OAB的治疗带来变革。

三线治疗：在这类治疗中，首选膀胱内注射肉毒毒素，其次是神经刺激。手术是最后的手段，如果需要克朗膀胱成形术为首选。

OAB 的治疗方法

1. 行为疗法。

2. 药物治疗。

3. 手术。

■ 行为疗法

行为疗法是一线治疗。内容包括自我监测（膀胱日记）、按时排尿、延迟排尿、冲动抑制技术（冲动策略）、盆底肌训练和锻炼、生物反馈、液体管理、饮食改变、减肥和其他生活方式的改变[1]。

膀胱日记

膀胱日记用来记录 24 小时内液体摄入和尿液排出情况。它还提供有关尿急、急迫性尿失禁发生频率等信息。膀胱日记可以持续 7 天或 3 天。7 天日记提供了关于 OAB 临床表现的准确和可重复的数据，但 3 天日记同样有效，且时间短，方便，易完成，从而提高准确性。3 天的日记也可以减少通过回忆填表所产生的误差[2]。膀胱日记也可以发现任何可能引发膀胱症状的饮食或行为因素。

3 天排尿日记

登记号：　　　　　姓名：　　　　　年龄：　　　　　日期：

时间	摄入量		出量				是否尿急	夜间遗尿
	入量	类型	尿量	漏尿 X	漏尿量（小／中／大）	漏尿原因（咳嗽／打喷嚏／大笑等）	+	+
早上 6–7 点								
上午 7–8 点								
上午 8–9 点								
上午 9–10 点								
上午 10–11 点								
中午 11 点								
中午至下午 1 点								
下午 1–2 点								
下午 2–3 点								
下午 3–4 点								
下午 4–5 点								
下午 5–6 点								
下午 6–7 点								

续表

时间	摄入量		出量				是否尿急	夜间遗尿
	入量	类型	尿量	漏尿 X	漏尿量（小／中／大）	漏尿原因（咳嗽／打喷嚏／大笑等）	+	+
晚上 7–8 点								
晚上 8–9 点								
晚上 9–10 点								
晚上 10–11 点								
—								
早上 6 点								

日记填写方法

• 开始时间和结束时间应保持一致，例如，日记的开始记录时间是第一天的早上 6 点，完成记录时间也应为 6 点（第 2 天）。从 6 点开始记录第二天的日记，直到第三天 6 点。这样共完成三天的记录。但不一定必须是连续三天。

• 近似值就足够了。提前知晓容器（杯子、玻璃等）的大小可方便记录。

• 可以通过将尿液排入带有刻度的收集罐（小便池）或一次性大号量杯来评估排尿量。

• 记录尿急发生频率。

• 记录急迫性尿失禁的发生率。

• 所有这些信息都应按事件发生的时间记录下来。

• 需要记录的其他信息包括：

- 漏尿发生率。

- 导致漏尿的事件，如咳嗽、大笑等。

- 尿液泄漏量（小、中、大）。

- 夜尿。

- 夜间遗尿症。

以女士晚上 11 点入睡为例。入睡后，不需要每小时进行记录。每当晚上醒来时，再记录下时间和排尿事件。睡醒后开始继续记录。

膀胱训练

膀胱训练可在门诊进行，显著减少了老年妇女的尿失禁 [3]。

目标：

1. 改善尿频症状。

2. 控制尿急。

3. 增加膀胱容量。

4. 增加排尿间隔。

5. 减少失禁发作频率（IEF）。

6. 增强患者对排尿控制的信心。

膀胱训练的可能机制 [4]：

1. 改善大脑皮层对逼尿肌的抑制。

2. 改善皮质在储存期对尿道闭合的作用。

3. 改善感觉传入冲动的中枢调节。

其结果可增加膀胱的储存能力，提高妇女对其泌尿系统的控制。

定时排尿 [5]

根据 3 天膀胱日记资料，制定排尿时间表。然后每个时间点延迟 15 分钟。例如，如果患者每小时上一次厕所，就把上厕所的时间定在 1 小时 15 分钟。每次都要按时去排尿，不管是否真的有尿感。若患者可以按时排尿，随后可将时间间隔按 15 分钟逐次延长，直到患者每 3 ~ 4 小时排尿一次。理想的情况是缓慢地进行延长时间，以便患者逐渐适应。

延迟排尿

延迟排尿是膀胱训练的另一种模式，患者通过在排尿前等待 5 分钟来延迟排尿，从而增加排尿间隔。这里的患者并没有按预定的排尿时间表排尿。这带来了对排尿的信心和控制感，最终通过逐渐延长排尿间隔达到正常的排尿频率[6]。

冲动抑制

冲动抑制是一种有助于控制尿急的方法，使患者并不急于马上去洗手间排尿。

如何练习冲动抑制[7]

• 一旦患者感到尿急，她就应该停止活动，最好坐下来。静止不动可增加控制能力。

• 快速用力挤压盆底肌肉数次。不要在快速挤压之间完全放松肌肉。通过挤压盆底肌肉可发出膀胱放松的信号。

• 深呼吸，放松。耸耸肩，让肩膀放松，放松身体其他部位。

• 集中精神。一旦紧迫感消退，平静地去洗手间。

• 在进入卫生间后，如果再次出现紧急情况，重复同样的步骤来抑制冲动。然后慢慢开始准备排尿。排尿的想法应该由你来控制。

• 有些患者发现分散注意力，而不是集中注意力，对她们来说抑制紧迫感的效果更好。

• 放松也可以通过从 100 开始倒数来实现。

膀胱训练至少要进行 6 周才可最终确定是否成功。

盆底肌训练（PFMT）

• 在开始盆底肌训练前，要进行常规的阴道指诊以评估盆底肌肉收缩（NICE 指南）[8]。

• 正确的练习方式是：挤压尿道、阴道和直肠周围，向内（头端）提起，提升盆底肌肉[9]。经常锻炼可以改善和预防尿失禁。对年轻女性比老年女性更有效。

• 盆底肌肉锻炼可减少逼尿肌收缩的强度，但不改变最大尿道闭合压[10]。

- 膀胱锻炼和盆底肌肉锻炼是无认知障碍急迫性尿失禁患者的一线治疗方法[11]。Cochrane 数据库 2014 年的回顾也建议将 PFMT 纳入压力性和所有尿失禁女性的一线保守治疗计划[12]。

- PFMT 可使尿频和尿急改善率达到 61%，夜尿改善率达到约 75%[13]。

- 正确的运动技巧和有经验的理疗师的监督是治疗成功重要因素。在重新评估之前，至少要进行 12 周的锻炼。

生物反馈

- 生物反馈可通过视觉、触觉和听觉信号，给予患者精确、即时的盆底肌肉活动反馈，对患者进行再教育[1]。

- 留置导管传感器可以显示与外部压力有关的逼尿肌抑制信号，并通过计算机以图形表示。测试者可以知道自己的用力方式和技巧是否达到标准。

- 缩阴球也可用于生物反馈治疗。将缩阴球置入阴道内，嘱患者收缩挤压盆底肌肉并站立。如果缩阴球可以保留在阴道内，则保留一段时间，然后松开盆底肌肉。可逐渐增加缩阴球的重量。强壮的盆底肌可将较重的缩阴球保留在阴道内。

- 生物反馈加 PFMT 可有效减少 60% ~ 85% 的尿失禁[1]。

改变生活方式

液体管理：不是液体限制，而是液体摄入调整，因为浓缩尿液可刺激膀胱诱发尿意。每天摄入 1.5 ~ 2 L 的液体。建议在日落后少摄入液体。若每日尿量超过 2100 mL 者应限制液体量。限制含咖啡因的液体、高糖饮料和酒精，这些都会刺激膀胱产生尿意。

饮食管理：辛辣食物会改变尿液的 pH 值，导致尿液刺激膀胱，所以不要吃这类食物。其他受限制的食物有坚果、巧克力、高钾食物、柑橘类水果、番茄制品等。

戒烟：也有助于减少 OAB 症状。

便秘：若直肠内充满粪便，会刺激膀胱并引起 OAB。因此，慢性便秘应该及时诊治。

肥胖管理：肥胖可导致 OAB 症状。减轻体重有助于患者控制排尿。体重减轻仅 5% 尿失禁症状可显著改善[14]。

药物：有些药物会导致 OAB，这是它们的不良反应之一。如 Librax（氯氮䓬 5 mg 和克利溴铵 2.5 mg；雅培公司，孟买，印度）是一种非常常见的用于治疗肠易激综合征的药物，其不良反应为导致膀胱过度活动症。因此，应该询问患者正在服用的药物，如果可行的话，可以寻找替代药物。

■ 药物治疗

在开始药物治疗前，应就不良反应或常见的不良反应，如口干、便秘、视力模糊、嗜睡等，向患者进行适当的告知。此外，还应告知患者，至少需要 4 周的治疗才能初显疗效。

药物选择指南 [8]

从下列任何一种开始：

• 奥昔布宁（速释型）。

• 托特罗定（速释型）。

• 达非那新（每日一次）。

如果这种一线药物无效或患者无法耐受，则改用其他药物。

如果患者身体虚弱，不要开奥昔布宁（常释）制剂。

4 周后对疗效进行初步评估。如果药物起作用，6 个月后进行随访。

这些一线药物都是抗胆碱类药物。它们通过拮抗逼尿肌的突触后兴奋性蕈毒碱受体 M（2）/M（3）起作用。乙酰胆碱（acetylcholine，Ach）是逼尿肌神经末梢的主要神经递质。Ach 对毒蕈碱神经末梢有刺激作用。毒蕈碱受体有 5 种亚型，M1 ～ M5。M2、M3 高度集中于逼尿肌。虽然 M3 在数量上占主导地位，但它主要负责逼尿肌收缩。M（3）受体可介导细胞外钙通过 L- 型通道进入细胞并激活 rho 激酶直接导致平滑肌收缩。M（2）受体在数量上占优势，可促进 M（3）介导的收缩，也通过逆转 cAMP 依赖的 β 肾上腺素能受体介导的舒张间接促使膀胱收缩，但是 β 肾上腺素能受体在逼尿肌舒张中的生理作用还存在争议[15]。

奥昔布宁

奥昔布宁是一种非选择性的抗胆碱药物。它具有明显的肝脏首关效应。它是 OAB 中最常用的药物。有不同的制剂可供选择：

口服制剂

常释剂型：

- 5 mg bid 或 tid。
- 从较小剂量开始（甚至 2.5 mg），然后每周增加一次。
- 最大剂量 30 mg/d。
- 起效时间 30 ～ 60 分钟，达峰时间 3 ～ 6 小时。
- 不良反应少，因此耐受性好。

缓释剂型：

- 5 mg，10 mg，15 mg qd（每日一次）。
- 按照 qd 给药，依从性更好。
- 与速释药物相比，不良反应较少。

经皮贴剂

- 3.9 mg，每两周应用一次。
- 绕过肝脏首关效应。
- 主要不良反应是皮肤局部刺激。

凝胶制剂

- 1 g qd。
- 无经皮贴剂的皮肤刺激。

托特罗定

托特罗定是一种非选择性竞争性毒蕈碱受体拮抗剂。它有明显的肝脏首关效应。与奥昔布宁相比，口干症状较少。可用的制剂有：

口服

- 常释剂型：2 mg bid。
- 缓释剂型：4 mg od。

曲司氯铵

曲司氯铵是一种非选择性的抗胆碱药物。

三种特殊的药理特性[16] 如下：

1. 带正电荷的季铵化合物，而奥昔布宁和托特罗定是叔胺。

2. 在肝脏中不被细胞色素 P-450（CYP 450）系统代谢，60% 的被吸收的曲司氯铵在尿液中原封不动地排出。

3. 低脂溶性，不能通过血脑屏障，因此中枢神经系统不良反应较少。

用法用量：

- 常释剂型：20 mg bid，空腹。
- 缓释剂型：60 mg od，空腹。

达非那新

选择性 M3 受体拮抗剂。便秘是比较常见的不良反应。M3 受体相对于 M1 受体具有高选择性（9.3 倍的亲和力），这可能会将认知障碍最小化或避免。QT 间期无变化。适合患有心脏病或认知功能障碍的 OAB 患者[17, 18]。

剂量：7.5 mg 或 15 mg od，口服。

索非那新

选择性 M3 受体拮抗剂。便秘是比较常见的不良反应。对患有认知功能障碍的老年妇女有益[18]。

剂量：5 mg 或 10 mg od，口服。

弗斯特罗定

非选择性竞争性毒蕈碱受体拮抗剂。它是托特罗定的前药代谢物。不良反应比托特罗定少。

剂量：4 mg 或 8 mg od。

简而言之，如果我们看看这些药物对认知的不良反应，奥昔布宁的不良反应最强；托特罗定、达非那新和索非那新无不良反应；而曲司氯铵和非索罗定在认知方面可能没有不良反应 [9]。

禁忌证：尿潴留、胃潴留、窄角型青光眼等。

慎用：膀胱出口梗阻、已治疗窄角型青光眼、重症肌无力、胃肠动力减弱等。

去氨加压素

虽然它通常用于夜间遗尿症，但也可用于膀胱过度活动症。囊性纤维化患者需特别谨慎。患有心脏病或高血压的老年妇女（65 岁以上）禁用 [20]。

米拉贝隆

米拉贝隆是一种选择性 β_3 肾上腺素受体激动剂。

米拉贝隆的作用机制：通过激活 β_3 肾上腺素受体，促使 Gs 蛋白与腺苷酸环化酶结合，使细胞内 cAMP 水平增加，随后激活 cAMP 依赖的蛋白激酶 A，然后磷酸化肌球蛋白轻链激酶抑制钙调蛋白依赖性肌球蛋白和肌动蛋白的相互作用。此外，因为钙离子从细胞质中被清除，cAMP 的增加导致了细胞质内 Ca^{2+} 浓度的降低。这两种作用都导致膀胱储尿量显著增加，因此排尿间隔也相应增加 [21]。米拉贝隆是一种治疗 OAB 的新型药物，能够影响非节律活性，提高储存容量和间隔时间 [22]。

剂量：50 mg od。米拉贝隆 25 mg/d 或 50 mg/d 时，年龄大于 > 65 岁和 > 75 岁的老年女性 OAB 患者对其耐受性良好 [23]。

不良反应：高血压、鼻咽炎、泌尿系感染、头痛、便秘、上呼吸道感染、关节痛、腹泻、心动过速、腹痛、疲劳[24]。

雌激素

绝经后 OAB 妇女可行局部雌激素治疗。但全身雌激素治疗可使病情恶化，应避免。

肉毒毒素 A

在开始使用肉毒毒素 A 之前，应进行 MDT（多学科团队）咨询。并进行尿流动力学检查以确定 OAB 的诊断。

适应证：经过适当的医疗处理，保守治疗失败的病例。事先向患者询问尿路感染（UTI）、长期自我间歇性清洁导尿（clean intermittent self catheterization, CISC）等可能性。Onabotulinum toxin A 是美国 FDA 批准的唯一用于膀胱过度活动症患者膀胱内注射的肉毒毒素 A 制剂。

技术：膀胱镜下用特别设计的针在多个部位进行膀胱内注射。在每个注射部位注射 10 U。如果要注射 200 U，则在 20 个部位注射。100 U 的肉毒毒素 A 适用于那些希望插管次数少或插管成功率较低的女性[20]。

如果肉毒毒素 A 治疗有效，应于 6 个月随访，若症状复发，无须 MDT（多学科团队）转诊可再次治疗。

神经调节 / 神经刺激

由于没有足够的证据支持，这种治疗最好不要用于治疗 OAB。然而，神经刺激有三种类型[20]：

1. 经皮骶神经刺激：放置在骶骨上方的表面电极。
2. 经皮胫后神经刺激：放置在胫后神经上方的表面电极。
3. 经皮胫后神经刺激：针插入靠近胫后神经。

骶神经刺激

通过植入类似于起搏器的脉冲发生器，在 $S_2 \sim S_3$ 段施加恒定频率 10 Hz

的刺激，并将定时电极固定在神经上，阻断正常的神经传递。在植入前，通过经皮电极插入 S_3 孔进行试验，如果 OAB 症状有 > 50% 的改善，则应用永久性植入。电池寿命为 10 年 [25]。

胫后神经刺激

在踝关节内踝上方、胫骨后方 5 cm 处放置 34 号经皮穿刺针，在足弓处放置表面电极。它通过 20 Hz 的电刺激使这些神经抑制膀胱活动以及脊髓或大脑中的排尿反射通路 [26]。每次持续 30 分钟，每周 1 次，共 12 周。经皮胫骨后神经刺激，又称紧急 PC。这是一种门诊的神经调节方法。进行 12 次 30 分钟的训练，然后是维持训练。紧急 PC 得到了 FDA 的批准。

■ 手术

手术是最后的手段，通常不采用。

手术方式包括：

1. 膀胱扩大术。

2. 尿流改道术。

3. 逼尿肌切除术。

膀胱扩大术

也被称为克朗膀胱成形术 / 肠膀胱成形术。

• 膀胱横断→分离部分肠管（回肠或回盲段）→修整肠管形态→与膀胱横断区域缝合。

• 术后膀胱将丧失收缩功能。

• 10 天后拔除耻骨上引流管。

• 之后患者可能会正常排空或需要间歇的自我导尿。

尿流改道术

• 为间歇导尿而建立的腹壁造口术。

• 适用于无法通过尿道导尿的残疾患者[27]。

逼尿肌切除术

• 自体增强手术。

• 从膀胱顶摘除逼尿肌肌肉，保留黏膜完整。

• 它增加膀胱容量，减少收缩频率。

尚未被批准，仍处于研究阶段的治疗方法

• 神经激肽受体拮抗剂。

• 神经生长因子抑制剂。

• 肾上腺素受体拮抗剂。

• 干细胞治疗。

• 基因治疗。

参考文献
（遵从原版图书著录格式）

1. Roy J. Overactive bladder – current treatment modalities. Current Women's Health Reviews 2013；9：105-16.

2. Dmochowski RR，Sanders SW，Appell RA，Nitti VW，Davila GW. Bladder-health diaries：an assessment of 3-day vs 7-day entries. BJU Int 2005；96：1049-54.

3. Burgio KL. Influence of behavior modification on overactive bladder. Urology 2002；60（5 Suppl 1）：72-6；discussion 77.

4. http：//thehealthscience.com/showthread.php?849016-Overactive-Bladder retrieved on 03.01.'15

5. http：//www.webmd.com/urinary-incontinence-oab/bladder-training-techniques retrieved on 03.01.'15

6. Burgio KL. Behavioral treatment of urinary incontinence，voiding dysfunction，and overactive bladder. Obstet Gynecol Clin N Am 2009；36：475-91.

7. http：//coe.ucsf.edu/wcc/print_urge_suppression.html retrieved on 02.01.'15

8. https：//www.nice.org.uk/guidance/cg171/chapter/key-priorities-for-implementation retrieved on 04.01.'14

9. Kegel AH. Stress incontinence and genital relaxation; a nonsurgical method of increasing the tone of sphincters and their supporting structures. Ciba Clin Symp 1952; 4: 35-51.

10. Deffieux X, Billecocq S, Demoulin G, Rivain AL, Trichot C, Thubert T. Pelvic floor rehabilitation for female urinary incontinence: mechanisms of action. Prog Urol. 2013; 23: 491-501.

11. Hersh L, Salzman B. Clinical management of urinary incontinence in women. Am Fam Physician 2013; 87: 634-40.

12. Dumoulin C, Hay-Smith EJ, Mac Habée-Séguin G. Pelvic floor muscle training versus no treatment, or inactive control treatments, for urinary incontinence in women. Cochrane Database Syst Rev 2014 May 14; 5: CD005654.

13. Petros PP, Skilling PM. Pelvic floor rehabilitation in the female according to the integral theory of female urinary incontinence. First report. Eur J Obstet Gynecol Reprod Biol 2001; 94: 264-69.

14. Subak LL, Johnson CEW, Boban D, et al. Does weight loss improve incontinence in moderately obese women? Int Urogynecol J Pelvic Floor Dysfunct 2002; 13: 40.

15. Hegde SS. Muscarinic receptors in the bladder: from basic research to therapeutics. Br J Pharmacol 2006; 147 Suppl 2: S80-7.

16. Doroshyenko O, Jetter A, odenthal KP, et al. Clinical pharmacokinetics of trospium chloride. Clin Pharmacokinet 2005; 44: 701-20.

17. Wesnes K, Lipton R, Kolodner K, Edgar C. Darifenacin, an M3 selective receptor antagonist for the treatment of overactive bladder, does not affect cognitive function in elderly volunteers. Eur Urol 2004; 3: 131.

18. Geoffrion R. Treatments for Overactive Bladder: Focus on Pharmacotherapy. J Obstet Gynaecol Can 2012; 34: 1092-101.

19. Lipton RB, Kolodner K, Wesnes K. Assessment of cognitive function of the elderly population: effects of darifenacin. J Urol. 2005; 173: 493-8.

20. https://www.nice.org.uk/guidance/cg171/chapter/1-recommendations retrieved on 04.01.'15

21. Rechberger T, Kulik-Rechberger B, Miotła P, Wróbel A. The new era in the pharmacological treatment of overactive bladder (OAB): mirabegron—a new selective beta 3 agonist. Ginekol Pol 2014; 85: 214-9.

22. Rossanese M, Novara G, Challacombe B, Iannetti A, Dasgupta P, Ficarra V. Critical analysis of phase II and III randomised control trials (RCTs) evaluating efficacy and tolerability of a b3-adrenoceptor agonist (Mirabegron) for overactive bladder (OAB). BJU Int 2015; 115: 32-40.

23. Wagg A，Cardozo L，Nitti VW，Castro-Diaz D，Auerbach S，Blauwet MB，et al. The efficacy and tolerability of the b3-adrenoceptor agonist mirabegron for the treatment of symptoms of overactive bladder in older patients. Age Ageing. 2014；43：666-75.

24. Bragg R，Hebel D，Vouri SM，Pitlick JM. Mirabegron：a Beta-3 agonist for overactive bladder. Consult Pharm 2014；29：823-37.

25. Kohli N，Patterson D. InterStim® Therapy：A Contemporary Approach to Overactive Bladder. Rev Obstet Gynecol 2009；2：18-27.

26. Staskin DR，Peters KM，MacDiarmid S，Shore N，de Groat WC. Percutaneous tibial nerve stimulation：a clinically and cost-effective addition to the overactive bladder algorithm of care. Curr Urol Rep 2012；13：327-34.

27. Blaivas JG，Weiss JP，Desai P，et al. Long-term follow-up of augmentation enterocystoplasty and continent diversion in patients with benign disease. J Urol 2005；173：1631-4.

（李郴 译　常悦 校）

第 19 章　充盈性尿失禁

Susmita Bhattacharya，*L Ranjit Singh*

主题词

- 急性尿潴留
- α 肾上腺素能阻滞剂
- 氯贝胆碱
- 膀胱引流
- 胆碱能药物
- 慢性尿潴留
- 自我间歇性清洁导尿

- 代偿性逼尿肌肥大
- 压力诱发试验
- 膀胱炎
- 糖尿病
- 低反应性膀胱
- 间断漏尿
- 绝经期
- 神经源性膀胱

- 肥胖
- 盆底功能锻炼
- 哌唑嗪
- 妊娠
- 特拉唑嗪
- 尿道炎
- 尿流动力学
- 排尿日记

摘 要

充盈性尿失禁指尿液从过度充盈的膀胱中不自主溢出，通常没有任何排尿冲动。如今，该术语已被"慢性尿潴留"所取代。膀胱肌无力是女性充盈性尿失禁的常见原因。某些疾病也是尿失禁的原因，如糖尿病、维生素 B_{12} 缺乏症、帕金森病等。尿流动力学检查是精确诊断该病的金标准。留置尿管是一线治疗方案。胆碱能药物是刺激逼尿肌的一线药物。并发症包括 UTI、膀胱结石、输尿管积水、肾积水等。

■ 充盈性尿失禁

尿失禁

尿液漏出被称为尿失禁[1]。国际尿控学会（International Continence Society，ICS）最近将失禁定义为"尿液不自主漏出"[1]。尿液还可能从尿道外漏出，如伴有下泌尿道瘘或先天性畸形。

然而该定义并没有包含同一症状的不同变异类型。如一半的未生育的年轻妇女偶尔会出现少量尿液渗漏，大多数人并未因此产生困扰并寻求治疗。而另一个极端情况，每天有 5% ～ 10% 的成年女性出现严重漏尿。这些妇女常常由于漏尿而减少日常活动、社交活动和性生活，故而极大地改变了她们的生活。许多人的自尊心明显受损。在这两个极端之间，还有 1/3 的成年女性至少每周发生一次漏尿，但没有像上述描述的那样严重影响生活。

因此，考虑到上述因素，尿失禁可以被更好地定义为客观上非自主尿液流出，可引起卫生和（或）每日社交上的不便 [2]。

■ 流行病学

西方流行病学研究表明，尿失禁的发病率为 15% ～ 55%[3]。发病率的波动范围较大归因于研究方法差异、人群特征的不同和尿失禁定义的变化。

尿失禁的危险因素

- 年龄增加。
- 妊娠。
- 分娩。
- 绝经期。
- 子宫切除术。
- 肥胖。
- 泌尿系统症状。
- 功能障碍。
- 认知障碍。
- 慢性腹压升高。
- 慢性咳嗽。
- 便秘。
- 职业风险。
- 吸烟。

■ 分类

尿失禁分为多种类型（图 19-1），本章将重点介绍充盈性尿失禁的评估和管理。

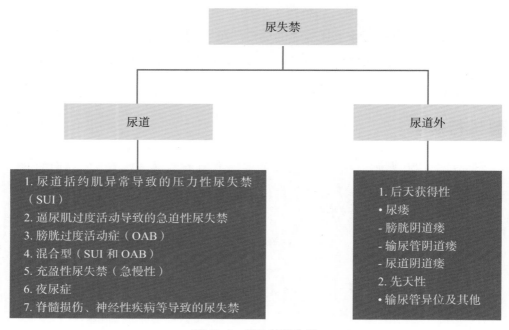

图 19-1　尿失禁的分类

定义：充盈性尿失禁是在没有逼尿肌收缩的情况下，与膀胱过度填充相关的尿液非自主性流出，通常发生在没有任何排尿冲动的情况下[4]。

充盈性尿失禁是尿失禁的一种，其特征是在没有任何排尿冲动的情况下，膀胱过度充盈时非自主地漏出尿液。当膀胱无法及时排空时，就会发生这种情况。

充盈性尿失禁的妇女不能完全排空膀胱中的尿液。由于膀胱始终存有大量尿液，因此会定期漏尿。日常活动如改变体位时通常会引起漏尿。

"充盈性尿失禁"这一名词近年已被"慢性尿潴留"所取代。

"慢性尿潴留"的定义为长期膀胱残余尿量较多，多为无痛性（ICS 2010）[5]。

"急性尿潴留"的定义是，患者的膀胱充盈但无法排出尿液，通常伴有（亦可无）疼痛，可触及或叩及充盈的膀胱（ICS 2010）[6]。

发病率：充盈性尿失禁占所有失禁病例的 10% ～ 15%[7]。

病因学：与其他类型的尿失禁不同，充盈性尿失禁女性比男性少见。

膀胱肌无力：是女性充盈性尿失禁的常见原因。妊娠、绝经期、卵巢肿瘤甚至肾结石会导致膀胱肌肉无力。但是，与男性相比，女性患充盈性尿失禁的比例要小得多。

尿失禁的其他可能原因包括：

- **尿路阻塞**：

- 盆腔肿瘤。

- 子宫脱垂的外在压迫。

- 尿路结石。

- 尿道肿物。

- 瘢痕组织。

- 感染所致组织水肿。

- 膀胱脱垂引起的尿道扭转。

- 尿道括约肌收缩不受抑制。

- 尿道或膀胱颈狭窄。

- **膀胱神经的医源性损伤**：

- 手术操作。

- 产伤。

- 麻醉操作。

- **疾病导致的神经损伤，如**：

- 糖尿病。

- 维生素 B_{12} 缺乏症。

- 椎间盘突出。

- 正常压力性脑积水。

- 酗酒。

- 帕金森病。

- 多发性硬化。

- 脊柱裂。

- 脑皮质病变。

· **药物**：包括部分抗惊厥药和抗抑郁药，它们会影响膀胱神经信号传导，如抗胆碱能药和 α 肾上腺素能药物以及 NSAIDs。

· **感染**：引起膀胱颈和尿道痉挛，如膀胱炎和尿道炎。

■ 病理生理学

与其他类型的轻型膀胱漏尿不同，充盈性尿失禁发生时，正常的尿流中断，且无法完全排空膀胱。

充盈性尿失禁中，膀胱过度填充拉伸导致尿液不时从膀胱漏出。这种过度拉伸可能是由两个因素引起的。首先是膀胱、尿道或泌尿系统其他区域的梗阻。第二个根本原因可能是膀胱收缩无力，这可能是由于神经损伤或膀胱内外的肌肉萎缩引起的。当膀胱收缩较弱时，膀胱容积扩大。并可能存在代偿性逼尿肌肥大，导致膀胱流出道扩大，使尿液漏出。不管是什么原因，充盈性尿失禁中膀胱都会发生过度充盈，随后发生尿液流出。

神经源性膀胱：可诱发充盈性尿失禁，通常指由于骶神经的损伤或冲动传导受阻而导致的膀胱充盈感缺失。可由脊髓外科手术、脊髓骶段肿瘤或先天缺陷引起。也可能为其他疾病的并发症，如糖尿病和小儿麻痹症。

术后尿道梗阻可诱发充盈性尿失禁，如膀胱颈过度矫正或患有低反应性膀胱。正常的排尿行为由骶骨和脑桥排尿中枢集中控制。中枢或周围神经元损伤所致的逼尿肌功能障碍可造成膀胱排空障碍。若无法及早发现病因可能导致永久性神经功能障碍，并继而使逼尿肌或膀胱壁副交感神经节受损。充盈性尿失禁通常发生于极度填充的膀胱。当达到膀胱壁弹性的极限时，膀胱的肌肉会逐渐松垮。当膀胱总是充满大量尿液时，尿液就会在非自主情况下漏出，因膀胱不能完全排空，患者可能会持续感到膀胱充盈感。尿液溢出是由逼尿肌压力的升高驱动的。

■ 并发症

1. 充盈性尿失禁最严重的并发症是尿液长时间残留在膀胱中并引起膀胱感染。

2. 膀胱肥大和痉挛。

3. 感染易导致膀胱结石，并最终导致膀胱鳞状细胞癌。

4. 膀胱压力逐渐升高，可继发肾积水、输尿管阻塞、肾结石，并最终导致肾衰竭。

■ 临床症状

1. 无意识的尿液流出。

2. 间断漏尿。

3. 外阴部持续潮湿。

4. 尿流微弱或缓慢。

5. 即使刚刚排尿，仍然感觉膀胱没有排空。

6. 需要用力或于耻骨上施加压力才能排空尿液。

7. 伴有耻骨上压力或疼痛。

8. 夜间睡眠时漏尿。

9. 即使排尿后也有间断漏尿。

10. 尿频，因为患者从来没有完全的尿尽感。

11. 打喷嚏、咳嗽，甚至大笑等简单动作时尿液流出，但通常不会伴有尿液流出的感觉。

12. 频繁的尿路感染，伴有排尿灼痛。

■ 体征

1. 排尿后仍可触及充盈的膀胱。

2. 在膀胱排空后，插入导尿管并记录尿量。便携式三维超声设备可用于扫描膀胱，记录残余尿量。

正常情况下残余尿量应小于 50 cc，充盈性尿失禁患者的残余尿量＞ 200 cc。

患有尿失禁的女性的体格检查：

A. 神经系统检查

– 精神状态。

– 会阴部感觉。

– 会阴反射。

– 腱反射。

B. 腹部检查

– 是否有肿物。

C. 心血管

– 充血性心力衰竭。

– 下肢水肿。

D. 盆腔检查

– 脱垂。

– 萎缩。

■ 诊断

充盈性尿失禁是一种排除诊断。需要详细的病史采集、体格检查和辅助检查以排除其他尿失禁的原因并确定诊断。

1. 病史：应从每位失禁患者那里获得详尽的病史。病史应包括症状、一般病史、既往手术史和用药史。需确定该妇女最受困扰的症状，漏尿的频率、量，引起尿失禁的原因，改善或恶化问题的原因，以及既往曾接受过的治疗（如果有的话）。持续无膀胱排空感和间歇性非自主性漏尿是尿失禁妇女最常见的主诉。病史采集需包含全身性疾病，如糖尿病（如果血糖控制不佳，将导致渗透性利尿）、血管功能不全（当周围组织间隙水分回流到血液系统中时，可致尿液增加继而发生夜间尿失禁）、慢性肺部疾病（可导致慢性咳嗽引起压力性尿失禁），或从大脑皮层到周围神经系统的任何位置的病变可致神经泌尿调控系统异常。

2. 患者问卷调查：国际尿控协会推荐使用不同的调查表，以评估尿失禁的症状以及失禁对妇女生活质量的影响。

3. 排尿日记：排尿频率 / 膀胱容积图（通常称为"膀胱 / 排尿日记"）有助于全面评估尿失禁患者的症状，提供有关膀胱功能的重要信息，而常规尿流动力学检查并不提供这些信息：24 小时尿量，每日排尿次数，夜间排尿次数，平均排尿量和功能性膀胱容量（正常日常生活中单次最大尿量）。

■ 辅助检查

1. 尿常规：在所有充盈性尿失禁的女性中，必须排除感染或其他尿路疾病。初次就诊时要进行尿常规和尿液培养，排除泌尿系统感染等导致泌尿系统症状的常见原因。由于尿路感染是尿失禁最常见的并发症之一，因此该检查始终是必不可少的。尽量留取清洁尿液标本。尿蛋白、葡萄糖、酮体、尿红细胞、管型和亚硝酸盐提示原发性肾脏疾病或损伤。

2. 血液检查：白细胞增多可提示感染，检查血糖水平排除糖尿病，肾功能检查可评估除尿路梗阻外其他肾脏疾病导致的尿失禁。

3. 压力诱发试验：患者应在膀胱充盈的情况下进行检查。咳嗽时尿液流出，通常在压力性尿失禁时发生，但在充盈性尿失禁的情况下也可以出现。如果在女性仰卧时未观察到漏尿，则应站立，使双脚分开与肩膀同宽，并咳嗽数次。

4. 超声：进行影像学检查以观察膀胱、肾脏和输尿管等内脏器官，充盈性尿失禁可引起膀胱持续高容量，导致尿液反流，影像学检查可发现输尿管积水、肾积水和肾损伤。

5.尿流动力学：尿流动力学检查可提供有关下尿路功能的客观证据，是诊断充盈性尿失禁的金标准，内容包括膀胱容量、逼尿肌稳定性、收缩性和排尿能力（膀胱测压）。

– **尿流率**：随时间绘制尿液排出量。随着膀胱排空，排尿时间、尿流率和尿流时间通常会增加。充盈性尿失禁时会出现正常尿流中断。

– **充盈性膀胱测压法**：膀胱造影（也称为膀胱测压）用于评估膀胱充盈期间的膀胱和尿道功能。通常使用膀胱测压来估计逼尿肌的活动对膀胱施加的实际压力。通过使用膀胱内压力导管测量总膀胱内压力（Pves），用直肠或阴道导管测量腹腔内压力（Pabd），然后用前者减去后者来获得逼尿肌压力（Pdet）：Pdet=Pves–Pabd。

– **压力流量计**：该评估通常在膀胱造影术之后进行。重新记录最大尿流率和残余尿量。这项检查对于尿不尽的女性尤为重要，因为压力流量计可提示梗阻（最大逼尿肌压升高且流速缓慢）或逼尿肌收缩力差（逼尿肌压力低且流速慢），进而辨别尿失禁原因。

– **尿道压力曲线**：膀胱测压测试的最后一部分是尿道压力曲线。最大尿道闭合压（MUCP）是通过尿道压与膀胱内压之间的最大差值计算得出的[8]。还可以获得功能性尿道长度和失禁区的面积。

6.其他确诊方法可能包括：

– **膀胱镜检查**：可检测任何可能引起尿失禁的膀胱病变、膀胱肥大或梗阻性病变。

–IVP：可以检测出充盈性尿失禁中由慢性膀胱压力升高引起的尿液反流所致的器质性病变。

■ 治疗

治疗方式的选择取决于对充盈性尿失禁病因的判断。例如，当一种药物引起尿失禁，停止用药即可。如果梗阻造成充盈性尿失禁，则消除梗阻即可改善排空功能。若并未明确充盈性尿失禁的根本原因或患者仅想改善症状，建议采用以下治疗方法：

1. 膀胱引流：充盈性尿失禁主要通过排空膀胱来治疗。可不时应用导尿管导尿，若连接尿袋也可以长期使用。膀胱引流有两种方式：经尿道留置尿管和耻骨上导管引流。将尿管通过尿道插入膀胱，而耻骨上导管通过耻骨上造口插入膀胱。如果女性患者因先前的手术或盆腔脱垂而出现尿道梗阻，可采用尿道松解术或改善脱垂的手术。

并发症：如果长期留置导尿管，则可能诱发尿路感染。

对于不愿或无法承受进一步手术的尿路梗阻患者，可以选择间歇性清洁导尿。拔出导管后，测量残余尿量。如果大于 50 mL，则需要持续进行膀胱引流。

2. 膀胱功能训练：在一天中的固定时间排尿，以防止膀胱过度充盈（通常 2 ～ 3 小时排一次）。

3. 盆底功能锻炼：膀胱肌无力是充盈性尿失禁的常见原因，盆底功能锻炼可以增强膀胱和周围的肌肉，从而减轻尿失禁对生活的影响。盆底功能锻炼是通过收缩膀胱周围的肌肉约 10 秒钟然后放松来进行的。这些练习一天可以进行无数次。患者可通过中断排尿定位用力的盆底肌肉位置来进行这些肌肉的后续练习。

4. 手术：如果发现梗阻是由肿瘤或肾结石引起，手术常是最佳选择。

5. 药物治疗：胆碱能药物在减轻充盈性尿失禁症状方面相当有效，可作为一线药物。也可使用 α 肾上腺素能阻滞剂。这些药物通过放松泌尿道使尿液更容易流出。

– 胆碱能药物（作用于副交感神经系统）：

氯贝胆碱

A. 机制

1. 胆碱能激动剂。

2. 副交感神经刺激逼尿肌。

B. 适应证：非阻塞性膀胱收缩乏力。

C. 禁忌证

1. 甲状腺功能亢进。

2. 消化性溃疡。

3. 哮喘。

－ α 肾上腺素能阻滞剂（作用于交感神经系统）：

（1）哌唑嗪。

（2）特拉唑嗪。

A. 机制：降低膀胱颈及尿道张力。

B. 应用指征：括约肌高度痉挛（不宜手术者）。

6. 若为神经系统疾病、糖尿病或脑卒中后继发尿潴留，则纠正尿潴留根本原因的可能性不大。这种情况下的主要目标是防止尿潴留继发上尿路损伤。

7. 其他产品：有各种各样的有关充盈性尿失禁的产品，旨在最大程度地减少充盈性尿失禁可能引起的尴尬和压力。

－ 刺激膀胱神经：通过植入类似于起搏器的植入物来完成的。该过程可称为骶神经调控，包括将植入物置于臀部并将其连接到来自膀胱的骶神经附近。植入物发出电脉冲，可以调节导致膀胱潴留尿液的信号。对于使用传统疗法无法改善病情的患者可选择这种门诊手术方法。

－ 失禁尿垫：帮助接住漏出的尿液并保护衣物。

－ 超吸收内裤：专为女性设计，贴合能力强并感觉像真正的内衣，可应对严重的尿失禁。

■ 预防措施

1. 每天至少喝 2 ～ 3 L 水，降低尿路感染风险，并减少浓缩尿液对膀胱的刺激。

2. 避免咖啡因（茶、咖啡、可乐和刺激性饮料）、碳酸饮料和酒精摄入。

3. 规范进行盆底功能锻炼，以增强盆底肌肉力量。

4. 超重患者适当减轻体重。

参考文献
（遵从原版图书著录格式）

1. National Institute for Health and Clinical Excellence（September 2013）. Urinary incontinence. The management of urinary incontinence in women. NICE clinical guideline 171. Available from- http：//www.guidance.nice.org.uk/cg171NICE accessed on 14 November，2014.

2. Dutta DC. Urinary problems in Gynaecology. In：Konar H（Ed.）. Text book of Gynaecology. 6th edition. Kolkata：New Central Book Agency（P）Ltd；2013：381.

3. Urinary Incontinence. In：Hoffman BL，Schorge JO，Schaffer JI，Halvorso LM，Bradshaw KD，Cunningham FG（Eds）. Williams Gynecology. 2nd edition. New York：McGraw-Hill；2012：607.

4. Overflow Incontinence. Available from- http：//www.en.m.wikipedia.org/wiki/Overflow_incontinence. Accessed on 12 December，2014.

5. http：//www.ics.org/terminology/569. Accessed on 12 December，2014.

6. http：//www.ics.org/terminology/568. Accessed on 12 December，2014.

7. Overflow Incontinence Health Information. Available from http：//www.depend.com.au/urinary-incontinence/overflow.Accessed on 16 November，2014.

8. http：//www.ics.org/terminology/493. Accessed on 08 December，2014.

（蒋沫怡 译　常悦 校）

第 20 章　排尿功能障碍

Manidip pal

主题词

◆ 排尿等待　　　◆ 排尿性晕厥　　　◆ 用力排尿

◆ 尿不尽　　　　◆ 膀胱害羞综合征　◆ 痛性尿淋漓

◆ 尿流中断　　　◆ 尿流缓慢　　　　◆ 超大尿流

◆ 间歇性排尿　　◆ 排尿淋漓　　　　◆ 超快排空

◆ 排尿中断　　　◆ 尿流喷洒（尿流分叉）◆ 终末滴沥

摘　要

　　排尿功能异常或排尿功能障碍可表现为尿流缓慢、尿流间歇、排尿困难、排尿痛不等。尿流测定法可以帮助区分间歇性排尿和排尿中断。地西泮、抗胆碱能药、α 受体阻滞剂等可治疗不同的排尿功能障碍。

　　排尿功能障碍，可通过症状和尿流动力学检查诊断，被定义为排尿异常缓慢和（或）不完全排尿[1]。本章引用了 ICS 2010（国际尿控学会）的术语。排尿功能障碍可能约占妇科泌尿学膀胱相关症状的 14%[2]。

　　排尿功能问题是指患者试图排尿时出现的问题。患者可出现的不同排尿问题，包括：

　　1. 尿流缓慢：与该患以往的尿流或与其他人相比，出现尿流缓慢或中断。

　　2. 尿流喷洒（尿流分叉）：患者诉排尿过程中出现尿流喷洒或尿流分叉，而不是单一尿柱。

　　3. 尿流间歇（尿流中断）：是指个体描述排尿过程中出现一次或多次的尿流时断时续。

　　4. 排尿等待：做好排尿准备时难以启动排尿而出现排尿延迟。

5. 用力排尿：需要使用肌肉力量（通过腹部用力、用力屏气或耻骨上加压）来启动、维持或改善尿流。

6. 终末滴沥：是指排尿终末期延长，出现尿流减慢、尿流细、尿淋漓。

7. 需要立即再次排尿：尿液排出后不久必须再次排尿。

8. 体位相关的排尿：必须采取特定的姿势才能自主排尿或促进膀胱排空，如向前或向后倾斜在马桶上，或采取半蹲位排尿。

9. 尿痛：排尿时有烧灼感或其他不适感。

10. 痛性尿淋漓：排尿困难伴疼痛。

排尿后症状：指患者排尿即刻出现的症状。包括 2 种类型：

1. 尿不尽：排尿后并没有感觉到膀胱排空。

2. 排尿后淋漓：排尿完成后即刻发生的不自主尿液溢出。

排尿问题通常是由下尿路梗阻引起的。应进行详细的病史记录，并视情况完善尿流率检查、残余尿量测定、尿流动力学评估等检查。如果具有明显主诉的患者其尿流动力学并未显示逼尿肌或尿道的异常，症状可能与下尿路相关[3]。应重复测量以确认是否存在排尿功能障碍。

通过尿流率测定，可以鉴别 3 种不同类型的排尿问题：

超大尿流 / 超快排空：迅速达到最大尿流量（Q_{max}）。

间歇性排尿：多峰尿流，曲线向下的部分从不触及最低点，而是保持始终高于 2 mL/s 的流速。通常，这是由于尿道括约肌自发活动引起的。

排尿中断：多峰尿流，曲线向下的部分触及底线或以 2 mL/s 的流速流动。这是由于逼尿肌功能不足需腹部加压所致。

通常在排尿时 / 膀胱排空阶段盆底肌肉会松弛，若出现功能异常则会导致这些排尿问题。尿道外括约肌功能障碍可能是主要原因。须拍摄肌电图才能诊断排尿障碍，可表现为排尿时括约肌活动增加。

治疗[4]

1. 观察。

2. 盆底物理治疗。

3. 药物：

• 地西泮：松弛括约肌，2 ～ 10 mg bid 或 qid。

• 抗胆碱能药，如奥昔布宁，从小剂量开始，缓释剂效果更好。

• 三环抗抑郁药，如阿米替林，睡前或分次服用 25 ～ 75 mg。

• α 受体阻滞剂，如坦洛新 400 µg/d，松弛膀胱颈。

• 巴氯芬：

- 由于其有不良反应（医源性卵巢囊肿），可作为非一线治疗药物。

- 口服剂量：从 5 mg tid × 3 天开始→然后改为 10 mg tid × 3 天→ 15 mg tid × 3 天→ 20 mg tid × 3 天。

维持剂量：40 ～ 80 mg/d。

应将每天 80 mg 的剂量分为四次给药。

排尿困难：下尿路或尿道外部因素（外阴异常）导致的排尿困难。

其他需关注的排尿问题包括：

• 膀胱害羞综合征：其他人在场时无法排尿，如公共厕所[5]。

• 排尿性晕厥：排尿时的迷走神经反射，可能引起晕厥[5]。

参考文献
（遵从原版图书著录格式）

1. http：//www.ics.org/terminology retrieved on 20.12.'14

2. http：//www.kkh.com.sg/HealthPedia/Pages/ FemaleUrinaryDisordersVoidingDisorders.aspx

3. Takeda M，Araki I，Kamiyama M，Takihana Y，Komuro M，Furuya Y. Diagnosis and treatment of voiding symptoms. Urology 2003；62（5 Suppl 2）：11-9.

4. King AB，Goldman HB. Bladder outlet obstruction in women：functional causes. Curr Urol Rep 2014；15：436.

5. http：//en.wikipedia.org/wiki/Urination retrieved on 20.12.'14

（蒋沫怡 译　常悦 校）

第21章 膀胱疼痛综合征/间质性膀胱炎

Nagendra Nath Mishra

主题词

- 盐酸阿米替林
- 肉毒杆菌毒素
- 化学传感器
- 慢性非细菌性前列腺炎
- 哥本哈根膀胱镜分类
- 环孢素 A

- 饮食
- 二甲基亚砜
- 加巴喷丁
- 肾小球样病变
- 糖胺聚糖
- Hunner 溃疡
- 水肿

- 盐酸羟嗪
- 机械传感器
- 神经调节
- 膀胱疼痛性疾病
- 膀胱疼痛综合征
- 戊聚糖多硫酸钠

摘 要

膀胱疼痛综合征/间质性膀胱炎是一种以疼痛、尿急和尿频为特征的慢性疾病。有严重症状的患者生活质量较差。该疾病的临床表现高度个体化，同一症状不同人的临床表现有所不同。但是，不同症状的相似点是与排尿相关。检查分为必须的检查和可选择的检查。必须的检查包括：排尿日记（一整天的排尿活动记录）、尿常规、尿培养及药敏试验、输尿管膀胱超声检查、膀胱镜检查。治疗采用阶梯式方式，应从侵入性较小的开始，一个接一个的逐渐过渡到侵入性大的治疗方式。口服的处方药包括戊聚糖多硫酸钠、阿米替林、盐酸羟嗪、加巴喷丁等。难治性患者可选择膀胱内肉毒素和神经调节治疗。

膀胱疼痛综合征/间质性膀胱炎（BPS/IC）（图 21-1）是一种被忽视的慢性衰弱性炎症性疾病，其特征为不同程度的膀胱疼痛、尿频和尿急[1]。印度和世界各地仍有许多医师不愿意相信这种疾病的存在。全世界都普遍认为 BPS/IC 难以诊断和治疗，最糟糕的是没有明确的诊断标准。在过去的 25 年中，世界各地，尤其美国，投入了大量的金钱和精力，仍未得出明确的病理学诊断标准和治疗原则。

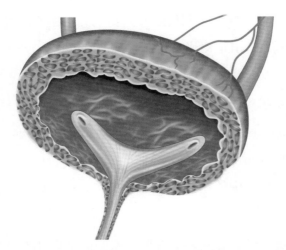

图 21-1　正常膀胱黏膜、输尿道开口和内尿道的外观

它是一种特殊疾病，病因学不明 [2]，病理学未知 [3]，尚无可治愈的特效治疗方法 [4]。

■ 历史

在 19 世纪初，这种疾病因其症状与膀胱结石类似，被定义为疼痛性膀胱炎。然而，间质性膀胱炎是在 1887 年首次被提及的 [5]。

1918 年，Guy Hunner 将其描述为"难以解释的膀胱溃疡"，后来被称为"Hunner 溃疡"。当时使用的膀胱镜是原始的，并且视野受限。现在，人们意识到他所说的溃疡不是真正的溃疡而是红色病变。

1951 年，加拿大的 JP Bourque 使用了"疼痛膀胱"一词，有时也称为"膀胱疼痛综合征"。它不是间质性膀胱炎的代名词，而是所有引起膀胱疼痛疾病的统称 [6]。

1978 年，坎贝尔泌尿学首次以一整章专门介绍了间质性膀胱炎，并且第一次出现了单词"肾小球样病变"来表达点状出血 [7]。

1987 年，间质性膀胱炎根据不同的临床表现被描述为溃疡性和非溃疡性 IC [8]。同年，美国国立糖尿病消化与肾病研究所（the National Institute of Diabetes，Digestive and Kidney Disease，NIDDK）形成了 BPS/IC 的定义共识，该定义于 1988 年进行了修订。制定这些指南的目的是有一个国际标准来比较不同地理区域的患者。NIDDK 指南诊断标准非常严格，仅诊断出 40% 的 BPS/IC 患者[9]。

2002 年，国际尿控协会使用术语"膀胱疼痛综合征"。欧洲间质性膀胱炎研究协会（European Society for Study of Interstitial Cystitis，ESSIC）于 2006 年更名为膀胱疼痛综合征，以符合分类标准[10]。

2009 年，日语指南中使用了超敏性膀胱综合征，因为日语中没有类似疼痛这样的词汇[11]。

2011 年 AUA 指南使用 BPS/IC 一词，因此本章也称为 BPS/IC（膀胱疼痛综合征 / 间质性膀胱炎）[12]。要注意的是，所有术语中的 IC、BPS/IC、BPS、HBS 均指同一综合征。尽管已尽力缩小差异，但 2013 年 3 月在京都举行的第三次国际间质性膀胱炎协商会仍未就名称或定义达成任何共识。

■ 定义

纵观对疾病认知的发展史，同一综合征会有多种定义。根据"国际膀胱疼痛综合征研究学会"，膀胱疼痛综合征（bladder pain syndrome，BPS）的诊断依据是与骨盆疼痛、压力或不适相关的慢性骨盆痛，并伴有至少一种其他尿路刺激症状如尿频、尿急。同时必须排除引起相同症状的其他疾病[10]。

美国泌尿学会于 2011 年发布了指南，将疾病命名为 BPS/IC。这种情况被定义为"一种与膀胱相关的不适感觉（疼痛、压力、不适感），并伴有持续 6 周以上的下尿路症状，并且没有感染或其他可确定的原因[12]"。

日本、中国台湾和韩国均有自己的指南，称其为"膀胱过度敏感症"（hypersensitivity，HSB）[11]，定义为"膀胱过度敏感，通常与尿频有关，伴有或不伴有膀胱疼痛"。

2009 年 6 月，印度的 BPS/IC 学会制定了印度 IC 指南，该指南将 BPS/IC 定义为持续至少 4 ～ 6 周的复发性盆腔疼痛或不适（压力、烧灼感、颤动等）。在缺乏与尿频 / 尿急相关的明确病理学的情况下，症状随膀胱充盈而加重，随排尿而减轻。

■ 病因

关于 BPS/IC 的病理生理学尚无共识,但是有许多理论。这些理论如下图(图21-2)所示:

- 渗漏性上皮糖胺聚糖(GAG 理论)[13-15]。

- 隐匿性感染。

- 神经源性炎症[16]。

- 肥大细胞激活[16]。

- 自身免疫[17]。

- 血管因素。

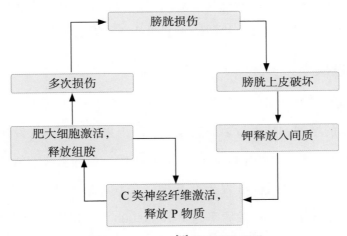

图 21-2　BPS/IC[18] 的病理生理学

膀胱黏膜的黏蛋白由磺化糖胺聚糖(GAG)和糖蛋白组成。每当膀胱表面的通透性受损时,钾离子就会穿过上皮,使感觉神经和运动神经去极化并激活肥大细胞[13]。黏蛋白 GAG 层在 BPS/IC 的发病机制中的作用已被大量研究[14]。尿路上皮不仅具有屏障功能,而且还充当膀胱填充的"机械传感器",以及尿液酸度、渗透压和成分的"化学传感器"[15]。

根据另一种理论,首先发生的是肥大细胞激活。肥大细胞包含血管活性和炎性介质(组胺、白三烯、前列腺素和胰蛋白酶),在包括 BPS/IC 在内的神经炎性疾病的发病机制中起着核心作用[16]。

膀胱疼痛综合征 / 间质性膀胱炎本质上是慢性的，它的缓解和发作与许多自身免疫性疾病有关。目前，人们认为局部膀胱组织损伤可诱发自身免疫性疾病[17]。

BPS/IC 的多因素病因

起初，上皮损伤是在感染、炎症、骨盆手术、分娩或泌尿科操作发生之后出现的。通常，治疗后上皮表面会愈合，但在某些患者中上皮愈合受阻，从而导致 GAG 层异常。有缺陷的 GAG 层会使钾和其他尿液代谢产物通过黏膜下层并引起炎症，导致肥大细胞活化，从而引起局部组织损伤和血管收缩。这会引发一系列反应，并导致膀胱损伤、逼尿肌平滑肌损伤和纤维化改变。最终导致膀胱容量较小。同时也可合并神经元上调及脊髓损伤[18]。

BPS/IC 的患病率

膀胱疼痛综合征 / 间质性膀胱炎是一种罕见疾病，患病率因国家而异。随着对疾病认识的增加，越来越多的患者被诊断出来。不同国家发病率有很大不同，中国最低发病率为 100/100 000[19]，而在美国，最低患病率估计为 2600/100 000（Berry）[20]。当诊断标准发生变化时，患病率就会改变。即使在美国，Clemens 2007 年的报告显示发病率为 197/100 000[21]。芬兰[22] 和奥地利[23] 的患病率分别为 300/100 000 和 307/100 000。在印度，尚无流行病学研究，即使按 100/100 000 的最低人口患病率，印度仍有 125 万 BPS/IC 患者[24]。

BPS/IC 的症状

盆腔不适、尿频和尿急三联征是 BPS/IC 最常见的表现。疼痛是导致盆腔不适的最重要原因，但患者还抱怨异常压迫感、烧灼感、搏动样疼痛及分娩样疼痛等。泌尿不适与排尿有关。该症状随膀胱充盈而加重，而在排尿时减轻。严重时，盆腔不适是持续的，可在耻骨上、耻骨后、耻骨下、尿道、生殖器、直肠区域和（或）骨盆深处感觉到。大多数患者一天排尿超过 8 次。一旦患者想要排尿，他们就不能随着不适感的增加而推迟排尿。患者有尿急但没有急迫性尿失禁，这是区分 BPS/IC 与膀胱过度活动症（OAB）的关键。在 BPS/IC 中，患者会有严重的不适感，但不会漏尿。起初患者可能只有一种症状，但在接下来的 4 ～ 5 年内会发展为症状典型的综合征，但很少有患者认为其症状来自膀胱区（图 21-3）。

在症状严重时，患者更喜欢待在家里而不是旅行。当需要旅行时，他们更喜欢乘火车而不是公路交通，因为火车上有厕所。在严重症状下，患者的生活质量很差。

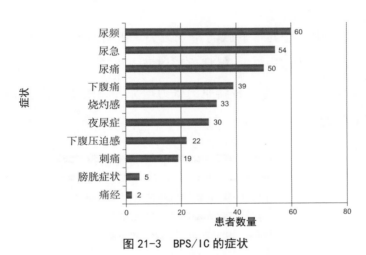

图 21-3　BPS/IC 的症状

异常症状

膀胱疼痛综合征 / 间质性膀胱炎本质上是一种感觉疾病。尽管膀胱中尿液很少，但患者仍会感到膀胱已充满，无法完全排空膀胱。在严重的情况下，患者会坐在马桶上数小时，因为他们感到膀胱充盈，并且不断有排出尿液的冲动。

患者可能表现出异常症状，如尿不尽、尿流过细、排尿后仍有尿感。这就是与尿道狭窄下的表现类似的原因。膀胱中的尿液极少，但患者仍感尿意，伴有尿流过细、淋漓、尿路梗阻和尿流动力缺乏（图 21-4）。尽管在标准医学教科书中未提及，但这些症状对于诊断 BPS/IC 很重要，在约一半的患者中出现。

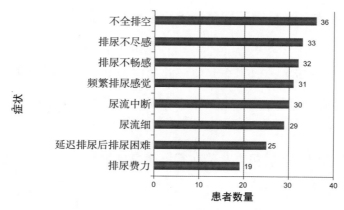

图 21-4 BPS/IC 的异常泌尿系统症状

BPS/IC 患者中一些异常症状与排尿无关。患者感觉肛门不适、外阴和阴茎龟头瘙痒、灼热、性交困难、射精疼痛以及走坐不适。有些患者感觉性交后症状会突然发作，不论男女。骨盆肌肉张力增加、无法放松骨盆肌肉可能是造成其中一些症状的原因（图 21-5）。

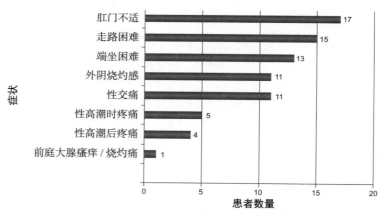

图 21-5 BPS/IC 非排尿相关症状

相关疾病

在 BPS/IC 患者中，某些疾病比在正常人群中更常见。图 21-6 列出了这些疾病在 62 名患者中的发生频率，最常见的问题是胀气、反酸、肠易激、肌肉和关节疼痛以及慢性疲劳。

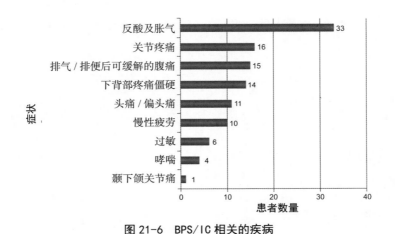

图 21-6 BPS/IC 相关的疾病

BPA/IC 和慢性非细菌性前列腺炎（chronic abacterial prostatitis，CAP）：同一疾病

BPS/IC 在男性中比最初想象的更为普遍。实际上，患有 BPS/IC 症状的男性患者常被诊断为慢性非细菌性前列腺炎（CAP）。在我们中心，首先用喹诺酮和 α 受体阻滞剂治疗骨盆不适、尿急和尿频的患者，治疗时间为 6 ～ 8 周，若症状无改善，则认为他们患有 BPS/IC，并给予相应治疗。如果患者仅有与排尿无关的骨盆不适，则将其视为慢性前列腺炎患者，而非 BPS/IC。很多学者将 BPS/IC 和 CAP 视为类似疾病。在 2007 年，NIDDK 开始使用综合术语"泌尿系统慢性盆腔疼痛综合征"（urologic chronic pelvic pain syndrome，UCPPS）来指代与男性和女性骨盆相关的疼痛综合征。以前，女性患者被称为膀胱疼痛综合征 / 间质性膀胱炎或 IC/PBS，男性患者被称为慢性前列腺炎 / 慢性盆腔疼痛综合征或 CP/CPPS。

在非细菌性前列腺炎和前列腺痛的男性中，有 70% 在全麻膀胱镜下提示间质性膀胱炎[25]。在我们的研究中，膀胱镜检查和膀胱水扩张治疗导致 80% 的患者出现淤斑和淤点。45% 的 BPS/IC 患者对膀胱充盈感到不适[26]。Mayo 等在 30% 的慢性前列腺炎患者中发现了超敏反应[27]。从前这两种疾病被认为是完全不同的疾病。重要的临床观点认为，CAP 和 BPS/IC 症状重叠的男性患者很难诊断 BPS/IC。最好的方法是，将所有经前列腺炎治疗失败的 CAP 患者诊断为 BPS/IC。

BPS/IC 的快速诊断指南

疑似 BPS/IC 的表现为：

1. 下腹疼痛、尿频、尿急。

2. 充盈 / 排空膀胱时疼痛增加 / 减轻。

3. 无法推迟排尿需求。

4. 无法用其他病理学原因解释上述症状。

检查

A. 必须检查。

　　1. 频率 – 尿量表。

　　2. 尿常规和尿培养。

　　3. 肾脏、输尿管和膀胱超声。

　　4. 膀胱镜检查。

B. 可选检查

　　1. 细胞学检查。

　　2. 尿流动力学检查。

检查

A. 频率 – 尿量表：

– 非常有用的检查。

– 指导患者绘制图表，记录每次排尿的时间和量。

–BPS/IC 患者经常排尿量较少。

– 每次排尿的平均尿量约为 50 mL。

– 首先记录三天。

B. 尿培养：

– 尿培养阴性。

– 若培养阳性则诊断为尿路感染（urinary tract infection，UTI），并用抗生素治疗。

– 如果患者经过正确治疗后症状持续无改善，则考虑诊断为 BPS/IC。

C. 肾脏、输尿管和膀胱超声：

– 通常无残余尿。

– 某些患者膀胱容量小，不能容纳更多尿液。

– 对于膀胱壁厚度正常、上尿路正常的小容量膀胱患者，应首先考虑 BPS/IC。

– 结核性小容量膀胱常有膀胱壁增厚及上尿路改变。

D. 膀胱镜检（必须检查）：

– 膀胱镜检查是必要的，应在麻醉下进行，最好是腰麻。

– 首选腰麻，因为它可以使骨盆肌肉放松 60 ～ 90 分钟，使患者感到舒适。而全麻后，患者醒来会感觉到严重的骨盆疼痛、有尿意，并且无法保留 Foleys 尿管。腰麻下，一旦患者腿部可以活动，导尿管即拔出 [24]。

– 膀胱镜检查的优势：

1. 排除任何其他引起症状的疾病，如原位癌，结核 [28]。

2. 对膀胱扩张前出现的可疑病变进行活检。值得注意的是，膀胱扩张或膀胱排空后出现的红色淤斑和淤点，对于这种新病变的活检没有意义的。

3. 测量膀胱容量。如果在麻醉下膀胱容量小于 150 mL，最好建议患者进行手术治疗。

4. 膀胱水扩张治疗可同时进行。

5. 如果发现了 Hunner 病灶，则可以同时将其切除或用激光治疗。

膀胱镜技巧：膀胱镜检查是在腰麻下使用生理盐水作为充盈膀胱的介质进行的。贮液器放置在高于耻骨联合 80 cm 的位置，膀胱在重力作用下充满，然后将膀胱排空并再次填充。注意排出的液体的颜色。必要时再次扩张膀胱，因为淤点和淤斑通常在膀胱排空时产生，并且只有在膀胱再充盈时才能观察到。在某些情况下，即使初次充盈膀胱时也会出现淤斑和淤点。很少有患者充盈膀胱时出现黏膜部位的出血。在膀胱水扩张治疗中，使膀胱保持充盈 3 分钟，然后再次排空。储液器的高度不要增加，因为它将加压扩张膀胱。我们的目的是膨起膀胱，而非使其加压扩张[24]。加压扩张会导致膀胱黏膜破裂。之后进行膀胱活检。麻醉下的膀胱容量为 100 ～ 1000 mL。为了避免膀胱破裂，我们不要将膀胱充盈至 800 mL 以上。在所有情况下均保留 Foley 导管。

－膀胱镜检查要点：

1. 麻醉下容量正常的患者也能是 BPS/IC。约 10% 的患者膀胱容量较小（＜ 200 mL）（图 21-7）。

2. 在约 20% 的 BPS/IC 病例中，膀胱黏膜正常。膀胱镜检查正常即排除 BPS/IC 的普遍观念是错误的（图 21-8）。

3. 诊断 BPS/IC 是不能单纯依靠病理诊断。在 BPS/IC 中，膀胱活检可能是完全正常的。若膀胱活检结果正常则不是 BPS/IC，这种看法是错误的。冰冻病理可以提示膀胱的炎症变化。

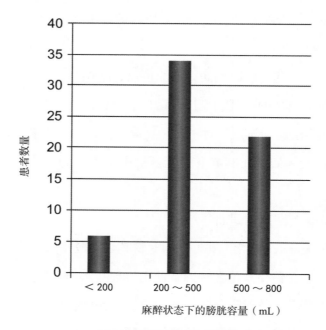

图 21-7　麻醉状态下膀胱的容量

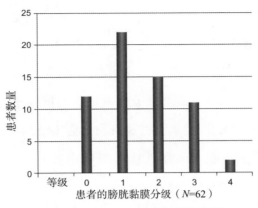

图 21-8　62 例 BPS/IC 膀胱镜黏膜分级

肾小球样病变和 Hunner 病灶：在患者的膀胱镜检查中，我们发现了正常黏膜和三种类型的病灶，第一种是出血点，第二种是淤斑，第三种是 Hunner 病灶。1978 年版的坎贝尔泌尿外科学中首次提到了肾小球样病变，代表了点状的黏膜下出血。现已认识到，Guy Hunner 识别出的 Hunner 溃疡不是溃疡，而是具有特定特征的病变。表 21-1 提到了哥本哈根膀胱镜下对膀胱黏膜的分级。

表 21-1　哥本哈根膀胱镜检查对膀胱黏膜的分级（2003 年 5 月）[30]

0 级	正常黏膜
1 级	至少两个象限有淤点
2 级	黏膜下大出血（淤斑）（图 21-8）
3 级	弥散性全黏膜出血
4 级	黏膜破裂，伴有或不伴有出血

　　长期以来，肾小球样病变一直被认为是 BPS/IC 的标志[2]。在我的一系列研究中，在 60 例尿频尿痛综合征的患者中，有 30 例膀胱表面 75% 以上出现了肾小球样病变。其余的 30% 则完全没有或只有很少的肾小球样病变。最重要的发现是，另外有 40 例患有其他疾病的患者甚至在第二次扩张或加压扩张时也根本没有出现肾小球样病变[29]。我相信并非所有的 BPS/IC 病例都出现肾小球样病变，但盆腔不适、尿频、尿急的患者发现了肾小球样病变提示诊断为

BPS/IC。但是也有相反的发现。在进行输卵管结扎的正常女性中也发现了肾小球样病变[30]。尽管术语"肾小球样病变"与BPS/IC相关,但它们与组织学炎症程度[31]和症状之间没有关联[32]。"肾小球样病变"和"Hunner病灶"是令人困惑的术语。此外,这些发现是非常主观的,不同观察者之间存在差异。为了使膀胱镜检查结果标准化,国际BPS研究学会(ESSIC)描述了膀胱镜检查中各种疾病膀胱黏膜的外观[17]。在研究的62例患者中,最常见的等级是1级,约20%的患者0级(图21-8,图21-9)。

Hunner病灶的镜下表现:Hunner病灶是具有中央脆性的特异性炎性病灶。会因水肿而破裂。通常是单个存在的,但也可以2或3处同时存在。在我们充盈膀胱前会出现该种病变。在膀胱镜检查中,它是一个外周呈红色的环形黏膜区域,小血管向中央放射。随着膀胱扩张,该部位破裂,快速渗出血液。令人惊讶的是,在我们对BPS/IC患者进行的250多例膀胱镜检查中,我们没有发现如上所述的典型Hunner病变。我们看到了孤立的红色斑块,但不确定是否是Hunner病灶[24](图21-10)。

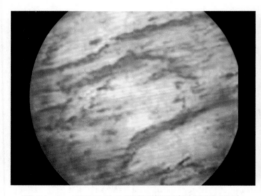
图 21-9 BPS/IC 2 级的膀胱镜下形态改变

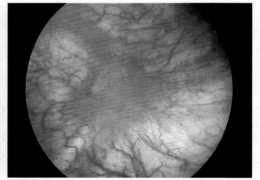
图 21-10 Hunner 病变的典型膀胱镜检查外观

尿动力学检查

- 为选择性检查。
- 尿动力学检查无有助直接诊断的特征性表现。
- 为无创检查。

- 充盈期可因膀胱容量小而造成痛苦。

- 有时患者因疼痛而无法排尿，可误诊为无张力膀胱伴残余尿。

尿液细胞学检查

- 为选择性检查。

- 若存在血尿，则尿液细胞学检查为优选。

■ BPS/IC 的治疗选择

由于该疾病是多因素导致的，因此采用联合疗法是合理的[18]。在我们的中心，一旦怀疑 BPS/IC，我们将对所有患者进行膀胱镜检查以排除其他疾病。可用的治疗方法包括水扩张治疗、口服治疗、膀胱内治疗、间质刺激、电灼或切除 Hunner 病灶、行为治疗和物理疗法。

阶梯样治疗：BPS/IC 的难点在于其对治疗反应的不确定性。无法知道患者会对哪种治疗敏感。有多种治疗方式可选择。我们在对所有患者的治疗中均遵循阶梯治疗的原则，所有患者均接受相同的治疗方案[24]。在过去的 14 年中，我们遵循阶梯治疗的理念，根据对疾病的理解、患者的反应和治疗药物的进展，微调治疗方式。2011 年 AUA 指南也将分阶段治疗作为治疗 BPS/IC 的首选方法[12]。下面给出了我们中心在过去 14 年中制定并遵循的方案。我们没有物理疗法和行为疗法的经验，因此本方案中未提及。根据 AUA 准则，行为矫正和压力管理是一线治疗。在同一指南中，物理治疗被称为二线治疗[12]。

分阶段治疗方案：

第 1 阶段：膀胱水扩张治疗联合口服药物治疗。

第 2 阶段：膀胱灌注治疗。

第 3 阶段：膀胱肉毒杆菌毒素注射。

第 4 阶段：神经调节。

第 5 阶段：手术。

第一阶段：膀胱镜水扩张联合口服治疗

所有尿培养和超声检查正常的患者均接受膀胱镜检查和膀胱水扩张疗法。在麻醉下的膀胱镜检查中，如果患者膀胱容量小于 150 mL 或有 Hunner 病变，建议手术治疗。Hunner 病变可电灼或切除。由于我们没有看到典型的 Hunner 病变，因此没有治疗经验。其余膀胱容量正常者均给予阿米替林、羟嗪、戊聚糖多硫酸钠（pentasan polysulfate sodium，PPS）三联疗法 3 个月。3 个月后，重新进行评估并根据结果制定后续治疗方式。

第二阶段：膀胱灌注治疗

如果第一阶段治疗无反应或在口服治疗期间出现"点火"症状，可以使用膀胱灌注治疗。通过将麻醉剂与类固醇和肝素混合来制备灌注溶液。该溶液通常在膀胱中留置 30 分钟，间隔 2 周共进行 6 次治疗。治疗溶液由 40 mL 0.5% 丁卡因、2 mL 地塞米松和 25 000 U 肝素组成。如果患者对这种治疗方案不敏感，则视情况在膀胱内尝试其他介质灌注，如二甲基亚砜（dimethyl sulfoxide，DMSO）和透明质酸。

第三阶段：膀胱肉毒杆菌毒素注射

对于治疗不敏感并继续遭受痛苦的患者，可给予膀胱内肉毒杆菌毒素注射。用特殊设计的针头，通过膀胱镜在膀胱内将 200 单位的肉毒杆菌毒素分为 20 个点注射到膀胱中（每个点注射肉毒杆菌毒素 10 单位）。肉毒杆菌毒素可改善约一半顽固性 IC 患者的症状，但这种作用是暂时的，仅持续 6 ～ 12 个月，因此需要重新注射。若以疼痛为主要症状，肉毒杆菌毒素是无效的。肉毒杆菌毒素治疗在 BPS/IC 中的效果因人而异 [33]。我们在肉毒杆菌毒素方面的经验并不令人满意。

第四阶段：神经调节

约 1/3 顽固性 IC 患者，使用骶神经刺激是有效的。起初进行为期 7 天的刺激试验，若病情好转，则植入装置永久刺激 S_3 神经根。虽然肉毒杆菌毒素和神经调节对某些患者有效，但只有当患者对常规治疗不耐受时才尝试。本中心尚无神经调节的经验。

第五阶段：手术

对于生活质量极差并且其他疗法均无效的患者，手术是最后的治疗选择。术式包括膀胱成形术、膀胱替代成形术、膀胱再造术（切除或保留原有膀胱），均取得不同程度的成功。手术是 Hunner 病灶的首选治疗方法。若在膀胱镜检查中发现 Hunner 病灶，将其切除或烧灼，效果令人满意[34, 35]。

本中心已进行了五次膀胱成形术，效果极佳。

多模式治疗的原理（图 21-11）

• 修复内皮功能障碍。

• 调节神经功能。

• 稳定肥大细胞。

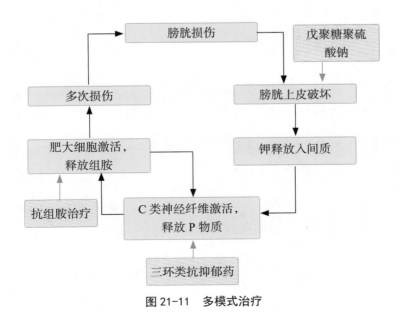

图 21-11　多模式治疗

IC/PBS 的治疗方式

BPS/IC 治疗的组成

口服疗法：

- 戊聚糖聚硫酸钠。

- 阿米替林（抗抑郁药）*。

- 盐酸羟嗪（抗组胺药）*。

- 加巴喷丁 *。

- 类固醇。

- 环孢素 A。

膀胱内治疗：

- 鸡尾酒麻醉混合剂 *。

- PPS。

- DMSO*。

- 透明质酸。

- 硫酸软骨素。

外科治疗：

- 膀胱水扩张治疗 *。

- 经尿道电切、电灼或激光治疗 Hunner 病灶。

- 肉毒杆菌毒素注射 *。

- 神经刺激器置入。

- 扩大、替代膀胱成形术或尿流改道术 *。

* 作者推荐。

戊聚糖聚硫酸钠（PPS）

· 戊聚糖聚硫酸钠是美国首个也是唯一一个获得 FDA 批准的 BPS/IC 治疗口服药物。从化学和结构上讲，类似于糖胺聚糖（GAG）的肝素样大分子碳水化合物衍生物。

· 修复膀胱内皮层。

· 建议剂量为 100 mg tid。

· 3 ～ 6 周后完全起效。

· 不良反应：头痛、胃肠道不适、脱发、直肠出血。

· PPS 的主要问题是患者的依从性。

· 最近，该药的功效受到质疑 [36]。

盐酸阿米替林

· 盐酸阿米替林是最常用的药物。

· 其抗组胺和抗胆碱能作用可提高情绪、减轻疼痛、帮助睡眠。

· 通常剂量为 10 ～ 100 mg qn。

· 剂量超过 75 mg 更有效，但不良反应常见。

· 不良反应为恶心、便秘和嗜睡。

· 如果患者不能耐受阿米替林，可用曲唑酮、多塞平或去甲替林。

· 抗抑郁药由于具有抗胆碱能特性，可引起泪液滞留，因此不应用于青光眼患者。

盐酸羟嗪

· 盐酸羟嗪是治疗肥大细胞功能障碍最有效的药物。

· 由于具有镇静作用，一般晚上使用。

· 不良反应为嗜睡、口干和便秘。

· 剂量 25 ～ 75 mg。

· 高度敏感患者的剂量为 10 mg。

加巴喷丁

- 用于神经疼痛或剧烈疼痛患者。
- 可减少神经源性炎症。
- 分次使用，总剂量 300 ～ 2400 mg。
- 不良反应：恶心、便秘和嗜睡。

环孢素 A

- 免疫抑制剂、钙调神经磷酸酶抑制剂。
- 比 PPS[37] 更有效。
- 应预留给难治性 BPS/IC 患者。
- 证明有效，但有许多不良反应，如高血压、牙龈肿胀，发抖、肌肉和关节疼痛、肾毒性。
- 使用受毒性限制。

饮食和自救

- 要求患者避免可导致疾病发作的饮食。
- 减少液体摄入会降低排尿频率，不能忍受尿液浓缩引起的不适者需要较多的液体摄入。
- 行为疗法。
- 缓解精神压力。
- 盆底放松法。
- 物理治疗。

妊娠期治疗安全性（表 21-2）[38]

表 21-2 妊娠期各种治疗方法的风险情况

PPS	低风险
羟嗪	高风险
膀胱内肝素	推荐
膀胱内碱化利多卡因	无安全数据
二甲基亚砜与全身类固醇	已知致畸性
骶神经刺激器	孕期禁放，若已放置，请关闭

BPS/IC 的亚型

目前两种亚型，在临床表现、年龄分布、组织病理学和免疫学方面及对治疗的反应均有所不同 [35, 39, 40]。根据膀胱镜检查，将 BPS/IC 分为溃疡型和非溃疡型。

1. 溃疡型（Hunner 病灶）或经典型：这是一种罕见的类型，占总数的 5% ~ 10%[41]。其特征是在膀胱镜检查和充盈期间出现 Hunner 病灶。在疾病的早期阶段进行膀胱镜检查对诊断 Hunner 病灶是很重要的，因为可以成功地对其进行治疗 [34, 35, 42]。该型与更严重的疾病相关，在老年患者中更常见。

2. 非溃疡型：这种类型的 IC 在膀胱镜检查中具有明确的出血和淤斑。某些情况下，即使出现充盈状态，膀胱黏膜也表现为正常。

测定膀胱内一氧化氮（NO）含量是将经典的 Hunner 型与其他 BPS/IC 区别开来的可靠方法 [43]。Hunner 型膀胱内 NO 的急剧增加，提示一氧化氮合酶（iNOS）诱导亚型的激活 [44]。该方法的显著优点是 NO 蒸发的测定简单易用，但缺点是需要特殊的装置 [43]。

儿童 BPS/IC

儿童 IC 的诊断存在争议。25% 的 IC 患者曾述他们在儿童时期有慢性尿路问题[45]。部分儿童确实存在排尿功能障碍，没有理论说明 IC 不能存在于儿童中[46]。对于出现刺激性症状和骨盆疼痛、没有明确诊断和治疗无效的儿童，应怀疑发生 IC。

应避免的 AUA 选项[12]：

A. 标准：

1. 长期服用抗生素。

2. 卡介苗膀胱灌注。

3. 内树胶脂毒素膀胱灌注。

B. 建议：

1. 高压，长时间水扩张治疗。

2. 长期使用类固醇。

作者 2016 年的 IC 诊断标准

出现下腹部 / 盆腔疼痛、尿频、尿急等排尿不适患者，具有以下特征：

• 可能存在夜尿。

• 症状至少存在 1 个月。

• USG（KUB）正常，无残余尿，尿培养阴性。

• 无其他疾病导致上述症状。

• 在麻醉下，膀胱镜检查正常，或存在明确的出血或淤斑，也可同时存在。

说明可能存在 Hunner 病灶。

• 下列患者也应诊断为 IC：

- 尿路感染尿培养阳性，但经过充分抗生素治疗后症状没有消失。

- 慢性非细菌性前列腺炎患者，治疗后无改善。

- OAB（膀胱过度活动症）患者对抗胆碱药无反应。

本中心的经验

自 1993 年（至 2014 年 7 月）以来，我们已接诊 900 例 IC 患者，并对其中 305 例进行了膀胱镜检查，包括 188 名女性和 117 名男性，男女比是 2 : 3。从 2001 年开始，我们联系了 123 位患者，随访其目前的状况与治疗前情况并做出比较。平均随访时间为 5.8 年，中位随访时间为 4 年。4 名患者死亡，因此我们在 13 年的时间内对 119 名患者进行了随访。根据全球反应评估量表对反应进行评估。61% 的患者有良好的改善，而 20% 的患者没有改善或恶化。6% 有轻度改善，13% 有中度改善。这些患者均进行了当时可用的治疗方式。PPS 自 2010 年于印度上市，许多患者接受了 PPS 治疗（图 21-12）。

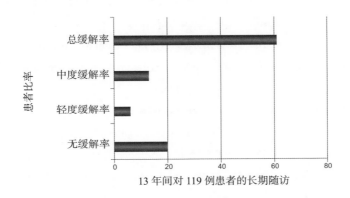

图 21-12　2001 年起对在该中心接受治疗患者的长期随访

如果患者在过去行膀胱水扩张治疗效果好且持续一年以上，并且其他疗法无效，可考虑再次行膀胱水扩张。肉毒杆菌毒素注射无丰富经验。我们在患者中未见典型的 Hunner 病灶，仅见过三例淤斑。尚无患者进行过神经调节。约有 10% 的患者在扩张时膀胱容量不足 200 mL，建议手术治疗。但仅对 5 例难治性 BPS/IC 患者进行了膀胱成形术。

■ 结论

即使到 2016 年初，在 BPS/IC 的名称、定义、病因、病理学和管理方面仍未达成共识。分子生物学的进步指出炎症是病因之一。希望这些进展能够促进 BPS/IC 新疗法的开发。目前已进行了大量的研究，但要达到最终目标还需要做更多的工作。

参考文献
（遵从原版图书著录格式）

1. Gillenwater J, Wein AJ. Summary of National Institute of Arthritis, Diabetes, Digestive and Kidney Diseases workshop on Interstitial Cystitis. J Urol 1998; 140: 203-6.

2. Hanno PM: Interstitial cystitis and related diseases: In Walsh PC, Retik AB, Vaughn ED, et al.（Eds）, Campbell's Urology. Philadelphia: W.B. Saunders Company; 1998. pp 631-62.

3. Rosamilia A, Dwyer PL: Pathophysiology of interstitial cystitis, Curr Opin Obstet Gynecol. 2000; 12: 405-10.

4. Rovner E, Propert KJ, Brensinger C, et al. Treatment used in women with interstitial cystitis: The interstitial cystitis database（ICDB）study experience. Urology. 2000; 56: 940-54.

5. Gross SD. A Practical Treatise on the Diseases, Injuries and Malformations of the Urinary Bladder, the Prostate Gland and the Urethra, 3rd edn.（Revised and Edited by Samuel W. Gross）. Henry C. Lea, Philadelphia, PA, 1976.

6. B. Bourque JP. Surgical management of the painful bladder. J Urol. 1951; 65: 25-34.

7. Walsh A. Interstitial cystitis. In: Harrison JH（ed.）. Campbell's Urology, 4th edn. Philadelphia PA; WB Saunders; PA, 1978. pp. 693-707.

8. Fall M, Johansson SL, Aldenborg F. Chronic interstitial cystitis: a heterogeneous syndrome. J Urol. 1987; 137: 35-8.

9. Hanno PM, Landis JR, Matthews-Cook Y, et al. The diagnosis of interstitial cystitis revisited: lessons learned from the National Institute of Health Interstitial Cystitis Database study. J Urol. 1999; 161: 553-7.

10. Van De Merwe J, Nordling J, Bouchelouche P, et al. Diagnostic criteria, classification, and nomenclature for Bladder Pain Syndrome/interstitial cystitis: An ESSIC proposal. Eur Urol. 2008; 53: 60-7.

11. Homma Y, Ueda T, Tomoe H, et al. Clinical guidelines for interstitial cystitis and hypersensitive bladder syndrome. Int J Urol. 2009; 16: 597-615.

12. Hanno PM, Burks DA, Clemens JQ, et al. AUA Guideline for the diagnosis and treatment of interstitial cystitis/bladder pain syndrome. J Urol. 2011; 185: 2162-70.

13. Parsons CL, Zupkas P, Parsons JK. Intravesical potassium sensitivity in patients with interstitial cystitis and urethral syndrome. Urology. 2001; 57: 428-32.

14. Hurst RE, Zebrowski R. Identification of proteoglycans present at high-density on bovine and human bladder luminal surface. J Urol. 1994; 152: 1641-5.

15. Sun Y, Keay S, De Deyne PG, Chai TC. Augmented stretch activated adenosine triphosphate release from bladder uroepithelial cells in patients with interstitial cystitis. J Urol. 2001; 166:

1951-6.

16. Theoharides TC, Kempuraj D, Sant GR. Mast cell involvement in interstitial cystitis: a review of human and experimental evidence. Urology. 2001; 57 (suppl 6) 1: 47-55.

17. Van De Merwe JP, Arendsen HJ. Interstitial cystitis: a review of immunological aspects of the aetiology and pathogenesis, with a hypothesis. BJU Int. 2000; 85: 995-9.

18. Evans RJ: Treatment approaches for Interstitial Cystitis: Multimodality therapy. Rev Urol. 2002: 4 (suppl 1): S16-S20.

19. Yanfeng Song, Wenju Zhang, Bo Xu: Prevalence and correlates of painful bladder symptoms in Fuzhou Chinese women. Neurourology and Urodynamics. 2009; 28: 22-5.

20. Berry SH, Elliott MN, Suttorp M'et al. Prevalence of symptoms of bladder pain syndrome/ interstitial cystitis among adult females in the United States. J Urol. 2011; 186 (suppl 2): 540-4.

21. Bogart LM, Berry SH, Clemens JQ: Symptoms of Interstitial Cystitis, Bladder Pain Syndrome and Similar Diseases in Women: A Systematic Review. J Urol. 2007; 177: 450.

22. Leppilahti M, Sairanen J, Tammela T, et al.Prevalence of clinically confirmed interstitial cystitis in women: a population-based study in Finland. J Urol. 2005; 174: 581-3.

23. Temml C, Wehrberger C, Riedl C, et al. Prevalence and Correlates for Interstitial Cystitis Symptoms in Women Participating in a Health Screening Project. European Urology. 2007; 51: 803-9

24. Mishra N: Interstitial Cystitis/Painful Bladder Syndrome (IC/ PBS) Dilemmas in Diagnosis and treatment: Current Women's Health Reviews. 2013: 9: 122-30.

25. Berger RE, Miller JE, Rothman I, et al: Bladder petechiae after cystoscopy and hydrodistension in men diagnosed with prostate pain. J Urol. 1998; 163: 1685-8.

26. Siroky MB, Goldstein I, Krane RJ: Functional voiding disorder in men, J Urol. 1981; 126: 200-4.

27. Mayo ME, Ross SO, Kreiger JN: Few patients with chronic prostatitis have significant bladder obstruction, Urology. 1998; 52: 417-21.

28. H Tissot W, Diokno A, Peters K. A referra lcenter's experience with transitional cell carcinoma misdiagnosed as interstitial cystitis. J Urol. 2004; 172 (2): 478-80.

29. Mishra N. Are Glomerulations Typical of Interstitial Cystitis? AUA 2000 abstract, Poster 270.

30. Waxman JA, Sulak PJ, and Kuehl TJ: Cystoscopic findings consistent with interstitial cystitis in normal women undergoing tubal ligation. J Urol. 1998; 160: 1663-7.

31. Denson MA, Griebling TL, Cohen MB, et al: Comparison of cystoscopic and histological findings in patients with suspected interstitial cystitis. J Urol. 2000; 164: 1908-11.

32. Messing E, Pauk D, Schaeffer A, et al: Associations among cystoscopic findings and symptoms

and physical examination findings in women enrolled in the Interstitial Cystitis Database（ICDB）study. Urology.1997；49（suppl 5A）：81-5.

33. Giannantoni A，Mearini F，Del Zingaro M，et al. Two -year efficacy and safety of botuliumA toxin injections in patients affected by refractory Bladder Pain Syndrome. Current Drug Delivery. 2010；7：1-4.

34. Peeker R，Aldenborg F，Fall M. Complete transurethral resection of ulcers in classic interstitial cystitis. Int Urogyneco Journal. 2000；11：290-5.

35. Slanberg AM，Malloy T. Treatment of interstitial cystitis with neodymium：YAG laser. Urology. 1987；29（suppl 4）：31-3.

36. Hanno P：Bladder Pain Syndrome（Interstitial Cystitis）and Related Disorders. Campbell-Walsh Urology，10th Edition WB Saunders，Philadelphia，PA. 2012；357-401.

37. Sairanen J，Tammela TL，Leppilahti M，et al. Cyclosporine A and pentosan polysulfate sodium for the treatment of interstitial cystitis：A randomized comparative study. J Urol. 2005；174：2235-8.

38. Deborah R，Erickson，Kathleen J. Propert：Pregnancy and Interstitial Cystitis/Bladder Pain Syndrome. UrolClin N Am 2007；34：61-9.

39. Fall M，Johansson SL，Aldenborg F：Chronic interstitial cystitis：a heterogeneous syndrome. J Urol. 1987；137：35-98.

40. Peeker R，Fall M：Towards a precise definition of Interstitial Cystitis：further evidence of differences in Classic and Nonulcer disease. J Urol，2002；167：2470-2.

41. Sant GR：Interstitial Cystitis. Philladelphia：Lippincott Raven，1997.

42. Magnus F，Peeker R. Methods and incentives for theearly diagnosis of bladder pain syndrome/interstitial cystitis. Expert Opin. Med. Diagn. 2013；7（1）：17-24.

43. Logadottir Y，Ehren I，Fall M，et al. Intravesical nitric oxide productiondiscriminates between classic andnonulcer interstitial cystitis. J Urol. 2004；171：1148-51.

44. Lirk P，Hoffmann G，Rieder J. Inducible nitric oxide synthase—time for reappraisal. Curr Drug Targets Inflamm Allergy. 2002；1：89-108.

45. Held PJ，Hanno PM，Wein AJ，et al：Epidemiology of interstitial cystitis，in Hanno PM，Staskin Dr，Krane RJ. Et al（Eds），Interstitial Cystitis. New York，Springer-Verlag，1990；29-48.

46. Mattox TF. Interstitial cystitis in adolescents and children：a review. J Pediatr Adolesc Gynecol. 2004；17：7-11.

（姜昊 译 常悦 校）

第 22 章　尿道填充剂

Manidip Pal

主题词

◆ 羟磷灰石钙　　◆ 红斑　　　　　　　◆ 碳珠颗粒

◆ 自我间歇性清洁导尿　◆ 戊二醛交联牛胶原蛋白　◆ 干细胞

◆ 接合　　　　　◆ 尿道固有括约肌缺陷　◆ 经尿道给药

◆ 排尿困难　　　◆ 尿道周围给药　　　◆ 隧道技术

◆ 栓塞　　　　　◆ 聚二甲基硅氧烷

摘　要

尿道填充剂用来治疗尿道固有括约肌缺陷。通常使用的填充剂有戊二醛交联牛胶原蛋白、碳珠颗粒、羟磷灰石钙等。干细胞治疗也是很有前景的。使用填充剂主要有两种方式，即经尿道和经尿道周围法。隧道技术用于经尿道给药。

尿道固有括约肌缺陷（internal sphincter defect，ISD）（图 22-1）是非常难治疗的。在不同的治疗方式中，尿道填充剂是其中一种。这种治疗，会减少尿液不受控制地从敞开的尿道（无功能尿道）中溢出的症状。从字面意思即可以理解，填充剂试图使尿道括约肌体积增加，有助于保持尿道关闭，防止尿液外溢，是一种微创技术。

这种治疗的疗效比抗失禁手术治疗的疗效差。但其仍有适应证：

1. 患者在医学上不适合进行抗失禁手术。

2. 患者不愿意进行抗失禁手术。

3. 抗失禁手术失败。

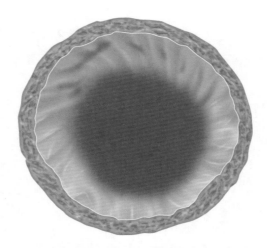

图 22-1　尿道固有括约肌缺陷（尿道是敞开的）

禁忌证

1. 对填充剂过敏。

2. 膀胱过度活动症。

3. 尿路感染。

作用机制

通过人工填充膀胱颈和尿道的黏膜下组织而起作用。将合成的或自体填充剂注入尿道壁有助于黏膜的接合。用颗粒物填充膀胱颈部可通过改善尿道接合来有效地关闭尿道腔，并恢复黏膜封闭尿道机制[1]。

填充剂

不同的填充剂如下：

· 戊二醛交联牛胶原蛋白（表 22-1）。

· 碳珠颗粒。

· 羟磷灰石钙。

· 聚二甲基硅氧烷。

· 聚四氟乙烯。

• 透明质酸。

• 乙烯乙醇共聚体。

表 22-1　不同的尿道填充剂

填充剂类型	入路	剂量
戊二醛交联牛胶原蛋白	均可经尿道、尿道周围	每点 2.5 mL
碳珠颗粒	均可经尿道、尿道周围	1 mL
羟磷灰石钙	均可经尿道、尿道周围	1 mL
聚二甲基硅氧烷	仅经尿道	10 点钟位置 1.25 mL，2 点钟位置 1.25 mL，6 点钟位置 2.5 mL

戊二醛交联牛胶原蛋白：从牛中提取胶原蛋白，然后与戊二醛交联而成。应在注射前 4～6 周完成皮肤过敏性测试。经过一段时间（9～19 个月），这种牛胶原蛋白就会被天然胶原蛋白取代。因此，通常一年后需要再注射一次，才能获得最佳效果。

碳珠颗粒：是不可降解的。由于黏度高，需要宽孔针注射（18～19 G）。并发症有碳颗粒侵蚀尿道、脓肿形成等。

羟磷灰石钙：钙颗粒与羧甲基纤维素钠混合，作为载体。在载体分解后，羟磷灰石钙侵入组织中生长，形成新的胶原蛋白。一年后需要再补充一针。

聚二甲基硅氧烷：形成了一个纤维化的空间，可长期存在和保持稳定，不会移位或消散 [2]。

在选择填充剂时，需要考虑移位、泄漏、吸收等问题。理想的药物应该是持续存在、非迁移性、低过敏性的，同时愈合后瘢痕较小的 [3]。聚二甲基硅氧烷因为有迁移性，没有得到美国食品药品监督管理局的批准。透明质酸会使注射部位脓肿形成，因此退出市场。乙烯乙醇共聚体由于很多并发症也不再使用。

干细胞提取于自体肌肉或脂肪，注射后效果理想。它的工作原理是促进受损或薄弱的括约肌修复再生，而不仅局限于填充作用。

■ 操作技巧

可在门诊进行此项操作，有两种方法：

1. 经尿道注射。

2. 经尿道周围组织注射。

位置：膀胱截石位。常规消毒铺巾。

麻醉：在局部麻醉下。在尿道缓慢注入 2% 的利多卡因凝胶。根据需要，用 1% 的利多卡因进行尿道周边注射麻醉。然而，一些患者可能需要局部麻醉或全身麻醉。

经尿道入路：通过 0° 膀胱镜完成。推荐使用一种带有注射元件的刚性膀胱镜（带有内镜注射装置）。将其停在尿道近端，针斜面朝向尿道腔，在六点钟位置确定第一个注射部位。使用隧道技术，外科医生调整窥镜和穿刺针角度至 30°，穿入尿道 5 mm。然后将窥镜角度放平至 0°，同时将针头再推进 5 mm。注射少量填充剂观察尿道黏膜上发生的变化。一旦确认针头放置妥当，慢慢地（1 ~ 2 分钟以上）将填充剂注入黏膜下组织。在一个位点注射填充剂后等待 30 秒，然后从该点拔出针头。确定两点钟和十点钟的位置后，再次注入填充剂，直至流出的尿液停止继续流出。通过尿道黏膜的闭合情况可以看到填充剂的作用（图 22-2 至图 22-7）[4]。膀胱软镜也可以用。

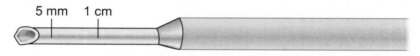

图 22-2　膀胱镜注射针尖（尖端处一个是 5 mm 标记，另一个是 1 cm 标记）

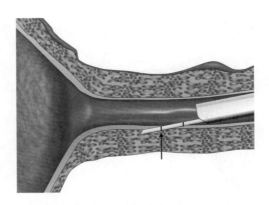

图 22-3　隧道技术（外科医生调整窥镜和针的角度到 30°，
刺穿尿道，并继续进针 5 mm。箭头指示 5 mm 标记）

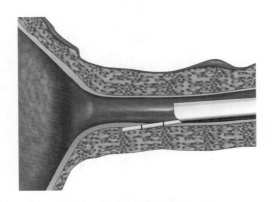

图 22-4　然后将窥镜放平，角度为 0°

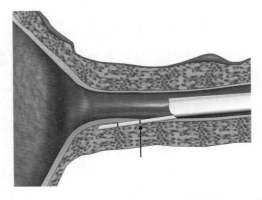

图 22-5　针头前进至 1 cm 标记处。箭头表示 1 cm 标记

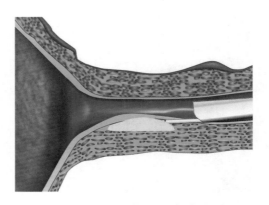

图 22-6　尿道填充剂被注射到黏膜下

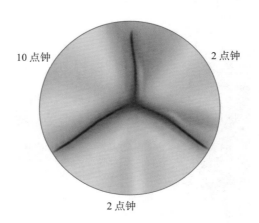

图 22-7　注射尿道填充剂后（完全封闭了尿道黏膜）

经尿道周围组织入路：

选择三个位点，10 点钟、2 点钟和 6 点钟位置，在每一个部位，用一根直长针小心地插入到尿道周围组织中。与尿道平行插入直至尿道近端。也可以在膀胱镜的帮助下完成。确认针头在尿道近端的黏膜下区域的正确位置。慢慢地在该点注入填充剂。通过内镜可以很好地观察到尿流停止。最好确保完全关闭尿流，以取得更高的成功率（图 22-8）。

在手术结束时，要求患者咳嗽。如果仍有漏尿，可以增加药物注射，以实现尿道完全关闭。

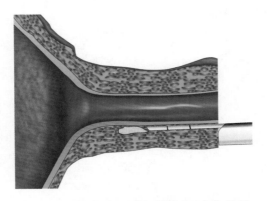

图 22-8 尿道填充剂的经尿道周围组织注射

术后建议

鼓励正常排尿观察排尿情况。如果患者因术后尿道周围肿胀无法进行自我间歇性清洁导尿（clean intermittent self catheterization，CISC），或留置直径较小的导尿管（12 Fr 或更小），可通过正常排尿稳定几天。

由于在导管周围可能发生尿道塑形和注射剂残留于导管周围，因此不鼓励留置 Foley 导管。

如果仍有压力性尿失禁需要重复注射，一般考虑在 4～6 周后在进行 [1]。

并发症

1. 感染。

2. 出血／血尿。

3. 排尿困难。

4. 排尿疼痛，灼烧感，在 24～48 小时内能自行缓解。

5. 麻醉。

6. 注射部位局部脓肿形成。

7. 注射部位的局部肉芽肿形成。

8. 过敏反应等。

其他并发症的概率较低：

1. 皮肤红肿。

2. 栓塞。

3. 血管闭塞等。

参考文献
（遵从原版图书著录格式）

1. Rackley RR. Injectable bulking agents for incontinence. Medscape（http：//emedicine.medscape. com/article/447068overview） accessed on 03.02.'15

2. Wustenberg W. Long term durability of polydimethylsiloxane injectable bulking agent （Macroplastique®） in urethral tissues：animal study histopathology. Poster，Society for Urodynamics and Female Urology，St. Petersburg，FL，2010.（https：//www.uroplasty.com/ common/data/view/262）

3. Kotb AF，Campeau L，Corcos J. Urethral bulking agents：techniques and outcomes. Curr Urol Rep 2009；10：396400.

4. Ramsden M，Williams E，Siegel S. Female stress urinary incontinence：office based urethral bulking agent procedure. Urol Nurs 2010；30：297-305.（https：//www. uroplasty.com/common/ data/view/310）

（姜昊 **译** 常悦 **校**）

第 23 章　儿童夜间遗尿症

Manidip Pal

主题词

◆ 儿童夜间遗尿症	◆ 丙咪嗪	◆ 原发性单症状性遗尿
◆ 便秘	◆ 麦克唐纳三要素	◆ 夜间膀胱容量减少
◆ 膀胱炎	◆ 单症状性遗尿	◆ 睡眠觉醒障碍
◆ 糖尿病	◆ 动机疗法	◆ 反社会人格
◆ 遗尿警报器	◆ 夜间多尿	◆ 社会性病态三要素
◆ 杀人三要素	◆ 非单症状性遗尿	◆ 三环类抗抑郁药
◆ 低钠血症	◆ 阻塞性睡眠呼吸暂停	

摘　要

夜间遗尿或尿床通常随着孩子的成长而自愈。可分为 2 种类型：单症状性遗尿：除了遗尿症没有其他症状。非单症状性遗尿：伴有其他症状，如尿频、尿急、排尿困难等。睡眠觉醒障碍、夜间膀胱容量减少、夜间多尿等是原发性单症状性夜间遗尿的原因。治疗方式有动机疗法、行为疗法、遗尿警报和药物疗法。大多数孩子通过改变生活方式可以治愈。

遗尿症（希腊语"enourein"一词，使尿液排空）。遗尿症是指睡眠时的间歇性尿失禁[1]。尿床与遗尿相同。是指正常的排尿，但发生在不适当的时机或不恰当的地点[2]。

5 岁以下儿童夜间遗尿是正常的。随着孩子的成长，通常可以自愈。5 岁时，夜间遗尿的发生率为 15%～25%。此后，每年约有 15% 的儿童夜间遗尿症会自愈。但是到 12 岁时，8% 的男孩和 4% 的女孩仍然具有遗尿症，仅有 1%～3% 的孩子会尿床[3]。

夜间遗尿的两种类型：

单症状性遗尿：除了遗尿没有其他症状。

非单症状性遗尿：可出现其他症状，如尿频、尿急、排尿困难。

原发性：症状持续至 5 岁以后。

继发性：症状消失至少 6 个月后，再次出现遗尿。

这里我们讨论原发性单症状遗尿。

■ 病因

睡眠觉醒障碍：这些儿童对膀胱充盈信号的接收有问题。因此，他们也无法接收逼尿肌收缩信号而在床上排尿。对膀胱充盈的感知和醒来上厕所的反应是一个复合信号通路，涉及大脑皮质、网状激活系统（reticular activation system，RAS）、蓝斑（locus coeruleus，LC）、下丘脑、脑桥排尿中枢、（pontine micturition center，PMC）、脊髓，以及终末的泌尿器官膀胱。RAS 控制睡眠深度，LC 负责觉醒，PMC 启动逼尿肌收缩命令。许多神经递质是相互交叉的，如去甲肾上腺素、5- 羟色胺、抗利尿激素（antidiuretic hormone，ADH）等。任何一个部位的信号传导缺陷都可能干扰整个通路，并导致夜间遗尿。

夜间膀胱容量降低：这些儿童夜间会出现功能性膀胱容量降低。因此尿量不多时即可刺激逼尿肌开始收缩，但这些孩子无法感知这种收缩。尿道外括约肌也常有功能障碍。在睡眠期间，尿道外括约肌的活性可能降低到临界水平以下，从而触发逼尿肌收缩[4]。

夜间多尿：夜间尿液产生增加，被定义为夜间尿液生成量大于预期膀胱容量的 130%[5]。夜间 ADH（抗利尿激素）分泌减少可能是其原因。傍晚多喝水、晚餐时间过晚也可能是其原因。

便秘：与成人相比，儿童的骨盆空间较小。如果直肠、乙状结肠、降结肠充满粪便，这些粪便会占据大量的骨盆空间并对膀胱产生压力作用。膀胱的尿液越来越多，骨盆腔的容纳空间随之减小，即使少量的尿液也想尽快排出。第二点是在夜间肠道运动活跃可能触发逼尿肌收缩。这就是有人说有时纠正便秘可以纠正夜间遗尿症的原因。

膀胱炎：膀胱炎慢性感染可导致夜间遗尿。在初诊时要建议检查尿培养及药敏。

膀胱过度活动症：这也可能是夜间遗尿的原因。

阻塞性睡眠呼吸暂停：阻塞性睡眠呼吸暂停可导致夜间多尿。儿童期阻塞性睡眠呼吸暂停的常见原因是腺样体扁桃体肥大。导致多尿的可能机制是其降低 ADH 的产生，直接抑制水的吸收，增加心房利钠肽（atrial natriuretic peptide，ANP）的产生，导致钠排泄增加，从而间接影响水的排泄。可以通过腺样体切除术、扁桃体切除术来纠正。

糖尿病：糖尿病所致尿崩症可导致夜间遗尿，在初次就诊时需评估。

心理原因：儿童可能因受到干扰而导致遗尿。干扰可能来源于父母离异、近亲去世、新兄弟姐妹的诞生、受虐待、表现不佳或在学校受到惩罚等。

■ 遗传性

可能存在遗传易感性。对家族史的调查显示，父亲有遗尿症时，43% 的孩子会出现遗尿；母亲患有遗尿症时，44% 的孩子会出现遗尿；若父母均有遗尿症，77% 的孩子会出现遗尿[6]。

■ 诊断

全面地询问病史非常重要。对孩子有耐心可能会问出许多隐藏的信息。除排尿情况外，病史还应包括排便史、饮酒史、睡眠史、情绪和精神等。必须询问父母对此问题的态度，以及他们是否有责骂、惩罚孩子。如果发现父母有这种态度问题，需建议他们到心理咨询师处咨询。

3 天排尿日记对诊断是很有帮助的。

尿常规检查、尿培养、药敏试验需要做。通常不需要验血。晨尿比重超过 1.020 通常可排除尿崩症。如果尿糖阳性，则必须进行空腹和餐后血糖评估。

泌尿系统超声检查（如果可能的话，全腹超声更好）。

尿流动力学检查不是必须的，但如果需要可以做。

若怀疑阻塞性睡眠呼吸暂停可做颈部 X 线检查。

MRI、CT、PET 等不是常规检查。

■ 治疗

治疗的最终目的是让孩子晚上不再遗尿。但不可能通过一次治疗做到。因此，最初的目标可设定为：

1. 减少夜间尿床的次数。

2. 减轻儿童和家庭的精神负担。

如果我们能够实现上述目标，从长远来看，孩子将在晚上不再遗尿。通过连续 14 天无遗尿来判断治疗效果。

治疗方式如下：

1. 动机和行为疗法。

2. 遗尿警报器。

3. 药物治疗。

动机和行为疗法

根据膀胱功能的研究可以发现，从生理学角度，儿童在 5 岁后每年有 15% 的遗尿症可以自愈。基于此观点，安抚和行为改变是治疗夜间遗尿症的首选。

• 对父母和孩子进行咨询，强调该病可自愈，若父母表现出愤怒的态度，则需要首先通过适当的咨询来纠正。

• 必须激发孩子实现目标的动力。如果需要，可以咨询儿科心理咨询师。

• 对儿童和整个家庭进行教育和激励后，就建议进行行为调整。

• 必须重新安排一天的饮水量。一整天的总需水量必须按以下方式进行分配：中午 12 点之前消耗 40%，晚上之前消耗 40%，晚上仅 20%[7]。想办法在夜间少饮水。但不要因夜尿症过度减少饮水量。避免进食高碳水化合物和含咖啡因的饮料，尤其在夜间。

- 晚上 8 点之前吃晚饭。之后不要喝水或进其他流食。晚上 9 点前入睡。这样晚餐期间所消耗的水也会在孩子入睡前排泄出去。

- 即使孩子在 10 ～ 15 分钟前排过尿，也必须养成在睡前强制排空膀胱的习惯。

- 应指导儿童在白天进行定期排尿。不要等到憋尿到最后一分钟再去排尿。

- 每天排空大便：最好在晚上排空。如果孩子有便秘，可用高纤维饮食、车前籽壳、蓖麻油等纠正。

- 坚持记录尿床日历。给孩子奖励，即使是很小的进步，也应该给予奖励。养成良好的习惯，如睡前上厕所、每晚排便（对于一个便秘的孩子来说，她也许每天可能无法排便，但如果她每天去厕所并尝试排便，那也应予奖励）等。奖励可以分类，例如，粉色星星代表小进步，连续的 5 个粉红色星星可以换一颗银色星星，一晚没有遗尿可以得到金色星星等。让孩子将这些星星粘贴在日历中，这样她就可以更有动力，表现好就可以获得更多的星星。如果孩子未能达到目标，也不要从日历中删除以前获得的星星，这会适得其反。要始终保持积极向上的态度 。

- 最初阶段，父母应该帮助孩子走路上厕所，不要抱着孩子去，而是让孩子走去，将毛巾放在附近。

- 如果孩子将床垫弄湿，让孩子自己更换。父母应将床褥放在附近。这应该以一种积极的态度来对待，不是对孩子的惩罚，因此不要责骂。才能使孩子更有动力实现目标。

- 这种疗法应该持续 3 ～ 6 个月。如果结果不令人满意，那么开始下一步治疗。

- 研究报告了 60% 的成功率，11% 的部分有效率和 29% 的失败率 [8]。

遗尿警报

　　遗尿警报是下一步治疗。它是一种电子设备，即检测水分的传感器。将它放置在内衣或床褥中。一旦传感器检测到尿液中的水分，便会发出警报。警报

可以是旋律 / 振动 / 旋律 + 震动。警报疗法的原理是使孩子适应膀胱排空信号的生理反应，并学会抑制逼尿肌的收缩。

- 孩子必须事先了解并接受警报器。且孩子对声音和触觉的感知能力应该足够好。确切地说，在使用该方式前孩子应达到上述要求。

- 孩子应在睡觉之前自己设置警报。晚上若有警报响起，则应由孩子停止警报。然后去厕所排空剩余尿液，擦拭干净然后回来。自己更换干净内衣。将干毛巾、床垫 / 内衣放在附近。重新设置警报后再次入睡。如果她自己做所有的事情，那么她的身体就会慢慢熟悉排尿周期。起初可能需要父母唤醒孩子，但过一段时间孩子就会自己起床。父母应该对整个行为抱有积极态度，不要责骂，不要惩罚。

- 应用遗尿警报器的孩子中，有 66% 连续 14 个晚上没有遗尿，而没有进行治疗的仅为 4%[9]。另一项研究发现，最初成功率为 84%，但在第 12 个月时候有 30% 复发[10]。

- 警报的不利影响：机械问题，如错误警报，或不能有效地使孩子醒来及警报声易同时对父母造成干扰。

- 如果遗尿警报器疗法不能在 3 ～ 6 个月内解决问题，则应开始药物治疗。但是，如果孩子因遗尿警报器而好转，但在一段时间后复发，则应再次尝试遗尿警报器。在这种情况下，由于进行了预处理有望更快速的治愈。

药物治疗

去氨加压素

- 它是合成的加压素类似物。DDAVP：1- 脱氨基 -8-D- 精氨酸 - 加压素。

- 适用于膀胱功能正常的夜间多尿。

- 禁忌证：低钠血症 / 低钠血症史。

- 剂型：醋酸去氨加压素片。

- 剂量：6 岁及以上的患者，初始剂量为睡前一小时 0.2 mg，初次治疗后 10 ～ 14 天可增加 0.2 mg，最大为 0.6 mg。

- 睡前半小时至 1 小时服用口服分散片制剂。从 120 μg 开始，10 ～ 14 天后根据反应和耐受性，可再增加 120 μg，最多可达 240 μg。

- 从使用去氨加压素开始的 1 小时到去氨加压素治疗后的 8 小时之间，进水量限制在 8 盎司内（240 mL）。

- 水电解质失衡时停止治疗，如腹泻、呕吐、发烧等。

- 去氨加压素起效迅速。可以在治疗 1 周后评估治疗效果。如果治疗目的为减少遗尿次数和尿量，则应继续治疗 3 个月，才能达到目的。注意给予一个星期的无治疗观察期，如果症状再次出现，再重新开始给药。对于长期使用者，每治疗三个月，给予一周无治疗期。

- 停药应逐渐减少药量：停药前 2 周应减半剂量。或者停药前 2 周隔天给药。

- 42% 患者可实现完全缓解，10.5% 的患者部分缓解。有效者的复发率为 60% [11]。

- 治疗失败可能是由于膀胱容量低和夜间尿量过多。

- 复发定义为无遗尿一个月后再次出现两次及以上夜间遗尿。若复发可继续开始使用相同剂量的去氨加压素。若效果差，可尝试去氨加压素和遗尿警报联合治疗。

三环类抗抑郁药

- 如果去氨加压素不起作用，可以尝试该类药物。

- 通过减少 REM 睡眠时间，刺激血管加压素分泌和逼尿肌舒张而起作用。

- 药物名称：丙咪嗪、阿米替林等。最常用的是丙咪嗪。

- 口服片剂的剂量：最初为 10 ～ 25 mg，一周后评估，如果无反应，将剂量增加 25 mg，6 至 12 岁的最大剂量为 50 mg/d，年龄较大的儿童为 75 mg/d。

- 可以单独使用或与去氨加压素联用。

- 如果疗效满意，治疗应持续 3 个月，停药时应逐渐减少药量，在 3 ～ 4 周内将剂量降低至每周 25 mg。如果需要进一步治疗，必须间隔两周。

- 该类药物的使用受到其主要不良反应（焦虑、失眠、性格改变、睡眠障碍、口干等）的限制。过量的丙咪嗪可能导致心脏问题，因此开展该治疗前应全面评估儿童的心脏疾病史和家族性心脏疾病史。

- 有效率为 87%[12]。

- 一项测量听觉惊吓反射的脉冲前抑制（prepulse inhibition，PPI）作用的研究发现单症状性遗尿涉及两种不同的病理生理学机制：① PPI 降低可使反射抑制成熟延迟；②正常 PPI（可能具有异常睡眠模式），可受丙咪嗪的影响。

其他方式

除了遗尿警报器外，还可以使用闹钟，使孩子睡眠后在某个特定时间醒来。这个时间可以通过观察孩子尿床的时间来确定，如孩子入睡后约 2 小时会发生第一次尿床，故在入睡后约 1 小时 45 分钟发出警报。观察 2～3 周后可设定时间。另一种方法是在睡眠后 2～3 小时设置警报，无论是否尿床，都要求她上厕所。

可以尝试使用的其他药物是奥昔布宁、吲哚美辛、安非他明、阿托品等，但效果均较去氨加压素差。

■ 反社会人格

除非父母或照料者通过羞辱或惩罚对孩子造成精神创伤，否则尿床不会是孩子形成反社会人格的诱因。麦克唐纳三要素就是这种病的一个例子[13]。麦克唐纳三要素也被称为社会性病态三要素或杀人三要素，是指虐待动物、纵火、超过一定年龄的持续尿床，常与暴力行为，特别是杀人和性侵相关[14]。因此，再次要求父母或照顾者积极看待遗尿，不要责备孩子，要同情孩子。

参考文献
（遵从原版图书著录格式）

1. Nevéus T，von Gontard A，Hoebeke P，Hjälmås K，Bauer S，Bower W，Jørgensen TM，Rittig S，Walle JV，Yeung C-K，Djurhuus JC. The Standardization of Terminology of Lower

Urinary Tract Function in Children and Adolescents: Report from the Standardisation Committee of the International Children's Continence Society. The J Urol. 2006; 176: 314-24.

2. van Gool JD, Nieuwenhuis E, ten Doeschate IO, Messer TP, de Jong TP. Subtypes in monosymptomatic nocturnal enuresis. Ⅱ. Scan J Urol Nephrol Suppl. 1999; 202: 8-11.

3. Thiedke CC. Nocturnalenuresis. Am Fam Physician. 2003; 67: 1499-1506.

4. Bloom DA, Seeley WW, Ritchey ML, McGuire EJ. Toilet habits and continence in children: an opportunity sampling in search of normal parameters. J Urol. 1993; 149: 1087-90.

5. Neveus T, Eggert P, Evans J, Macedo A, Rittig S, Tekgül S, Walle JV, Yeung CK, Robson L. Evaluation of and treatment for monosymptomatic enuresis: a standardization document from the International Children's Continence Society. J Urol. 2010; 183: 441.

6. Robson WLM. Enuresis. Medscape http: //emedicine. medscape. com/article/1014762-overview#aw2aab6b2b2 retrieved on 11.11, '14

7. Jalkut MW, Lerman SE, Churchill BM. Enuresis. Pediatr Clin North Am. 2001; 48: 1461-88.

8. Pennesi M, Pitter M, Bordugo A, Minisini S, Peratoner L. Behavioral therapy for primary nocturnal enuresis. J Urol. 2004; 171: 408-10.

9. Glazener CM, Evans JH, Peto RE. Alarm interventions for nocturnal enuresis in children. Cochrane Database Syst Rev. 2005; (2): CD002911.

10. Gim CS, Lillystone D, Caldwell PH. Efficacy of the bell and pad alarm therapy for nocturnal enuresis. J Paediatr Child Health. 2009; 45: 405-8.

11. Fai-Ngo Ng C, Wong SN, Hong Kong Childhood Enuresis Study Group. Comparing alarms, desmopressin, and combined treatment in Chinese enuretic children. Pediatr Nephrol. 2005; 20; 163-9.

12. Eggert P, Freischmidt S, Bismarck PV, SchulzJürgensen S. Differentiation of subgroups of monosymptomatic enuresis according to prepulse inhibition of the startle reflex. Acta Paediatr. 2012; 101: e304-8.

13. Macdonald JM. The threat to kill. Am J Psychiatry. 1963; 120: 125-30.

14. Singer SD, Hensley C. Learning theory to childhood and adolescent fire-setting: Can it lead to serial murder. Int J Offender Therapy Comparative Criminology. 2004; 48: 461-76.

（姜昊译 常悦校）

第 24 章　乳糜尿

Manidip Pal

主题词

- 乳糜尿
- 乳糜试验
- 乳糜微粒
- 糖尿病
- 乙胺嗪
- 内镜下硬化治疗
- 乙醚
- 丝虫病
- 肾被膜切除术
- 微丝蚴
- 乳白色尿液
- 后腹腔镜淋巴管结扎术
- 硝酸银
- 苏丹红Ⅲ
- 甘油三酯
- 肺结核

摘　要

　　乳糜尿是由于尿液中存在乳糜微粒和淋巴液而呈现乳白色外观。丝虫病是乳糜尿形成最常见的原因。可根据乳糜试验、尿甘油三酯测定、膀胱镜检查等辅助检查诊断。约 50% 的患者乳糜尿可自行缓解。其治疗方式包括：饮食结构调整、抗丝虫治疗、内镜下硬化治疗等。

　　乳糜尿是由于尿液中存在乳糜微粒和淋巴液而呈现乳白色外观。

■ 病因

- 丝虫病。
- 肺结核。
- 肾部分切除。
- 肾脏病变热消融术 。
- 妊娠。
- 先天性淋巴管发育异常。

- 外伤。

- 脓肿。

- 癌症。

- 糖尿病。

- 恶性贫血等。

■ 病理学

乳糜尿多由丝虫病导致，其正常的淋巴引流系统被微丝蚴阻塞，继而在肾周淋巴管与肾脏之间建立瘘管样连接，形成异常交通，故尿液与淋巴液混合形成乳糜尿。

■ 诊断

乳糜试验：收集尿液→添加等量的乙醚（脂肪溶剂）→乳白样外观几乎完全消失。

乳糜尿尿液静置沉淀后可形成 3 层→顶部白色脂肪层，中间部粉红色凝块层和底部血液 / 碎屑层[1]。

餐后通过**尿液显微镜检测**与暗场照明检测乳糜微粒。

请患者口服苏丹红Ⅲ混合黄油，然后观察尿液的颜色，正常情况下没有颜色变化。在乳糜微粒的存在下，尿液会变成亮橙色。

甘油三酯的测定：乳糜尿中含有甘油三酯。在向 1 mL 乳糜尿中加入几滴 5% 乙酸后，将尿液以 3000 rpm 离心 3 分钟。如果上清液清亮，则提示尿液中存在磷酸盐或脓液，可通过在显微镜下检查沉积物进一步确认。如果上清液仍然是不透明的（乳糜状），则取上清液应用生化分析仪或光电比色计测定甘油三酯含量[2]。

膀胱镜：检查可见乳糜尿自输尿管开口处流出。

需同时行相关检查排除其他病因。

静脉尿路造影、逆行肾盂造影和淋巴管造影可以显示淋巴管 – 尿道瘘 / 交通支的存在。另外，造影剂可引起化学性肾盂肾炎，导致淋巴管闭塞性硬化[3]，从而导致乳糜尿的停止，故而也具有治疗作用[4]。

■ 治疗

1. 高达 50% 的病例可自发缓解。

2. 肥胖症患者需减重。

3. 饮食结构调节：低脂高蛋白质饮食。

4. 与长链甘油三酯不同，中链甘油三酯（6 ～ 12 个碳原子）通过门静脉吸收而非淋巴系统，椰子油是中链甘油三酯的丰富来源。因此，建议乳糜尿患者食用椰子油。棕榈油亦富含中链甘油三酯。

5. 从根本原因上治疗：治疗丝虫病的抗丝虫药（乙胺嗪）。

6. 如与其他病因相关则需要相应的治疗，如抗结核药物治疗结核病。

7. 内镜下硬化治疗：通过输尿管镜 / 输尿管肾盂镜将聚维酮碘置入输尿管导管冲洗肾盂，灌洗液由 2 mL 5% 聚维酮碘溶液与 8 mL 生理盐水混合而成，每侧肾盂用 10 mL 该溶液灌洗，首次应先灌洗受损较严重的肾脏，随后再灌洗另一侧肾脏。如果需要，6 个月后可以重复灌洗。

8. 0.5% ～ 1% 的硝酸银（$AgNO_3$）溶液也可用于肾盂灌洗。

9. 手术：后腹腔镜淋巴管结扎术是治疗难治性乳糜尿的安全有效的微创手术。手术步骤包括肾蒂淋巴管结扎术（肾周筋膜剥离术）、肾门剥离术（肾门周围淋巴管骨化术）、输尿管松解术（输尿管骨化至髂血管）、Gerota 筋膜切除术（Gerota 筋膜剥离术）和肾固定术（肾包膜三极固定至腰大肌筋膜）[5]。

10. 难治性病例可行腹股沟淋巴结 – 大隐静脉吻合术。

参考文献
（遵从原版图书著录格式）

1. Singh I，Dargan P，Sharma N. Chyluria—a clinical and diagnostic stepladder algorithm with review of literature. Ind J Urol. 2004；20：79-85.

2. Rahman M Md. Easy method of detection of chyle in urine. Ind J Nephrol 2012；22：147-8.

3. Nunez MC，Carcamo VP，de Cabo RM，Kabani MH，Martinez-Pineiro C JA. Recurrent nonparasitic chyluria. Arch Esp Urol. 1998；51：932-4.

4. Dalela D，Kumar A，Ahlawat R，Goel TC，Mishra VK，Chandra H. Routine radio-imaging in filarial chyluria - is it necessary in developing countries? Br J Urol. 1992；69：291-3.

5. Ansari MS，Kumar P. Reconstructive procedures，laparoscopic management of chyluria. In：Hemal AK，（ed.）Laparoscopic Urologic Surgery - Retroperitoneal and Transperitoneal，1st edn. New Delhi：B.I. Churchill Livingstone. 2000. pp.197-202.

（张凯　常悦译　刘芸校）

第 25 章 盆腔器官脱垂的保守治疗

Manidip Pal

主题词

- 吖啶黄乳液
- 慢性咳嗽
- 便秘
- 压疮
- Donut 子宫托
- 雌激素
- 摩擦性溃疡

- 喇叭形子宫托
- 甘油
- 举重
- 恶性溃疡
- 妊娠
- 预防性管理
- 产褥期

- 环形子宫托
- 橡胶
- 硅胶
- 治疗性管理
- 阴道分泌物

摘 要

预防性治疗包括恢复全身健康状态、延长两次妊娠间隔时间、治疗慢性咳嗽等。子宫托可以改善脱垂症状，许多患者希望长期应用子宫托。应用子宫托后，建议定期护理。可以通过移除子宫托、局部消毒清洗和阴道局部应用雌激素来管理其并发症。在子宫脱垂的患者中，阴道局部应用雌激素亦有其他好处。

盆腔脏器脱垂的管理方法可分为两类：

1. 预防措施。

2. 治疗措施。

预防措施

1. 恢复全身健康状态。

2. 避免多胎妊娠。

3. 延长两次怀孕之间的时间间隔。

4. 确保产褥期足够的休息。

5. 避免在分娩过程中过早用力。

6. 摄入大量流质及高纤维饮食，预防便秘。

7. 治疗慢性咳嗽。

8. 避免体重增加，预防肥胖。

9. 避免职业相关诱因，如举重。

10. 盆底功能训练（Kegel 训练），特别是在产褥期。

治疗措施

治疗措施可分为暂时性措施及永久性措施。

暂时性措施

1. 药物应用：局部应用雌激素。

2. 子宫托的应用。

永久性措施：手术矫正

根据患者的年龄和意愿选择合适的手术方式：

- 切除子宫的手术。
- 保留子宫的手术。

采用不同类型的重建手术来纠正脱垂。

■ 暂时性保守措施

子宫托

子宫托定义：在阴道中放置的承托下垂的子宫的装置[1]。

子宫托由软橡胶、塑料或硅胶制成，可以用高压灭菌法消毒，已有数十年的应用历史。有不同类型的子宫托可供选择。其中，常用的有环形子宫托、喇叭形子宫托、Donut 子宫托。

子宫托的放置技巧（图 25-1 至图 25-9）。

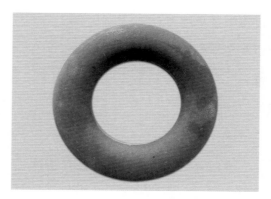

图 25-1　非支撑型环状子宫托

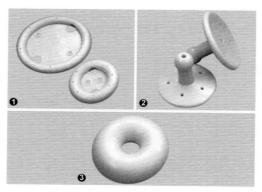

注：（1）支撑型环状子宫托；（2）喇叭形子宫托；（3）Donut 子宫托。

图 25-2　不同类型的子宫托

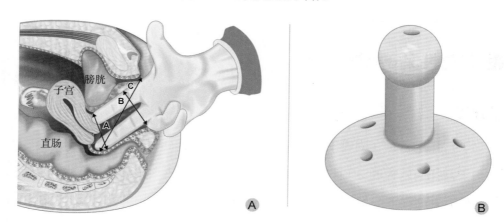

注：（1）图 A：评估阴道和穹窿的长度和宽度，其中 A 线：从耻骨联合后缘到阴道顶端或后穹窿的距离，可用于测量环形和 Donut 子宫托的大小，或者测量喇叭形子宫托颈部的长度；B 线：阴道顶端的宽度，可用于选择喇叭形子宫托的直径；C 线：阴道口和阴道的前后径，可以帮助选择合适类型的子宫托[2]。

（2）图 B：喇叭形子宫托的测量评估。

图 25-3　子宫托置入技巧

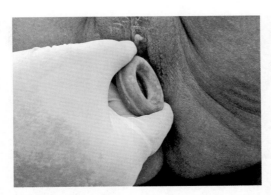

图25-4　环状子宫托的应用，首先将子宫托置入阴道，在阴道口处以拇指及中指纵向握持子宫托，轻轻用力使子宫托稍变形

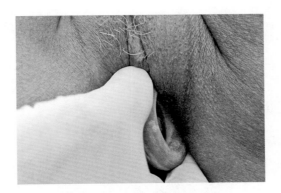

图 25-5　将环状子宫托置入阴道口

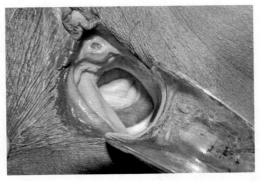

图 25-6　子宫托放置至理想位置：宫颈位于套环内，子宫托的后部放置于后穹窿处，前部在前穹窿处（在这张照片中不能直视到前后穹窿）

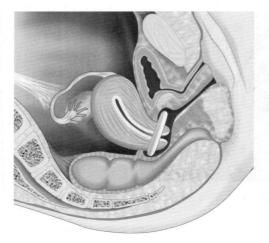 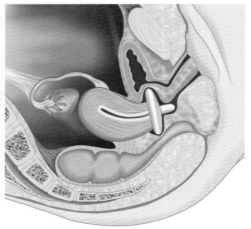

图 25-7　环状子宫托正确放置示意　　　图 25-8　喇叭形子宫托正确放置示意

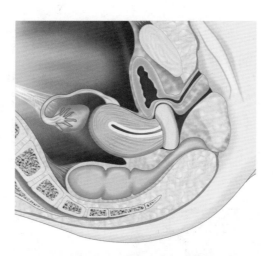

图 25-9　Donut 子宫托正确放置示意

子宫托治疗的指征

1. 患者身体状况不适宜做手术。

2. 患者不愿意做手术。

3. 患者正在排队等待手术（需等待较长时间）。

4. 妊娠期脱垂。

5. 产褥期脱垂。

子宫托使用禁忌证

1. 阴道溃疡。

2. 生殖道感染。

3. 对橡胶、硅胶等子宫托成分过敏。

4. 依从性差的患者。

子宫托的护理

每 2 ～ 3 天由患者自行取出子宫托，清洁后再次置入；如果患者不能自行取出并放置子宫托，可以每 4 ～ 12 周门诊复查一次；首次放置后需 4 ～ 6 周后复查；若患者可自行更换子宫托，随访间隔为 6 ～ 12 个月。

随访期间需要注意的事项：

1. 子宫托是否放在适当的位置。

2. 子宫托是否可以提供良好的支撑：脱垂症状是否有改善。

3. 失禁症状的改善：患者能否正常的排尿和排便。

4. 检查子宫托的完整性：是否存在子宫托的破裂、断裂等。

5. 子宫托与阴道接触面的状况。

6. 是否有异常阴道分泌物等。

子宫托的并发症（图 25-10，图 25-11）

1. 在很多记忆力降低的老年人中已置入的子宫托可能被遗忘。

2. 子宫托接触的阴道壁区域可能会发生溃疡。

3. 子宫托摩擦产生的溃疡有恶变可能。

4. 性交不适感。

压疮： 在脱垂患者子宫托的受力部位可见一个或多个溃疡。这是由于静脉充血造成的。溃疡发生的病理顺序为初始表面角化→皲裂→感染→上皮脱落→压疮形成，需与恶性溃疡鉴别（表 25-1）[3]。

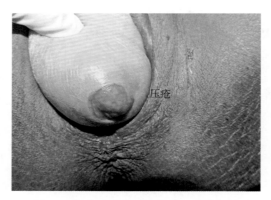

图 25-10 盆腔脏器脱垂Ⅲ期伴压疮形成

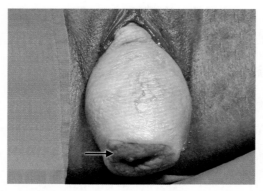

图 25-11 盆腔脏器脱垂合并宫颈癌［箭头指向宫颈病变，呈圆形（恶性）；子宫复位 4 周后糜烂面仍未愈合；活检证实为宫颈鳞状细胞癌］

表 25-1 压疮及恶性溃疡的鉴别

	压疮	恶性溃疡
边缘	规则顺滑	欠规则
基底部	不易破溃	易破溃
质地	柔韧	可能质地变硬
愈合	复位后可愈合	复位后仍存在

治疗：通常需 10 ～ 14 天，可用湿纱条阴道填塞复位使压疮愈合。吖啶黄乳液与甘油是非常好的润滑剂，但是如果 14 天后溃疡仍未愈合，需行活组织检查排除恶性病变。

雌激素疗法

　　绝经后妇女应用雌激素治疗可一定程度地缓解部分脱垂相关症状，但不宜全身应用雌激素。局部应用雌激素可能有助于缓解症状。术前局部应用雌激素6周可使阴道上皮和肌层增厚，亦有助于增加局部成熟胶原的合成，降低胶原降解酶的活性[4]。局部应用雌二醇乳膏治疗一个月可用于子宫托相关直肠阴道瘘的保守治疗[5]。

参考文献
（遵从原版图书著录格式）

1. http：//www.thefreedictionary.com/pessary

2. Atnip S，O'Dell K. Vaginal support pessaries – indications for use and fitting strategies. Urol Nurs. 2012；32：114-25.（http：//www.medscape.com/viewarticle/765822_4）.

3. Dutta DC. Displacement of uterus. In：Textbook of gynaecology，5th edn. Kolkata：New Central Book Agency. 2009；pp193-219.

4. Rahn DD，Good MM，Roshanravan SM，Shi H，Schaffer JL，Singh RJ，Word RA. Effects of preoperative local estrogen in postmenopausal women with prolapse：a randomized trial. J Clin Endocrinol Metab. 2014；99：3728-36.

5. Cichowski S，Rogers RG. Nonsurgical management of a rectovaginal fistula caused by a Gellhorn pessary. Obstet Gynecol. 2013；122（2 Pt 2）：446-9.

（张凯　常悦 译　刘芸 校）

第四篇

直肠疾病

章节大纲

- ★ 直肠脱垂
- ★ 大便失禁

第 26 章　直肠脱垂

Arshad Ahmad

主题词

- ◆ 直肠脱垂
- ◆ 肛门测压法
- ◆ 肛门超声
- ◆ 肛管直肠角
- ◆ 肛肠肌电图
- ◆ 马尾
- ◆ 便秘
- ◆ 直肠子宫陷凹

- ◆ 排便造影
- ◆ 盆腔动态磁共振成像
- ◆ 痔疮
- ◆ 肠套叠
- ◆ 骨盆发育不良
- ◆ 网片直肠固定术
- ◆ 直肠乙状结肠黏膜切除术
- ◆ 齿状线

- ◆ 经会阴直肠乙状结肠切除术
- ◆ 直肠镜
- ◆ 耻骨直肠韧带
- ◆ 直肠肛门抑制反射
- ◆ 直肠切除固定术
- ◆ 硬化剂注射
- ◆ 直肠缝合固定术
- ◆ Thiersch 修复术

摘　要

　　直肠脱垂可能与痔疮脱垂混淆，区分部分直肠脱垂（黏膜脱垂）和完全直肠脱垂是非常重要的。在婴儿和儿童中，通常为部分直肠脱垂，不需要手术治疗。即使需要手术干预，通常也仅行最小范围的手术。成人部分直肠脱垂可以用圆形吻合器进行处理。成人完全性直肠脱垂的治疗应个体化，阴式手术适合老年人和手术风险较高的患者，年轻患者应接受经腹部手术治疗。几乎所有的经腹手术都可以在腹腔镜下进行。

　　直肠脱垂是直肠通过肛管向外突出，通常发生于年幼者或年老者。症状表现为肠壁完全脱垂或仅有肠黏膜脱出的不完全脱垂。女性直肠脱垂的发病率高于男性，50 岁及以上的妇女患直肠脱垂的风险是男性的 6 倍，而 40 岁以上的男性直肠脱垂的发病率趋于下降[1]。

　　直肠脱垂轻症者可表现为无症状的肛门处可见的脱垂，严重者可表现为以直肠及部分结肠为主的肿物自肛门脱出，且不可还纳，甚至出现缺血、坏死。

■ 病因学

目前对直肠脱垂的病理生理学知之甚少，对解剖学和生理学的了解有助于了解病因。正常情况下脊柱的生理弯曲及骨盆的倾斜度使盆腔脏器的重力向前骨盆聚集，导致直肠沿着弯曲进入骨盆。直肠的稳定性与肛提肌的支撑密切相关。耻骨直肠韧带可抬高直肠的下端并使其向骨盆前方倾斜，形成肛管直肠角。耻骨直肠韧带的松弛可导致盆底下降，肛门直肠角消失，使直肠变成垂直状态[2]。

儿童直肠脱垂在 3 岁以下较为常见，发病率最高的是 1 岁以内的婴儿。此时发生的脱垂往往是黏膜脱垂，而不是直肠全层。在婴儿中，脱垂可能是由于缺乏骨骼支持和腹内压力过度升高引起的。它可能与黏膜与其下的肌层松散附着有关。在儿童中，直肠部分脱垂或黏膜脱垂通常在腹泻后发生，并可能与骨盆发育不良有关。在发展中国家，营养不良导致的坐骨直肠脂肪减少是婴幼儿期发生直肠脱垂最常见的诱因[3, 4]。

在成年人中，脱垂通常是完全性的，可能是由于骨骼发育不完全、肛提肌异常和直肠与骶骨间缺乏固定所致。几种解剖异常与直肠脱垂有关，这些是否是脱垂的原因或结果尚不清楚，包括直肠子宫陷凹较深、肛门扩张、直肠和骶骨之间的自然附着缺失，这些变化可能与慢性损伤或脱垂本身的继发影响相关。在与便秘相关的直肠脱垂患者中，通常合并乙状结肠冗长[5]。

1912 年，Moschcowitz 将直肠脱垂描述为累及道格拉斯腔的直肠前壁滑动疝。随着 1968 年排便造影的出现，Broden 和 Snellman 能够证明，直肠脱垂基本上是全层肠壁的肠套叠，从齿状线上约 3 英寸至肛门边缘处。不管其发病机制如何，均与骨盆底支撑结构薄弱相关。肠套叠的原因尚不清楚，但影像学显示肠套叠发生后，可继发牵拉直肠远离骶骨。肿瘤可能是发生结直肠套叠的重要因素之一。直肠脱垂通常合并直肠膨出及小肠膨出，可能与子宫脱垂或膀胱膨出有关，这些疾病统称为盆底功能障碍[6-8]。

直肠脱垂由肛门直肠手术诱发，但从治疗的角度来看最重要的是区分真性脱垂及黏膜脱垂。肛瘘手术期间可能发生耻骨直肠肌损伤。如果括约肌的相当一部分已经被手术分离，则可以在损伤部位发生黏膜脱垂。神经系统疾病和马尾神经损伤可能导致直肠脱垂。年轻男性患者的一个显著特征是多合并精神疾病，其原因尚不清楚，但可能与系统性退化过程有关[9]。

■ 临床特征

大多数情况下，患者主诉为肠功能异常和外阴肿物突出，常见的肠道功能异常包括便秘和大便失禁，其次为腹泻。

30%～67%的患者出现便秘和排便费力。便秘可能是由排便梗阻综合征（结直肠套叠）或相关的结肠无力导致，高达50%的患者存在大便失禁，其病因尚不明确。理论上可能与肛门括约肌或阴部神经的物理牵拉损伤、异常的直肠或肛门感觉以及对直肠肛门抑制反射的慢性刺激相关，这种反射通常可导致直肠扩张后肛门内括约肌的松弛，随着脱垂的进展，大便失禁变得更严重[10]。

随着时间的延长，脱垂的症状会持续进展。最初，脱垂在排便或排便用力时出现，可自行复位。随后进展为慢性直肠脱垂，需要手动复位。慢性脱垂的直肠黏膜可能变厚或伴溃疡形成，并引起显著的出血。有些时候脱垂的部分可能嵌顿在括约肌水平以下，导致疼痛及潜在的缺血风险。也有报道称，可通过突出的直肠处行经肛门切除小肠术[11]。

■ 体格检查和调查

患者取左侧卧位，首先应仔细检查肛周区域，通常很容易识别明显的脱垂，当未发现脱垂时，临床医生可以进一步行直肠指诊和直肠镜检查发现病变。可发现括约肌松弛和充血水肿的直肠黏膜。此时可以要求患者蹲着或坐在马桶上，然后嘱患者用力，临床医生可以使用检查镜观察脱垂情况，必须注意区分直肠脱垂和痔脱垂。直肠脱垂呈同心圆环样，与痔脱垂的放射状裂隙不同，随后应评估脱垂的程度以及是全层脱垂还是黏膜脱垂（图26-1，图26-2）。

应用结肠镜或钡剂灌肠进行完整的结肠评估是必要的，以排除同时合并的其他结肠病变。偶尔直肠或乙状结肠的息肉或肿瘤等为肠套叠的诱因。然而，在衰弱的老年患者接受姑息性经会阴手术时，完整的结肠评估并非必须（图26-3，图26-4）。

结肠传输试验适用于严重便秘者，可评估是否存在结肠无力。肛门测压、排便造影、阴部神经检查、肛肠肌电图、肛门超声和盆腔动态核磁等检测可用于部分特殊病例和临床研究中，但对直肠脱垂患者的管理并非常规选择。

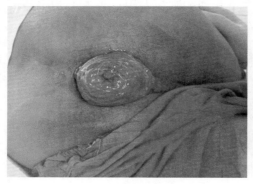

图 26-1　完全直肠脱垂

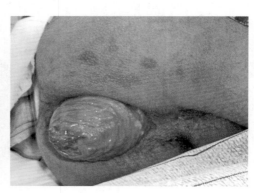

图 26-2　完全直肠脱垂

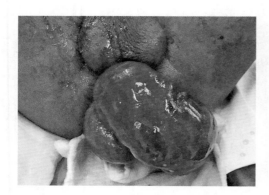

图 26-3　直肠及乙状结肠脱垂

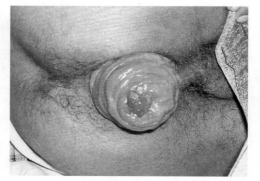

图 26-4　以息肉样肿物为诱因的
肠套叠继发直肠脱垂

■ 鉴别诊断

最易与直肠脱垂混淆的是痔脱垂，通过仔细检查脱垂组织的褶皱可以很容易地区分二者。在直肠脱垂的情况下，折叠皱褶总是同心圆形，而痔疮组织具有放射样的内陷纵行皱褶。有时亦需与较大的带蒂直肠息肉或肥大的肛门乳头相鉴别，然而，这些病变通常是可移动的，直肠指诊可将其与直肠和肛管的下部分离。需引起重视的是必须区分全层脱垂和黏膜脱垂，因为两种情况的治疗是不同的（图 26-5，图 26-6）。

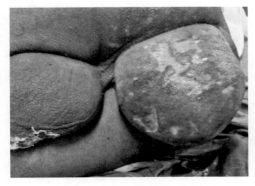

图 26-5　直肠脱垂伴缺血性改变

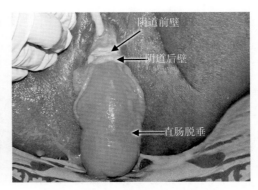

阴道前壁
阴道后壁
直肠脱垂

图 26-6　直肠脱垂伴会阴全层撕裂
（阴道后壁和肛门之间未见会阴部皮肤）

■ 治疗

部分直肠脱垂的患儿通常不需要手术治疗，随着生长发育大多数患儿可痊愈。保守治疗方式包括纠正营养不良、手动复位脱垂组织和应用粪便软化剂等，然而严重营养不良者或保守治疗无效的患儿可能需要手术治疗。黏膜下注射硬化剂（5% 苯酚溶于杏仁油或 70% 酒精）可使黏膜紧密附着于肌层。手术方式包括切除脱垂的黏膜、经肛门环切术和经骶骨直肠固定术。然而，在婴儿和儿童中保守治疗通常有效，必要时可采取最小的手术范围[12～14]。

成人部分或不完全直肠脱垂（黏膜脱垂）可通过切除脱垂的黏膜来治疗，可以使用圆形吻合器行环状黏膜切除术。

修复完全直肠脱垂有 50 多种手术方式可以选择。迄今为止，对于最优手术方式仍然未达成共识。手术通常可采取两种入路，经会阴和经腹。经会阴部修复包括直肠脱垂的全层切除，可同时考虑切除邻近肛提肌组织，或行脱垂段黏膜的袖状切除。经腹部手术可将直肠固定到骶骨，乙状结肠冗余和便秘患者可考虑同时行乙状结肠切除术，但腹泻患者应避免切除乙状结肠[15, 16]。

■ 经会阴手术

Thiersch 修复术

Thiersch 在 1891 年描述了用银线于肛周环形置入皮下的方法治疗直肠脱垂。此后也应用过其他材料，包括尼龙、聚丙烯缝合线、硅橡胶、硅橡胶带等。该手术方式可以在局部麻醉下进行，故适用于老年、虚弱和手术风险较高的患者 [17]。

经会阴直肠乙状结肠切除术（Altemeier 术）

经会阴直肠乙状结肠切除术由 Mikulicz 于 1899 年首次提出。Altemeier 术将经会阴直肠乙状结肠切除术与肛提肌成形术相结合。该手术经会阴切除脱垂的直肠及乙状结肠，在肠管的前部或后部寻找肛提肌。尽管经会阴手术的复发率高于经腹手术，但对于不愿意接受经腹手术、手术风险高或老年患者来说，该术式不失为一个理想的选择 [18, 19]。

直肠乙状结肠黏膜切除术（Delorme 术）

该手术方式由 Delorme 于 1900 年首次描述，包括切除脱垂的黏膜和与其下肌层的折叠缝合术，这是治疗黏膜脱垂的较理想选择，但也可用作全层直肠脱垂的手术方式之一，但复发率较高。但是，对于手术风险较高的患者可考虑选择该手术方式 [20, 21]。

■ 经腹手术

直肠切除固定术

1969 年，Frykman 和 Goldberg 首次描述了乙状结肠切除术联合直肠固定术。该术式切除乙状结肠以治疗结肠冗余和其相关便秘。游离直肠后方至盆底水平并用不可吸收线将直肠固定至骶前筋膜保持其近端牵引张力。关于直肠的侧部和前部是否需分离尚存在争议。直肠外侧韧带的分裂可能是导致术后便秘的原因之一。该术式的复发率约为 2% ～ 5%，并发症多为肠梗阻或吻合口瘘相关。部分研究表明该术式可减少 50% 的便秘[22]。

直肠缝合固定术

不切除乙状结肠的直肠固定术可作为另一种可选择的术式。游离直肠后方至骨盆底，保持近端牵引，同时用不可吸收的缝线将直肠固定在骶前筋膜上并保持一定近端牵引张力。这是治疗直肠脱垂最简单的经腹术式，其效果与标准的悬吊术相当[23]。

补片直肠固定术

1963 年，Ripstein 使用阔筋膜移植来悬吊直肠。自此许多假体材料被用来固定直肠至骶前筋膜。最常用的材料是聚丙烯网片，特氟龙吊带或 Gortex。考虑到感染的风险，补片直肠固定术不应与乙状结肠切除术联合进行[24]。

在 Ripstein 的原始描述中将直肠后方完全游离至骨盆底水平。是否进行前侧方的游离及外侧韧带的分离仍存在争议。将网片修剪为 3 ～ 4 cm 宽，沿骶骨右侧用不可吸收缝线固定。在保持直肠近端张力的同时，将网状物包绕直肠前方，并缝合固定至该处直肠浆肌层；随后用不可吸收线将网片固定在骶骨的另一侧。既往曾将补片完全环绕直肠周围，然而可导致便秘，故现仅包绕直肠前方[25]。

目前对原有方法的一种改进是将网片固定包绕至直肠后方再向后固定于骶骨上，保持直肠前壁游离。Nicosia 和 Bass 提出了一种将网片固定在骶骨上更简单的改良方法，可以使用筋膜缝合器完成固定，基本上没有导致出血的风险[26]。

1959 年，Wells 使用伊瓦隆（聚乙烯醇）海绵将直肠固定至骶骨上。充分游离直肠后，先将剪裁过的海绵固定在骶骨后正中线处，随后将其包裹在直肠周围，仅在直肠前壁正中线处留白。这种方法的优点便秘发生率低，但是复发率高于肠道切除和直肠固定术[27, 28]。

Nigro 设计了一种腹腔内悬吊带术，将直肠悬吊至耻骨处。完全游离直肠直至骨盆底。将网片裁剪为约 4 cm 宽、20 cm 长的吊带。吊带中心部分与直肠后侧壁缝合。打开耻骨后间隙后，将吊带的两端向前拉并固定在耻骨支上。这种手术特别的优点是它能在解决失禁问题的同时并不影响性功能及排尿 [29]。

腹腔镜已可用于上述所有手术操作，其操作原则和解剖分离方式与开放式手术相同。在功能恢复方面，腹腔镜与开放式手术并没有显著差异 [30, 31]。

■ 手术方式的选择

治疗直肠脱垂的外科手术种类繁多，对个体如何选择合适的术式造成了一定程度的困惑。近期 Cochrane 系统比较了经腹部手术及经会阴手术，但并未得出何者为更优选择，这可能与纳入的研究存在一致性差异相关。在英国进行的一项多中心随机试验 "PROSPER" 中，经腹与经会阴直肠固定术间没有显著差异 [32]。

与经会阴手术比较，经腹手术可能手术风险及并发症发生的风险稍高，但通常复发率较低。对于老年和虚弱的患者，经会阴手术可能是最佳选择，虽有稍高的复发率，但术中并发症发生风险低。对于预期寿命有限的虚弱的轻度脱垂患者，Delorme 术是一个不错的选择。否则，可选择 Altemeier 术，其短期复发率较低。

对于能够耐受腹部手术并承担其风险的年轻健康患者，直肠固定术和（或）乙状结肠切除术更为适合。

直肠脱垂患者的手术选择应个体化，手术的最终目的是纠正脱垂、改善患者的排便功能、降低复发率，但要充分考虑患者可承担的手术风险。

参考文献

（遵从原版图书著录格式）

1. Madoff RD，Maligren A. One hundred years of rectal prolapse surgery. Dis Colon Rectum. 1999；

    42：441-50.

2. Cali RL，Pitsch RM，Blatchford GJ，et al. Rare pelvic floor hernias：report of a case and review of the literature. Dis Colon Rectum. 1992；35：604-12.

3. Bhandari B，Ameta DK. Etiology of prolapse rectum in children with special reference to amoebiasis. Indian J Pediatr. 1977；14：635-7.

4. Dutta BN，Das AK. Treatment of prolapse rectum in children with injections of sclerosing agents. J Indian Med Assoc. 1977；69：275-6.

5. Madiba TE，Baig MK，Wexner SD. Surgical management of rectal prolapse. Arch Surg. 2005；140（1）：63-73.

6. Moschcowitz AV. The pathogenesis，anatomy and cure of prolapse of the rectum. Surg Gynecol Obstet. 1912；15：7.

7. Broden B，Snellman B. Procidentia of the rectum studied with cineradiography：a contribution to the discussion of causative mechanism. Dis Colon Rectum. 1968；11：330-47.

8. Ripstein CB. Surgical care of massive rectal prolapse. Dis Colon Rectum. 1965；8：34-8.

9. Todd IP. Etiological factors in the production of complete rectal prolapse. Postgrad Med J. 1959；35：97-100.

10. Spencer RJ. Manometric studies in rectal prolapse. Dis Colon Rectum. 1984；27：523-5.

11. Gooley NA，Kuhnke M，Eusebio EB. Acute transanal ileal evisceration. Dis Colon Rectum. 1987；30：479-81.

12. Malyshev YI，Gulin VA. Our experience with the treatment of rectal prolapse in infants and children. Am J Proctol. 1973；24：470-2.

13. Chino ES，Thomas CG Jr. Transsacral approach to repair of rectal prolapse in children. Am Surg. 1984；50（2）：70-5.

14. Hight DW，Hertzler JH，Philippart AI，et al. Linear cauterization for the treatment of rectal prolapse in infants and children. Surg Gynecol Obstet. 1982；154（3）：400-2.

15. Tou S，Brown SR，Malik AI et al. Surgery for complete rectal prolapse in adults. Cochrane Libr. 2009；4：1.

16. Karulf RE，Madof RD，Goldberg SM. Rectal prolapse. Curr Probl Surg. 2001；38：771-832.

17. Khanduja KS，Hardy TG Jr，Aguilar PS，et al. A new silicone prosthesis in the modified Thiersch operation. Dis Colon Rectum. 1988；31：380-3.

18. Altemeier WA，Culbertson WR，Schowengerdt C，et al. Nineteen year's experience with the one-stage perineal repair of rectal prolapse. Ann Surg. 1971；173（6）：993-1006.

19. Altemeier WA. One-stage perineal surgery for complete rectal prolapse. Hosp Pract. 1972；7：102.

20. Delorme E. Communication sur le traitement des prolapsus du rectum totaux par l'excision de la muqueuse rectale ou recto-colique. Bull Soc Chir Paris. 1900；26：498.（Translated in Dis Colon Rectum 1985；28：544.）

21. Tobin SA，Scott IH. Delorme operation for rectal prolapse. Br J Surg. 1994；81（11）：1681-4.

22. Frykman HM. Abdominal proctopexy and primary sigmoid resection for rectal procidentia. Am J Surg. 1955；90（5）：780-9.

23. Ejerblad S，Krause U. Repair of rectal prolapse by rectosacral suture fixation. Acta Chir Scand. 1988；154（2）：103-5.

24. Ripstein CB. Surgical care of massive rectal prolapse. Dis Colon Rectum. 1965；8：34-8.

25. Ripstein CB，Lanter B. Etiology and surgical therapy of massive prolapse of the rectum. Ann Surg. 1963；157：259-64.

26. Nicosia JF，Bass NM. Use of the fascial stapler in proctopexy for rectal prolapse. Dis Colon Rectum. 1987；30（11）：900-1.

27. Wells C. New operation for rectal prolapse. Proc R Soc Med. 1959；52：602.

28. Morgan CN，Porter NH，Klugman DJ. Ivalon（polyvinyl alcohol） sponge in the repair of complete rectal prolapse. Br J Surg. 1972；59（11）：841-6.

29. Nigro ND. A sling operation for rectal prolapse. Proc R Soc Med. 1970；63：106.

30. Byrne CM，Smith SR，Solomon MJ，et al. Long term functional outcomes after laparoscopic and open rectopexy for the treatment of rectal prolapse. Dis Colon Rectum. 2008；51（11）：1597-61.

31. Kessler H，Jerby NL，Milsom JW. Successful treatment of rectal prolapse by laparoscopic suture rectopexy. Surg Endosc. 1999；13（9）：858-61.

32. Senapati A，Gray RG，Middleton LJ，Harding J et al. PROSPER：a randomized comparison of surgical treatments for rectal prolapse. Colorectal Dis. 2013；15（7）：858-68.

（张凯 常悦译 刘芸校）

第 27 章　大便失禁

Arshad Ahmad

主题词

- 大便失禁
- 肛门环缩术
- 经直肠超声检查
- 肛门直肠环
- 克利夫兰诊所大便失禁评分
- 肛门外括约肌
- 转流性结肠造瘘

- 产钳助产
- 股薄肌
- 内痔静脉丛
- 肛门内括约肌
- MR 排便造影
- 多产
- 耻骨直肠肌综合征

- 肛周注射
- 阴部神经
- 直肠肛门兴奋反射
- 修复括约肌
- 括约肌切开术
- Thiersch 植皮术

摘要

直肠抑制反射和直肠兴奋反射是控制排便的两个重要现象，可协助区分排气和排便。当 U 形的耻骨直肠肌与肛门外括约肌一起收缩时，肛门保持闭合，从而控制排便。肛门括约肌无力、克罗恩病、脊髓损伤等是大便失禁原因之一。克利夫兰诊所大便失禁评分可区分不同类型的大便失禁。直肠肛管测压、肌电图、MR 排便造影有助于对患者进行进一步评估。盆底功能锻炼、肛周注射、射频消融、骶神经刺激等可作为保守治疗方式。手术治疗方式包括修复括约肌、股薄肌移植、Thiersch 手术、转流性结肠造瘘等。

大便失禁虽然不会威胁生命，但它会使患者的精神受到创伤。大便失禁普遍存在于老年人以及长期住院、精神病房和老年医疗机构的患者。大便失禁的总发生率为 2.2%。近 1/3 的患者年龄大于 65 岁，这其中约 2/3 是女性患者。其高风险因素包括高龄、女性和多产[1]。

■ 控制排便的生理学

排便主要由横纹肌即肛门外括约肌、肛提肌控制，部分受自主神经支配的平滑肌即肛门内括约肌控制。肛门内括约肌（internal anal sphincter，IAS）是直肠环行肌层向下方的延续。肛门外括约肌是肛提肌向下的延续。肛提肌由骨骼肌组成，可随意控制。肛门内括约肌主要功能为维持肛管静息压，并有助于区分肠道内容物。85% 的肛管静息压由肛门内括约肌提供。区分肠道内容物是气体或粪便的过程，可称为"取样"。直肠扩张时肛门内括约肌会出现松弛，从而使部分内容物进入肛管，这种反射称为直肠肛门抑制反射。在取样时，外括约肌保持闭合，防止肠内容物泄漏。这被称为直肠肛门兴奋反射。

耻骨直肠肌位于骨盆底的前内侧，在直肠下段形成 U 形吊带样结构。肛提肌收缩时，耻骨直肠肌的吊带样结构将肛管直肠交界处向前向上提拉，增加肛管直肠角角度。肛提肌与外括约肌的协调收缩，可以有效地闭合肛管。想排便时，耻骨直肠肌放松，肛管直肠角变小，同时肛门内外括约肌放松，协同腹部肌肉收缩，促进排便。肛柱和血管垫有助于封闭肛管，防止腹腔内压力增加时出现漏便[2]。

■ 大便失禁的病因

与大便失禁显著相关的因素包括老年、尿失禁、腹泻、盆腔放疗、痴呆和体重指数过大。便失禁的病因，可分为机械性、神经性和特发性[3]。

大便失禁的病因[8]

- 肛门括约肌无力：

  - 损伤：产伤、外科手术相关损伤（瘘管切开术、痔切除术、内括约肌切开术等）。

  - 非创伤性原因：硬皮病，病因不明的内括约肌变薄。

  - 神经病变：牵张损伤、产伤、糖尿病。

- 盆底解剖结构变化：直肠脱垂、会阴下降综合征。

- 炎症：克罗恩病、溃疡性结肠炎、放射性直肠炎。

- 中枢神经系统疾病：痴呆、脑卒中、脑瘤、脊髓病变、多发性硬化。

- 腹泻：肠易激综合征。

机械性损伤可造成内外括约肌损伤，主要与产伤、肛瘘和痔疮的手术治疗相关。瘘管手术是大便失禁最常见的原因。在括约肌部分断裂后可导致不同程度的排便控制障碍。完全性的大便失禁通常是由于误伤肛门直肠环导致的，可在高位经括约肌或括约肌上瘘的术中发生。主要用于治疗肛裂或痔疮的肛管扩张术也可能造成这样的损伤。用于治疗肛裂的内括约肌切开术可能会对排便控制产生一定程度的影响。症状可能包括意外排气、黏液渗漏污染内裤、便急。为保留肛门括约肌而设计的肠切除术（低位前切除，各种肠道拖出术）经常导致腹泻或排气失禁，主要与中断神经反射有关。因炎症性肠病或直肠恶性肿瘤手术而导致的直肠容量下降可导致便急和大便失禁[4]。

阴道分娩后因括约肌损伤而导致的大便失禁比想象中更常见。对产后妇女的生理学研究表明，多胎、产钳助产、第二产程延长、巨大儿等均可导致阴部神经损伤和括约肌松弛。与男性相比，女性的会阴支持能力相对较差，因此很小的损伤就可能引起控制障碍。由于分娩过程中，尤其是使用产钳时会引起会阴体拉伸或压迫，从而导致神经受损，即使结构完整的肛管也可能出现功能上的障碍[5, 6]。

会阴部的创伤也可能导致括约肌的损伤。脊髓损伤、脊髓肿瘤和马尾病变可通过对外括约肌和肛提肌去神经支配而引起大便失禁。系统性硬化病会使神经系统或肌肉损伤，从而导致失禁。其他原因包括滥用泻药、感染性腹泻和肛肠肿瘤。直肠脱垂（直肠脱入阴道）可导致排便后失禁。一些药物可以加重症状的频率和严重程度。硝酸盐类和钙通道阻滞剂可降低括约肌张力，而二甲双胍可导致稀便。

特发性大便失禁指无明显原因的括约肌去神经损伤[7]。

■ 对患者的评估

明确病因是选择合适治疗方式的唯一标准。详细收集病史，包括：患者的年龄、症状的发生和持续时间、既往手术史、女性患者的产科病史和大便失禁的程度。是否同时存在尿失禁症状非常重要，因其往往提示盆底肌整体薄弱无力。应询问所有患者是否做过肛门手术，是否有肛门创伤，是否接受过放射治疗，是否有糖尿病和神经系统疾病等全身状况。

对大便失禁的程度进行客观的量化评估是有帮助的。有几种分级系统可供临床医生评估症状的严重程度。最常用的是克利夫兰诊所大便失禁评分（表27-1）。该量表考虑了失禁的频率、失禁的类型（固体大便、液体或气体）、使用护垫情况和对日常生活的影响。评分范围为 0 ～ 20。8 分以下为轻度失禁，9 ～ 14 分为中度失禁，15 ～ 20 分为重度失禁[9]。

表 27-1　克利夫兰诊所大便失禁评分

失禁类型	频率				
	从未发生	很少发生	有时发生	经常发生	总是发生
固体	0	1	2	3	4
液体	0	1	2	3	4
气体	0	1	2	3	4
带护垫	0	1	2	3	4
生活方式改变	0	1	2	3	4
0 分 = 非常好					
20 分 = 完全失禁					
从未发生 =0					
很少发生 = 小于 1 次 / 月					
有时发生 = 小于 1 次 / 周，大于 1 次 / 月					
经常发生 = 小于 1 次 / 天，大于 1 次 / 周					
总是发生 = 大于 1 次 / 天					

■ 体格检查

体格检查可以提供有价值的信息，如是否用护垫、肛门周围是否有污垢和皮肤感染。用手分开臀部，若肛管完全松弛，意味着括约肌功能丧失或神经功能障碍。也可发现是否存在会阴裂伤、产科损伤、既往手术或创伤的瘢痕

（图 27-1，图 27-2）和其他畸形。通过直肠指诊可以评估括约肌的静息张力，要求患者"收紧肛门"可以评估收缩的程度。括约肌的任何缺损也可被发现。感觉评估也很重要，因为感觉受损意味着手术修复的成功率可能受到影响。保留少量灌肠剂的测试可用于评估控制力。

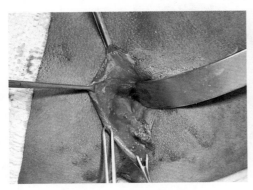
图 27-1　外伤性括约肌损伤

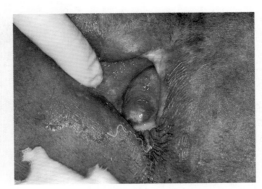
图 27-2　肛瘘术后完全性括约肌损伤

■ 大便失禁生理评估

评估盆底生理学的两项主要方法为肌电图和肛管直肠测压。无论是继发于神经系统障碍还是肌肉疾病，肌电图是确定神经肌肉功能障碍性质的重要工具。肌电图的另一个用途是评估便秘患者。研究表明，便秘患者最常见的肌电异常是耻骨直肠肌收缩异常[10]。

肛管直肠测压可客观地测量肛门肌肉的静息和收缩压力，并评估直肠顺应性。将一个长软导管通过肛门置入直肠，其顶端有一个球囊。在肛管的不同部位评估肛门肌肉静置和收缩时的压力。将液体灌满球囊测量直肠感觉和顺应性，并记录开始出现直肠压力感觉时所需的容积和患者所能承受的最大容积。

一般来说，大便失禁患者在休息和最大限度收缩时肛管压力较低。然而，大便失禁患者和无症状患者的收缩压力有时差别不大。对这一常见现象的解释是，许多因素有助于控制排便，一个因素的损害可能由其他因素的联合作用来补偿（图 27-3）[11]。

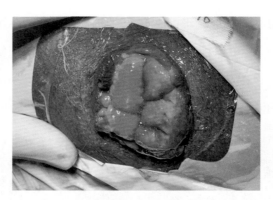

图 27-3　痔脱垂引起的假性大便失禁

■ 影像学检查和内镜检查

　　排便造影是一种很好的评估低位肠道疾患的方法。将直肠乙状结肠充满增厚的钡剂，并要求患者在连续拍片时排便。放射照相技术可评估排空的速度并可同时进行动态记录以便于后续分析。另外也有助于评估盆底下降程度和是否存在直肠脱垂或肠套叠。MR 排便造影可显示多种异常，包括直肠、膀胱和阴道穹窿下降、直肠膨出和小肠膨出。经直肠超声检查和核磁共振成像可用于评估有阴道分娩史、肛部手术史和外伤史的患者的括约肌缺损。结肠镜检查可以排除肛肠肿瘤[12, 13]。

■ 治疗

　　大便失禁的治疗应始终针对病因。因手术、产科或意外损伤而丧失括约肌功能的患者最适合进行组织重建。然而，因其他疾病导致大便失禁的患者通常不会直接选择手术修复。治疗大便失禁的合理方法应该是循序渐进的，从保守治疗开始，如果非手术治疗不成功，则可选择手术治疗。

■ 非手术治疗

　　保守治疗包括饮食调整、药物治疗和物理治疗。含有高纤维素的食物，特别是可溶性纤维素，可以使粪便填充紧致。需要注意的是，虽然补充纤维素可以改善一些患者的症状，但在某些情况下可能不会缓解甚至加剧症状。

药物治疗

药物治疗包括止泻药，如洛哌丁胺，它可以减弱肠道活动，继而减少大便频率。另一种止泻药，考来烯胺已被证明可改善肛管压力。其他药物包括阿米替林（减少直肠收缩）和低剂量可乐定（减少便急）[14]。

盆底功能锻炼和生物反馈治疗

1950 年，凯格尔提出了一种运动方法，对大便失禁和尿失禁都有明显的益处。一个简单的练习就是按控制排便的方法用力，维持 15 秒。生物反馈包括盆底和肛门括约肌锻炼，并在肛管中插入生物反馈探针。当患者进行练习时，会反馈在屏幕上。这些运动旨在增加肛门肌肉组织的力量和耐力，并改善直肠感觉。生物反馈训练在老年大便失禁的治疗中有一定的价值。通过肛管电极刺激肛门括约肌在部分患者中也显示出类似的结果[15]。

肛周注射及射频消融术

尝试在肛周注射胶原蛋白和硅基产品构建人工括约肌已经得到了不同的结果。利用射频能量治疗大便失禁的概念是基于胶原沉积和瘢痕形成可能增强患者感觉及控便能力，从而改善大便失禁。与外科手术相比，可作为大便失禁治疗的微创选择[16]。

骶神经刺激

最近一种骶神经刺激器已用于大便失禁的治疗。虽然骶神经刺激的作用机制尚不完全清楚，但患者的大便失禁和便急事件有所减少，已被证明对许多括约肌缺陷的患者有效。患者接受经皮神经刺激的诊断性筛选试验。在筛选阶段有良好反应的患者，可植入永久的四极电极和脉冲发生器，放置在臀部区域的皮下组织。骶神经刺激可显著改善严重大便失禁患者的预后[17，18]。

■ 手术治疗

有解剖缺陷、疾病状态以及保守治疗失败的患者可选择手术治疗。严重痔脱垂诱发的假性大便失禁、肛瘘引流或肛门直肠肿瘤可选择手术干预。直肠脱垂和大便失禁的患者可以手术纠正脱垂，但有时由于其他因素的影响，并不能完全纠正大便失禁。

括约肌修复

手术或非手术创伤导致的大便失禁可首选括约肌修复，其成功率最高，最好在受伤后尽快完成。直接修复局限性括约肌缺损可能产生良好的效果。然而，在急性创伤情况下，最初的治疗可能包括清创、近端结肠造口和远端冲洗。根据损伤的程度，重建括约肌手术可能会推迟。

修复受损括约肌的三个操作标准是并列、重叠和收缩。通常要修复外括约肌、耻骨直肠肌或两者同时进行修复。较少同时进行内括约肌修复，多因难以辨认，或即使修复也对最终的收缩功能作用较小。可通过电刺激或肌肉刺激器使肌肉收缩来鉴别残留括约肌。当残留的括约肌长度足够或缺损不严重时，首选重叠修复技术。收缩包括外括约肌和耻骨直肠肌的深部收缩[19]。

股薄肌移植

股薄肌移植术是一种将股薄肌作为替代肛门括约肌的手术。这是一个复杂的手术，适用于括约肌缺损严重需要额外补充肌肉的患者。肠易激综合征、腹泻、会阴放射治疗后、伴随神经病变和高龄的患者不适合进行这种手术[20]。

肛门环缩术

肛门环缩术（Thiersch）最初用于直肠脱垂的管理，但也被用于大便失禁，取得了不同程度的成功。当局部治疗不适用或失败时，建议植入人工肛门括约肌。这项技术的效果尚未确定，应用仍有争议[21]。

转流性结肠造瘘

对于所有保守治疗和手术治疗都失败的严重大便失禁的患者，可以将转流性结肠造瘘作为最后的手段。虽然多数患者排斥永久的造口，但该术式可显著改善患者的生活质量。

■ 结论

大便失禁是一种潜在的消耗性疾病，可导致患者抑郁和社交障碍。经过初步的评估和筛选，可选择保守治疗，其在许多患者中取得良好的效果。因括约肌损伤（手术和非手术创伤）导致大便失禁的患者和保守治疗失败的患者可以考虑手术治疗。根据大便失禁的原因、患者的一般情况、并发症和相关风险，可以选择个体化治疗方案[22]。

参考文献
（遵从原版图书著录格式）

1. Nelson R，Norton N，Cautley E，et al. Community-based prevalence of anal incontinence. JAMA. 1995；274：559.

2. Parks AG，Porter NH，Melzak J. Experimental study of the reflex mechanism controlling the muscles of the pelvic floor. Dis Colon Rectum. 1962；5：407.

3. Nelson R，Furner S，Jesudason V. Fecal incontinence in Wisconsin nursing homes：prevalence and associations. Dis Colon Rectum. 1998；41：122.

4. Granet E. Hemorrhoidectomy failures：causes，prevention and management. Dis Colon Rectum. 1968；11：45.

5. Jameson JS，Rogers J，Chia YW，et al. Pelvic floor function in multiple sclerosis. Gut. 1994；35：388.

6. Snooks SJ，Swash M，Henry MM. Risk factors in childbirth causing damage to the pelvic floor innervation. Br J Surg. 1985；72：15.

7. Snooks SJ，Swash M，Henry MM，et al. Risk factors in childbirth causing damage to the pelvic floor innervation. Int J Colorectal Dis. 1986；1：20.

8. Bharucha AE. Management of fecal incontinence. Gastroenterol Hepatol（N Y）. 2008；4（11）：

807-17.

9. Jorge JMN，Wexner SD. Etiology and management of fecal incontinence. Dis Colon Rectum. 1993；36：77.

10. Wexner SD，Marchetti F，Salanga VD，et al. Neurophysiologic assessment of the anal sphincters. Dis Colon Rectum. 1991；34：606.

11. Kuijpers HC，Scheuer M. Disorders of impaired fecal control：a clinical and manometric study. Dis Colon Rectum. 1990；33：207.

12. Kuijpers HC，Strijk SP. Diagnosis of disturbances of continence and defecation. Dis Colon Rectum. 1984；27：658.

13. Franc HH，Gustav A et al. MR Defecography in Patients with Fecal Incontinence：Imaging Findings and Their Effect on Surgical Management. Radiology. 2006；240（2）.

14. Santoro GA，Eitan BZ，Pryde A. Open study of low dose amitriptyline in the treatment of idiopathic fecal incontinence. Dis. Colon Rectum. 2000；43：1676.

15. Hopkinson BR，Lightwood R. Electrical treatment of anal incontinence. Lancet. 1966；1：297.

16. Christine JP，Corman ML. The secca procedure for the treatment of fecal incontinence：definitive therapy or short-term solution. Clin Colon Rectal Surg. 2005；18（1）：42-5.

17. Abrams P，Andersson KE，Birder L，et al. Fourth International Consultation on Incontinence Recommendations of the International Scientific Committee：Evaluation and Treatment of Urinary Incontinence，Pelvic Organ Prolapse，and Fecal Incontinence. Neurourology and Urodynamics. 2010；29：231.

18. Tjandra JJ，Chan MK，Yes CH，Murray-Green C，et al. Sacral nerve stimulation is more effective than optimal medical therapy for severe fecal incontinence：A randomized，controlled study. Dis Colon Rectum. 2008；51（5）：494-502.

19. Arnaud A，Sarles JC，Sielezneff I，et al. Sphincter repair without overlapping for fecal incontinence. Dis Colon Rectum. 1991；34：744-7.

20. Corman ML. Gracilis muscle transposition. Contemp Surg. 1978；13：9.

21. Francic M，Bruno C，et al. Artificial anal sphincter in severe fecal incontinence outcome of prospective experience with 37 patients in one institution. Ann Surg. 2003；237（1）：52-56.

22. Lee KJ. Treatment of fecal incontinence. J Korean Med Assoc. 2012；55（1）：31-6.

（马楠译　常悦校）

第五篇

尿失禁的手术治疗

章节大纲

★ 抗尿失禁手术

★ 耻骨后路径阴道无张力尿道中段悬吊术

★ 经阴道无张力尿道中段悬吊术

★ 经闭孔尿道吊带悬吊术

★ Burch 阴道悬吊术——传统的开腹手术、腹腔镜手术、机器人手术

第 28 章　抗尿失禁手术

Manidip Pal

主题词

- ◆ 自体筋膜
- ◆ 膀胱颈悬吊
- ◆ 真性压力性尿失禁
- ◆ 由内向外
- ◆ 整体理论
- ◆ 尿道中段悬吊
- ◆ 微型吊带

- ◆ 闭孔内肌
- ◆ 由外向内
- ◆ 经皮阴道吊带
- ◆ 尿道近端悬吊
- ◆ 耻骨后经阴道吊带
- ◆ 单切口悬吊
- ◆ 吊带植入术

- ◆ 尿道下
- ◆ 无张力阴道吊带
- ◆ 经闭孔膀胱颈吊带
- ◆ 经闭孔膀胱颈悬吊

摘　要

　　尿道悬吊术治疗压力性尿失禁（stress urinary incontinence，SUI）已有多年的历史，有尿道近端悬吊和尿道中段悬吊两种术式。尿道近端吊带也称为耻骨阴道吊带。尿道中段吊带有无张力阴道吊带（tension-free vaginal tape，TVT）、经皮阴道吊带（percutaneous vaginal tape，PVT）、经闭孔吊带（transobturator tape，TOT）、微型吊带。TOT 又有两种入路：由内向外和由外向内。微型吊带是第三代单切口尿道中段吊带。

　　抗尿失禁手术主要是为了纠正压力性尿失禁。若合并膀胱过度活动症，手术治疗通常需推迟。

■ 吊带手术

　　尿道下吊带术治疗压力性尿失禁（SUI）已有多年的历史。

　　尿道下吊带的主要作用机制是为膀胱颈或尿道膀胱交界处在活动时提供稳定的支撑。当腹内压增加时不会下降。因此，在腹内压增加时，吊带可将腹内压力传递到膀胱颈部，同时为尿道提供稳定支撑结构来帮助关闭尿道。尿道中段吊带还可在增加腹部压力时，使吊索上的尿道发生弯折，从而关闭尿道。

尿道下悬吊术的类型

1. 尿道近端悬吊术。

2. 尿道中段悬吊术。

尿道近端悬吊术（膀胱颈悬吊）

在尿道近端或膀胱颈下放置一条吊带，吊带的长臂与两侧的腹直肌前筋膜相连，形成 U 形。这也被称为耻骨阴道吊带。虽然耻骨阴道吊带适用于Ⅲ型真性压力性尿失禁（GSI）或内括约肌功能缺陷（ISD），但它仍可用于其他类型的 GSI，甚至混合性尿失禁。

用于吊带的材料包括：

1. 生物材料吊带。

2. 合成材料吊带。

生物材料又分为：

1. 自体来源：来自患者自身组织，如阔筋膜、腹直肌鞘等。

2. 同种异体筋膜：通常是尸体的阔筋膜。

3. 异种移植：来自动物，如猪。

目前，已有片状补片代替长条状的吊带，可以放置在膀胱颈下。补片的两侧通过不可吸收的材料与腹壁连接。其上也可用其他材料进行修饰。

尿道中段悬吊术

这种术式主要是将吊带自尿道中段的下方穿过，该吊带除了可加固尿道下方的吊床结构，还可增强耻骨尿道韧带的强度。这款吊带遵循"整体理论"的原则，即尿道中段是尿道自我控制的主要部位。

尿道中段的吊带一般是合成吊带。

■ 无张力阴道吊带

无张力阴道吊带（TVT）是尿道中段悬吊的方法。从字面意思可见，这个吊带是松松地（无张力）放置于尿道下方。无张力吊带是尿失禁手术的一种创新理念。

经皮阴道吊带

经皮阴道吊带（PVT）是尿道中段悬吊的一种，吊带是从腹部（耻骨上）放置至阴道（尿道中段），即与 TVT 的方向相反。

上述方法进入耻骨后间隙或 Retzius 间隙，都是在不可直视的状态下进入的。故有可能对膀胱、血管等造成损伤。为了避免出现并发症，发明了另一种尿道悬吊方法，即经闭孔悬吊术。这种方法是指将吊带从一侧的闭孔经尿道下方进入另一侧的闭孔，故而避免了盲目地进入耻骨后间隙而出现的并发症。这也被称为 TOT（经闭孔尿道吊带悬吊术）。

根据植入吊带的入路方向不同，TOT 分为两种类型：

1. **由外向内**：吊带经闭孔向阴道方向置入。

2. **由内向外**：吊带经阴道向闭孔方向置入。

微型吊带

这是第三代单切口悬吊手术，无额外的切口。

• 器械套盒：针和驱动器，吊带长 8 cm。

• 网片的一端固定在闭孔内肌 / 肛提肌筋膜。

尿道中段悬吊术主要是经阴道切口。吊带的放置包括将吊带尖端与针连接，然后将针穿过闭孔并缩回，将吊带固定到闭孔内肌（图 28-1）。另一侧也重复同样的操作。吊带的张力由操作者控制，使用输送装置推进吊带直到达到适当的张力。一旦吊带放置好，就拆除导杆并缝合切口 [1]。

但还需要观察其长期有效性。

悬吊术的禁忌证

• 对合成补片材料过敏，且不适用于自体筋膜。

- 泌尿生殖感染。

- 放疗或其他原因造成局部组织坏死。

- 妊娠。

- 凝血功能障碍。

- 肾功能不全。

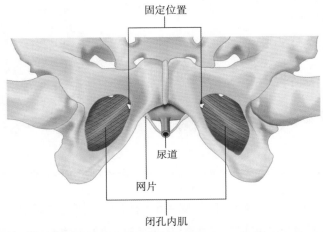

图 28-1　微型悬吊手术（将吊带放置在尿道中部，吊带两端固定在闭孔内肌上）

参考文献
（遵从原版图书著录格式）

1.　http：//www.health.qld.gov.au/healthpact/docs/briefs/ WP167.pdf retrieved on 10.01.'15.

（马楠 **译**　常悦 **校**）

第 29 章　耻骨后路径阴道无张力尿道中段悬吊术

Manidip Pal

主题词

- 耻骨后路径阴道无张力尿道中段悬吊术
- 自体筋膜
- 膀胱损伤
- 膀胱镜检查
- 出口位置

- 阔筋膜
- 筋膜条
- 筋膜剥离器
- 半合成吊带
- 残余尿

- 耻骨支
- 腹直肌
- 腹直肌鞘
- 耻骨后间隙
- 耻骨联合

摘　要

　　膀胱颈或尿道近端悬吊可采用自体阔筋膜或腹直肌鞘。吊带全长 15 cm，宽 1 cm。在尿道近端做纵向或横向切口。分离尿道周围和膀胱周围组织进入耻骨后间隙，为吊带打开隧道，其出口直到腹直肌的外侧。双侧进行同样的操作。将吊带穿过这条隧道到达两侧的腹直肌鞘。随后行膀胱镜检查排除膀胱损伤。将筋膜带两端调整为无张力后缝合至腹直肌鞘。

■ 准备自体筋膜吊带

　　此处描述了带有自体筋膜的耻骨阴道吊带。自体筋膜的选择有阔筋膜、腹直肌鞘等。阔筋膜自体吊带的制备：在大腿中部外侧做一个纵行皮肤切口（10～12 cm）显露阔筋膜。去除阔筋膜上的脂肪。为了减少皮肤切口的长度，在皮下水平继续剥离（皮下潜行），露出大转子上方和髋骨下方的阔筋膜。通过电刀切割或用 Wilson/Crawford 筋膜剥离器取下宽 1～1.5 cm、长 15 cm 的阔筋膜条，如果需要更长的吊带，那么可以在位置前一条 1 cm 的位置取出另一条。不需要单独缝合筋膜缺损，仅需缝合皮下脂肪，或间断缝合以闭合皮肤切口。然后进行阴道部分的手术。如果需要使用片状吊带，则在髌骨中部上方约 8 cm 的大腿外侧处做一个 3 ～ 4 cm 的横向皮肤切口。移除（2×4）cm 宽筋膜条。另一种类型的吊带是半吊带，即较短的筋膜条（1 ～ 1.5）cm×7 cm。

如果是取腹直肌鞘做吊带，则在下腹部耻骨联合上方 2 指处取横切口。切开脂肪层暴露前腹直肌鞘。这里也在皮下潜行分离以暴露更多的腹直肌鞘。对于全长吊带，用电刀或冷刀切除宽 1 cm、长 15 cm 的腹直肌鞘条。对于部分长度的吊带，取宽 1 cm、长 10 cm 的腹直肌鞘条。故需将腹直肌鞘与皮下脂肪和下方的腹直肌分离。腹部切口用无菌纱垫填塞，继续阴道部分的手术。在植入前将筋膜带（阔筋膜或腹直肌鞘）浸泡在生理盐水中。

■ 经阴道操作

患者取膀胱截石位：

• 插入 Foley 尿管。

• 通过牵拉 Foley 尿管和触诊尿管的球囊部来识别膀胱颈（图 29-1）。

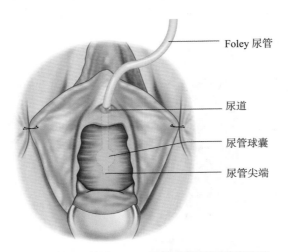

图 29-1　触诊 Foley 尿管球囊可识别膀胱颈

• 两把 Allis 钳标记并固定膀胱颈区域。

• 用生理盐水（含或不含肾上腺素）于此区域浸润注射，此步骤可以选择性的应用。

- 在阴道近端尿道处做一个纵向或横向切口（图 29-2）。

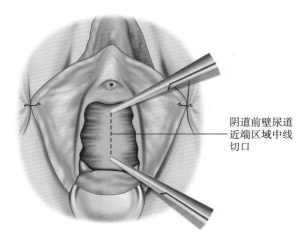

图 29-2 用 2 把 Allis 钳钳夹住近端尿道区阴道黏膜。在此区域做中线纵切口

- 将阴道黏膜锐性或钝性从尿道周围和膀胱周围的盆腔内筋膜上分离。向外侧继续分离至耻骨降支的上部。
- 然后朝向耻骨后间隙钝锐性分离并穿过盆腔内筋膜（图 29-3）。
- 用手指继续沿着耻骨后部钝性分离直到腹直肌下缘（图 29-4）。

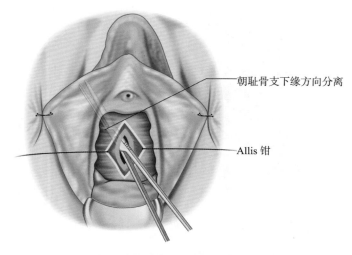

图 29-3 朝向耻骨后间隙钝锐性分离并穿过盆腔内筋膜

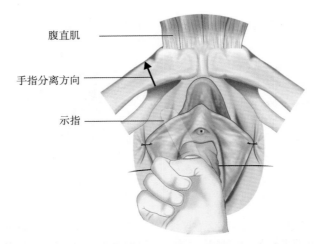

腹直肌

手指分离方向

示指

图 29-4　用手指继续沿着耻骨后部分离直至腹直肌下缘表面

・在另一边重复同样的步骤。

・在使用阔筋膜悬吊时，在耻骨联合上方 2 横指处做一个 8 ～ 10 cm 的横行切口。延长切口直至暴露腹直肌鞘。

・手指再从阴道的切口插入到创造的通道中。可以摸到腹直肌下表面和腹直肌外侧边界。手指在腹直肌外侧顶压腹直肌鞘使其凹陷，在手指标记上方的腹直肌鞘上做一个切口。如果外科医生的手指很长，那么手指可直接穿入腹腔，或可以在腹直肌鞘切口附近看到手指即可。如应用腹直肌鞘筋膜带，手指可通过腹直肌鞘的切口处穿入腹腔。

・在插入的手指的引导下，使用一个长弯钳由上至下从腹直肌鞘的开口处穿入到阴道切口处，事实上，血管钳仅需触及插入的指尖。随后手指从阴道缩回，血管钳随之前进，直到血管钳尖端通过阴道切口穿出（图 29-5）。

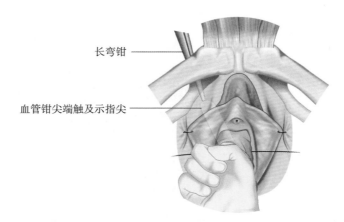

长弯钳

血管钳尖端触及示指尖

图29-5　长弯钳自腹直肌鞘的开口插入，在手指的引导下穿出阴道切口（血管钳触及插入的指尖。手指从阴道缩回，血管钳随之前进，直到尖端通过阴道切口穿出）

• 弯钳钳夹住吊带的一端，并向上牵拉，将其置于腹直肌外侧的腹直肌鞘之上（图 29-6）。**这个出口点选择在腹直肌外侧避免膀胱损伤。**另外从此处穿出可使吊带保持一定角度，所以其悬吊的基本功能也不会受到影响。若使用腹直肌鞘筋膜带，吊带现在位于腹直肌鞘的切口区域。在腹直肌鞘的下部做一个小切口，将吊带置于切口上（图 29-7，图 29-8）。

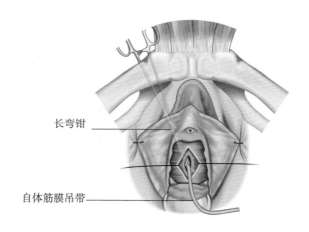

长弯钳

自体筋膜吊带

图 29-6　弯钳钳夹自体筋膜吊带的一端，向上拉，将其置于腹直肌鞘之上

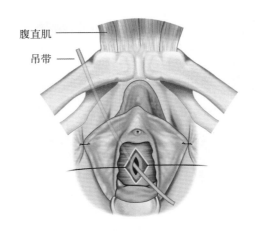

图 29-7　悬吊从腹直肌外侧缘穿出

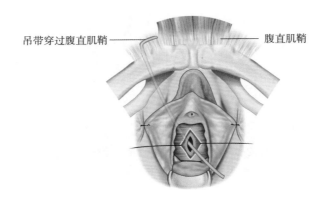

图 29-8　吊带置于直肌鞘之上。图中显示下方的腹直肌以方便理解

• 如果应用的是补片或半吊带，需要以不可吸收线标记吊带的两端。将吊带上缘中点与尿道近端盆腔内筋膜缝合。长弯钳钳夹吊带的尾端缝线，并向上拉至腹直肌鞘上方。

• 在应用腹直肌鞘的悬吊中，将吊带的缝线末段穿针后自腹直肌鞘的下段穿出。

• 对侧重复同样的步骤。必须注意不要使吊带扭歪。

• 此时可进行膀胱镜检查以排除意外损伤。通过抬高吊带，观察膀胱颈和近端尿道来检查吊带的功能。如果抬高吊带后近端尿道也随之抬高，则说明吊带放置正确。否则，需要通过适当调整吊带的位置和（或）分离尿道周围组织来重新调整。

- 完成吊带调整后，在吊带和近端尿道之间放置组织剪。保障在组织剪外的吊带和近端尿道之间还保留少许空间。因为吊带有收缩的趋势，在放松吊带后可立即观察到，故需有意保留额外空间（图 29-9）。

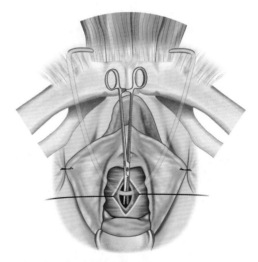

图 29-9　以同样的方式将吊带的另一端带至腹直肌鞘外。但在固定前，需要使用组织剪进行张力调整。剪刀下部应可在吊带和尿道之间自由旋转

- 一旦调整完毕，将吊带末端缝合到两侧的腹直肌鞘上（图 29-10）。如果用不可吸收线缝合，双侧缝合线在中线处打结。

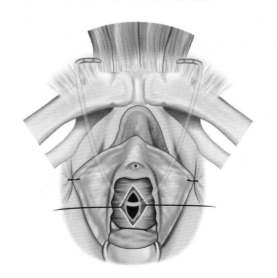

图 29-10　调整后将吊带两端固定在腹直肌鞘上

· 阴道伤口可以用聚维酮碘溶液冲洗，可以清理血块及伤口。然后间断缝合阴道黏膜（图 29-11）。

· 缝合腹部切口，若为腹直肌鞘筋膜悬吊术，则缝合腹直肌鞘的缺口。闭合皮肤切口（图 29-11）。

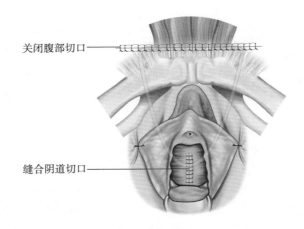

关闭腹部切口

缝合阴道切口

图 29-11　吊带固定后，关闭腹部切口和阴道切口术后观

术后需注意：

1. 6 周内避免搬动重物。

2. 避免过度劳累。

3. 建议早期下床活动。

4. 避免使用卫生棉条。

5. 保持伤口清洁，大小便后清洗伤口。

6. 注意膀胱习惯，如果感觉尿不尽，则必须测量排空后的残余尿量。

（马楠 译　常悦 校）

第 30 章　经阴道无张力尿道中段悬吊术

Manidip Pal

主题词

- 宫颈扩张棒
- 可吸收缝合线
- 导丝
- 导杆
- 聚丙烯网片
- 耻骨上区域
- 组织剪
- 耻骨支
- 阴道隧道

摘　要

耻骨后尿道中段悬吊术：在尿道中段做 1 ~ 1.5 cm 的纵向或横向切口。向上分离尿道旁的区域至耻骨支方向并穿过盆腔内筋膜。这样就形成了两条隧道，左右各一。可于下腹部耻骨上中线旁开一横指处选择出口点。将带着网片的 TVT 针固定在导杆上。将尿管导丝手柄置于同侧腹股沟韧带处，使尿道和膀胱偏离术野。穿刺针穿过隧道，自耻骨上面腹部出口点穿出。同法处理对侧。之后进行膀胱镜检查。若未发现损伤，则取出穿刺针，用弯钳钳夹补片。调整补片在尿道中段的张力，然后切除腹部多余的补片。

无张力阴道吊带（TVT）是一种人工合成的耻骨后尿道中段吊带。

■ 网片

指合成的聚丙烯网，编织过程中每个纤维结连接并提供两个方向的弹性。由于这种双向的弹性，网片可以适应不同的腹内压增高情况。

尺寸：长度 45 cm，宽度 1.1 cm，厚度 0.7 cm。

网片表面包有塑料鞘。在网片中间，保护鞘被剪切并重叠。鞘的每一端连接一个不锈钢针 / 套管针。所以每根针一端为游离端，一端连接网。

■ 配件

1. 导杆：它有两个部分，一个手柄和手柄内部的螺纹金属轴。在使用吊带时，套管针的吊带端与导杆的空心端相连。导杆有两端，分别为空心端和手柄端。通过顺时针推动和拧紧手柄，使针牢固地连接到螺纹金属轴上。随后插入吊带，导杆为不锈钢材料，经高压灭菌后可重复使用。

2. 导丝：是一根长直的质硬导丝。可插入 Foley 导管（通常为 18 Fr）直至导管尖端，然后固定手柄。在置入吊带时，导丝可使尿道和膀胱偏离术野避免损伤。导丝可重复利用。

■ 手术技巧

患者取截石位。留置 Foley 导管，通过触及尿管的球囊来明确膀胱颈部的位置。行尿道中段切口（图 30-1）。两把 Allis 钳拉紧切口上下缘。切口可以是纵向的，也可以是横向的，长度为 1～1.5 cm，从距尿道外口近端 1 cm 处开始（图 30-2）。可以选择打水垫。分离阴道黏膜至盆腔内筋膜，朝向耻骨支上方通过组织剪逐渐分离尿道旁区域（图 30-3），形成直径约 1 cm 的隧道。继续分离组织直到刺穿盆腔内筋膜。可以通过一根手指来确定解剖位置。对侧按同样方法进行。

接下来，于耻骨联合上缘中线外侧宽 1 指处标记 2 个点（图 30-4）。用硬膜穿刺针向下穿入此点，用 10 cc 生理盐水浸润。对侧亦然。从阴道一侧进针向出口点处，同样将 10 cc 生理盐水浸润至两侧腹部标记点处（图 30-5）。

将 TVT 针与导杆紧密固定（图 30-6）。将导丝穿过 Foley 尿管直至尿管尖端，导丝手柄部固定（图 30-7）。如果遇到困难，可以拔出 Foley 导管，在直视下将导丝向上插入 Foley 尿管尖端，然后重新插入尿管。接下来将导丝手柄固定于同侧腹股沟韧带处，使尿道和膀胱远离术野。

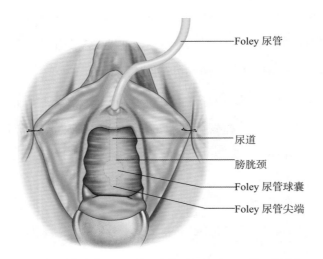

图 30-1 触摸 Foley 导管球囊，判断膀胱颈部区域

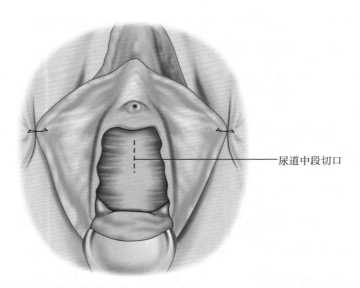

图 30-2 切开尿道中段的阴道黏膜。切口长度为 1～1.5 cm，位于距离尿道外口 1 cm 处

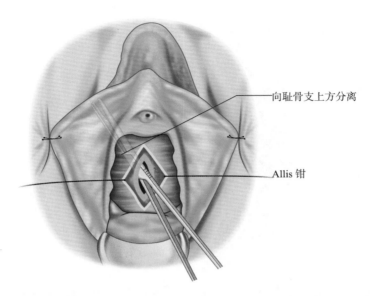

向耻骨支上方分离

Allis 钳

图 30-3　连续开合组织剪尖端向耻骨支上方分离尿道旁区域，形成直径约 1 cm 的隧道，继续分离组织直到刺穿盆腔内筋膜，可以通过一根手指来确定解剖位置，对侧按同样方法进行

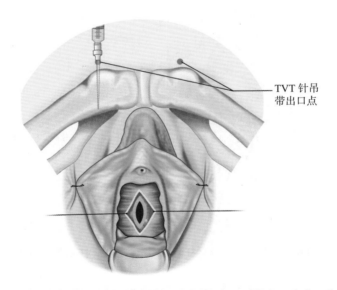

TVT 针吊带出口点

图 30-4　于耻骨联合上中线左右外侧旁开 2 指处标记 2 个出口点，穿刺针向下穿入此点，用 10 cc 生理盐水浸润，两侧相同

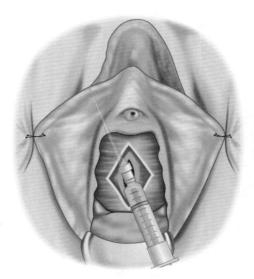

图 30-5　从阴道切口一侧插入穿刺针将 10 cc 生理盐水向上浸润至两侧下腹部标记点内

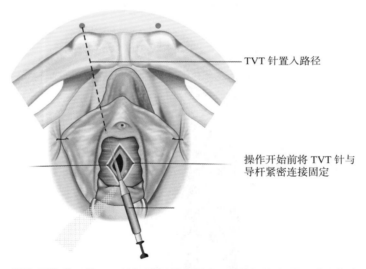

TVT 针置入路径

操作开始前将 TVT 针与
导杆紧密连接固定

图 30-6　操作开始前，将 TVT 针与导杆紧密固定。建议 TVT 针置入路径如虚线所示

　　将两根手指放在阴道前外侧沟处，以确保 TVT 针不穿透阴道黏膜。取出已经用导杆固定的 TVT 穿刺针。握住导杆，使针通过经阴道隧道朝向同侧耻骨上（即同侧肩膀处）方向。当针到达耻骨支后，从耻骨后方穿过，在推针时应感觉到骨感。在针的尖端做一个小切口，使针从预先标记的腹部穿刺点穿出（图 30-8）。在这个阶段，1.5 ～ 2 cm 的针穿出腹壁。针的顶部用一块干纱布

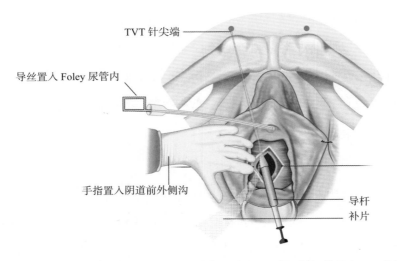

图 30-7　导丝插入 Foley 尿管内，将 Foley 导管平行于同侧腹股沟韧带固定，可将尿道推至另一侧，手指置于同侧阴道前外侧沟内，确保 TVT 针不穿透阴道黏膜，然后将穿刺针穿过预定的通道

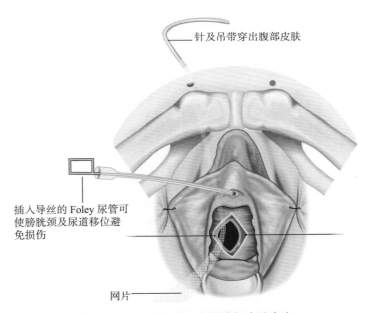

图 30-8　针与吊带一起从腹部皮肤穿出

固定，通过拧开手柄将导杆从针上拆下。然后用导杆固定另一根针，在对侧进行同样的操作。在置入第二根针之前，一定要注意不要扭曲吊带。如果插入第一针已经经过了很长一段时间，那么在插入第二针前需要再次导尿。

为排除膀胱损伤应行膀胱镜检查：取出尿管和导丝，进行膀胱镜检查。轻轻移动穿刺针可以协助观察穿刺针的路径。如果发现任何膀胱损伤，则拔出相应的穿刺针并重新插入。膀胱留置导尿 48 ～ 72 小时。有些外科医生根本不留置导尿，或者仅留置 24 小时后取出。这两种方法都有效。但最好是根据膀胱损伤的大小进行个体化处理。

一旦排除膀胱损伤，将两侧穿刺针从腹部取出，自针头末端切断吊带。吊带的两端用两把弯钳固定。然后将吊带向上拉，自尿道中段调整位置及松紧，使吊带的中部，即塑料鞘的重叠部分，保持在中线处。为了保持足够的张力，可在吊带和中段尿道之间放置一把组织剪（图 30-9）。保证能够旋转剪刀的下端。也可以用 9 号的宫颈扩张棒代替。一旦调整完成，移除吊带的塑料鞘。下压皮肤切除腹部末端多余的吊带（图 30-10）。剪断吊带后，只需将皮肤拉起覆盖吊带末端，不需要缝合皮肤。

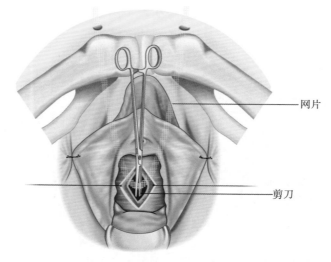

图 30-9　将两侧补片带出腹壁，为了调整补片的张力，将组织剪放在吊带和尿道之间，使之可在此空间自由旋转，调整满意后，切掉腹部伤口上多余的网片

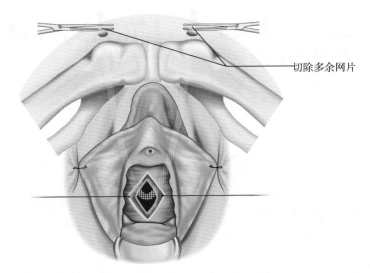

切除多余网片

图 30-10　调整后，下压皮肤将多余的网片切除，用弯钳把皮肤切口边缘拉起，覆盖网片末端，不需要缝合

阴道创面用 10 ～ 20 cc 生理盐水或聚维酮碘溶液冲洗。用 2-0 可吸收线间断缝合以封闭黏膜（图 30-11 ）。常规术后不需要留置 Foley 导管。患者手术当天可以在排尿试验后出院。

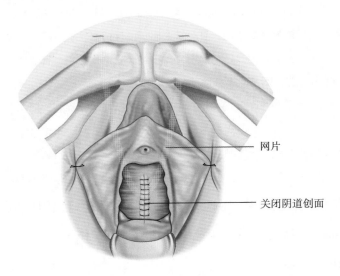

网片

关闭阴道创面

图 30-11　缝合阴道创面，补片留置于尿道中段

（马楠 译　常悦 校）

第 31 章 经闭孔尿道吊带悬吊术

Manidip Pal

主题词

- 长收肌
- 阴蒂
- 膀胱镜检查
- 宫颈扩张棒
- 耻骨降支

- 股内侧皱褶
- 线剪
- 闭孔
- 闭孔膜
- 大腿皱褶

- 经闭孔尿道吊带悬吊术（内→外）
- 经闭孔尿道吊带悬吊术（外→内）
- 翼状导引器

摘　要

患者取膀胱截石位，双髋部外展。这一体位可以很好地暴露闭孔。行尿道中段切口，随后与尿道矢状面呈 45° 朝向耻骨降支分离组织。穿刺闭孔膜。打通双侧通道。出口标记点为阴蒂水平，股内侧皱褶旁 2 cm 处。

经闭孔尿道吊带悬吊术由内向外法：翼状导引器放置于阴道通道，精细套管针沿翼状导引器凹槽置入。撤除翼状导引器，针尖穿过出口。保留套管针的导管，撤除穿刺针。这样精细套管尖端就完全穿过出口。剪断网片与精细套管的连接，血管钳钳夹网片。同样处理对侧。调整网片无张力后剪除多余网片。

经闭孔尿道吊带悬吊术由外向内法：穿刺针自皮肤出口处穿刺，朝向示指标记的闭孔方向。在示指的引导下送针。取出网片使其通过阴道出口。同法处理对侧。调整网片保障尿道中段无张力后剪除多余网片。

患者取膀胱截石位，其双侧髋部外展。这一体位可以很好地暴露闭孔。

• 留置 Foley 导尿管，通过触及球囊判断膀胱颈位置。

• 在尿道中段区域做切口。尿道中段区域用上下 2 把 Allis 钳拉紧。从尿道外口下 1 cm 开始，取长度约 1 cm 纵切口。可选择行局部浸润麻醉（图 31-1）。

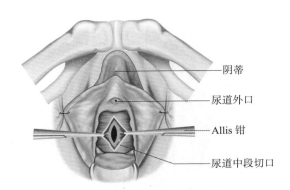

図 31-1　于尿道外口下 1 cm 尿道中段处切开阴道黏膜。Allis 钳钳夹切口边缘

• 切开阴道黏膜及黏膜下组织。组织剪分离尿道旁区域（图 31-2）。先将组织剪置入此区域后张开尖端，重复此动作可连续向前分离组织。分离方向应朝向旁边耻骨下支且与尿道矢状面呈 45°，分离至耻骨下支外缘。随后以组织剪尖端穿破闭孔膜，并且稍张开剪刀以扩大穿刺孔面积。闭孔膜穿刺成功时可以感受到阻力消失。用示指插入隧道来探查，隧道长度 5 ～ 6 cm。

• 出口应按如下方式标记：在尿道外口水平画一条水平线。在这条线上方 2 cm 画其平行线。找到该平行线与股内侧皱褶（大腿皱褶）交点外侧旁开 2 cm 处并标记（另一种标记方法：长收肌起始于可以触及的耻骨支前面，从长收肌该起始点画一条垂线，再画一条过阴蒂横向的水平线，这两条线的交点为出口标记点）。这个标记点相当于闭孔的上内侧角。在此标记点做 5 mm 皮肤切口（图 31-3）。

• 对侧用同样的方法做标记。

■ 经闭孔尿道吊带悬吊术，由内至外

由内至外的经闭孔吊带装置是一套设计完好的套件。其中，聚丙烯网片固定在一根长的螺旋针 / 套管针上。网片固定于针的尖端，套管包裹于针尖端以保障穿刺过程平滑连续。套件中有一个翼状导引器，翼状导引器有一个凹槽。通过凹槽，螺旋针可以精准地穿过。翼状导引器长约 6 cm，翼状部分的近端可延伸以增加 1 cm（至 7 cm）的翼长度，以满足肥胖患者使用。

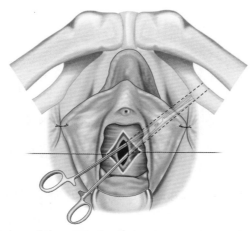

图 31-2 组织剪朝向耻骨下支外侧缘分离尿道旁组织，剪刀方向朝向耻骨下支并与尿道矢状面呈 45°

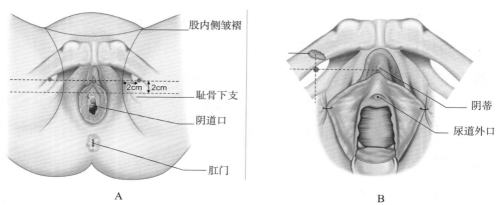

A   B

注：（A）由"X"标记出口标记点，在尿道外口水平画一条水平线，在这条线上方 2 cm 阴蒂水平画
  一条平行线，该平行线与股内侧皱褶交点外侧旁开 2 cm 处为出口标记点；（B）从长收肌起始点画一
  条垂线，再画一条过阴蒂的水平线，这两条线的交点标记为出口标记点。

图 31-3 出口标记点的两种标记方法

  首先，将翼状导引器穿过阴道通道并刺破闭孔膜（图 31-4）。一根螺旋针
通过翼状导引器的凹槽穿过阴道通道（图 31-5）。放置好螺旋针后，取出翼状
导引器。此时螺旋针沿出口方向向前移动（图 31-6）。螺旋针穿过前面切开的
5 mm 皮肤切口。如果前面没做皮肤切口，一旦螺旋针到达标记的皮肤区域（用
无菌记号笔标记），则在针尖撑起的部位做切口，使针尖穿透该处皮肤。现在
将尖端用血管钳钳夹固定，螺旋针轻轻地从套管中退出（图 31-7）。螺旋针完
全退出后，牵拉套管尖端将网片尾端从皮肤出口充分拉出（图 31-8）。在套管

与网片连接处剪断网片，并用血管钳钳夹网片。同法处理对侧。在插入对侧螺旋针前，小心保持网片平整，不要扭曲。

网片尾端均已在双侧穿出固定后，在尿道中段调整网片。用塑料覆膜／蓝线重叠标记的网片保持在切口中心处。在网片和尿道中段之间放置一把线剪来保证网片无张力（图 31-9）。需保证线剪末端能在网片和尿道中段之间有旋转空间，也可以用 9 号宫颈扩张棒代替线剪。调整好后，去掉塑料覆膜，减去皮肤外多余的网片。皮肤切口只需要用齿镊对合以覆盖网片，不需要缝合。

阴道伤口用 10 ～ 20 mL 生理盐水或聚维酮碘溶液冲洗以移除血凝块（图 31-10）。阴道黏膜用 2-0 可吸收线间断缝合。术后常规拔除 Foley 导尿管。在排尿正常后患者可于当天出院。

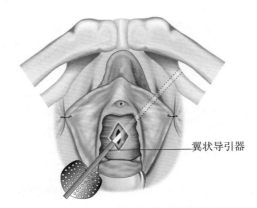

图 31-4　翼状导引器穿过阴道通道并刺破闭孔膜

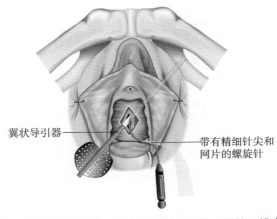

图 31-5　带有精细针尖和网片的螺旋针通过翼状导引器的凹槽穿过阴道通道

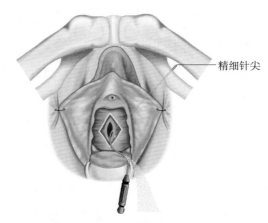

图 31-6　移除翼状导引器。螺旋针沿出口方向前向移动。从出口标记点取出套管尖

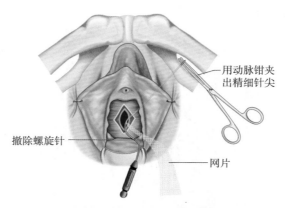

图 31-7　用动脉钳夹出套管尖端并撤除螺旋针

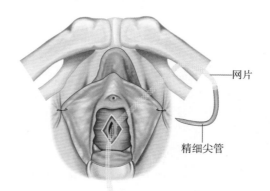

图 31-8　套管伴随网片从出口标记点拉出

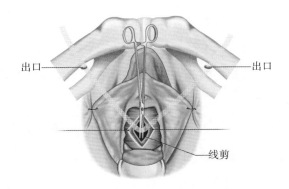

图 31-9　从网片上剪断套管，拉出网片，同样处理右侧网片，现在拉出了网片的两端使蓝线标记的网片中央位于尿道中段，将线剪放置在网片和尿道中段之间，网片的两端分别从该侧拉出，调整至无张力状态，线剪应能在网片和尿道中段之间旋转

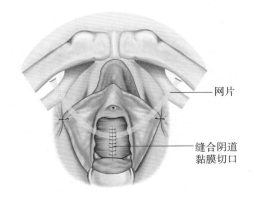

图 31-10　剪除双侧多余的网片，出口处无须缝合，间断缝合阴道切口，用虚线表示网片

■ 经闭孔尿道吊带悬吊术，由外至内

　　该方法需要一把特制的带手柄的针（图 31-11），网片没有固定于针上。有一种是在针尖上有一个针眼（图 31-12）。另一种是网片呈帽子样固定。右侧和左侧手柄上分别标记 R 和 L。外科医生右手持右侧针的手柄向患者的左侧穿刺，反之亦然。也可以通过观察针的弯曲方向来区分左右侧手柄。

　　在腹股沟预先标记的区域做 0.5 ～ 1 cm 小切口。持针手通过手柄控制穿刺针。非持针手示指穿过阴道隧道向上达耻骨下支外侧缘（图 31-13）。

　　穿刺针穿过腹股沟切口朝阴道切口前进。第一个目标是触及非持针手的示指。通过持针手手腕反手外旋手柄的动作持续向下向中线处推动穿刺针（图31-14）。

一旦触及示指，回撤示指同时引导穿刺针，使针尖穿过阴道切口（图31-15）。

吊带的一端穿过针尖处的针眼（图31-16）。随后，用针尖穿过该吊带的末段，这样吊带就牢固地固定于穿刺针上。或者将吊带末端的塞子固定于针尖上。拴牢吊带后，穿刺针回撤。吊带被带出腹股沟并从针尖处松开（图31-17）。血管钳钳夹吊带末端。

- 对侧用同样的方法处理。
- 注意不要扭曲网片。

蓝线标记的网片的中部保持在尿道中央，网片两端拉出并调整。

在吊带和尿道中部之间放置线剪以调整网片呈无张力状态。需在吊带和尿道中段之间留出能够旋转线剪下端的空间。也可以用9号宫颈扩张棒代替线剪。调整好后，减去皮肤外多余的网片。皮肤切口只需要用齿镊对合以覆盖吊带，不需要缝合。

阴道伤口用 10～20 mL 生理盐水或聚维酮碘冲洗血凝块。阴道黏膜用 2-0 可吸收线间断缝合。术后常规拔除 Foley 导尿管。在排尿正常后患者可于当天出院。

可以考虑做膀胱镜检查以排除膀胱损伤。但由于经闭孔网片的手术通路远离膀胱，膀胱损伤的风险很小。因此，对于有经验的外科医生可以不用膀胱镜检查。

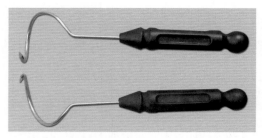

图 31-11　由外向内穿刺法中的带手柄的螺旋针，右侧和左侧用针可以从针的曲度来鉴别，针柄上也分别用 "R" 和 "L" 来标记（Lotus Surgicals Pvt Ltd, Dehradun, India）

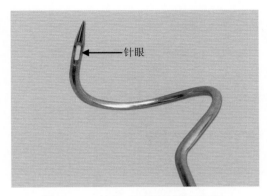

图 31-12 针尖（网片需穿过针眼）

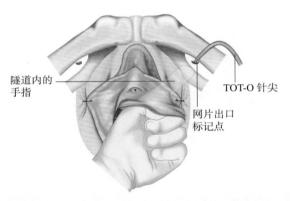

图 31-13 一根手指穿过隧道插入向上直至耻骨下支的外侧缘，TOT- 由外至内穿刺针穿过预先标记点，通过这个标记点进入隧道

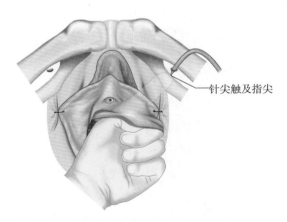

图 31-14 穿刺针穿过腹股沟切口朝阴道切口前进，第一个目标是触及非持针手的示指

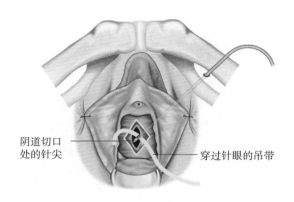

阴道切口
处的针尖

穿过针眼的吊带

图 31-15　穿刺针穿过阴道伤口（吊带（网片）附着于针尖，部分 TOT 针可容吊带穿过针眼，部分吊带可通过一端的帽塞与 TOT 针尖固定）

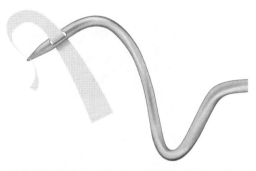

图 31-16　螺旋针针尖（该螺旋针针尖处有针眼，吊带穿过针眼，再用针尖贯穿固定吊带末端）

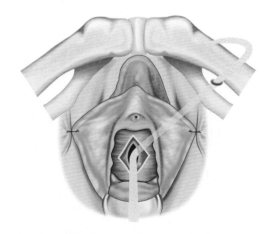

图 31-17　退出穿刺针，吊带也被带出，现在，从针尖处松开吊带，同法带出右侧吊带，剩余步骤与由内至外穿刺法相同

（金华 译　常悦 校）

第 32 章　Burch 阴道悬吊术——传统的开腹手术、腹腔镜手术、机器人手术

Kiran Ashok

主题词

◆ 阴道悬吊术　　　◆ 腹腔镜阴道悬吊术　　　◆ 耻骨后间隙

◆ Cooper 韧带　　◆ Marshall-Marchetti-Krantz（MMK）术式　　◆ 机器人阴道悬吊术

◆ DeLancey　　　◆ 尿道中段吊带　　　◆ Retzius 间隙（耻骨后间隙）

◆ 机械腕技术　　◆ 耻骨炎　　　◆ Tanagho 法

◆ 髂耻韧带　　　◆ 气腹　　　◆ 尿道松解术

◆ Kelly 膀胱颈折叠术　　◆ 腹直肌　　　◆ 阴部静脉丛

摘　要

在尿道中段悬吊手术广泛应用的时代，对于尿道中段悬吊手术失败及伴有明显阴道旁缺陷的女性患者，开腹或腹腔镜 Burch 阴道悬吊术仍有其适用性。膀胱颈侧面的阴道筋膜用 1-0 号编织聚酯或单丝聚丙烯缝线（不可吸收缝线）悬吊于同侧的 Cooper 韧带。第二针在距离第一针远端 1 ~ 1.5 cm（相当于尿道中段的水平）处缝合，也缝合至同侧 Cooper 韧带内侧第一针处。同样处理对侧。两侧分别打结。保持一些缝线桥。手术原则是悬吊阴道旁组织，而不是抬高阴道旁组织。该术式可以通过传统的开腹手术、腹腔镜手术、机器人手术完成。

■ 阴道悬吊术介绍

压力性尿失禁的外科处理包括多种技术：如 Marshall-Marchetti-Krantz（MMK）修补术、经腹阴道旁修补术、经阴道 Kelly 手术（经阴道前壁尿道下筋膜横形双褥式折叠缝合），以及目前相关的术式如 Burch 阴道悬吊术、耻

骨后尿道中段悬吊术和经闭孔尿道中段悬吊术。压力性尿失禁发生的病理生理机制是由于膀胱颈（近端尿道）从腹腔内原位置下降到盆底处。将膀胱颈和近端尿道恢复到腹腔内原位置应可恢复腹腔内压力向膀胱和近端尿道的传递，从而治愈尿失禁。在一篇具有里程碑意义的关于压力性尿失禁解剖的论文中，DeLancey 认为压力传导通过完整的结缔组织支撑系统获得，支撑系统就像吊床一样支撑尿道，而与膀胱颈在腹腔内的正确位置无关[1]。另外，Ulmstein 和 Petros[2] 的工作提示最大尿道压力出现在尿道中段，因此尿道中段的支撑对于维持腹压增加时的控尿能力很重要。尿道的支撑由尿道下的盆腔内筋膜和耻骨尿道韧带维持，他们像吊床一样支撑着尿道和膀胱颈，有效地传输腹腔内压力到尿道（图 32-1），这是目前公认的尿控机制。

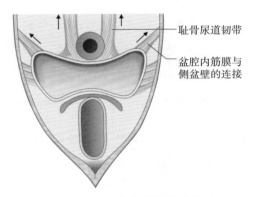

耻骨尿道韧带

盆腔内筋膜与侧盆壁的连接

图 32-1　正常尿道支撑系统

■ 历史回顾

1949 年，Marshall，Marchetti 和 Krantz 描述了将膀胱尿道连接部或膀胱颈悬吊到耻骨联合后面来纠正压力性尿失禁[3]。用 1 号铬肠线在膀胱颈水平缝合尿道旁组织。这些缝线被固定在耻骨联合骨膜上来提升膀胱颈，使近端尿道在腹压增加时受压。McDuffie 等研究了 204 例行 MMK 术式的患者，其 5 年后主观尿控率为 86%，15 年后主观尿控率为 75%[4]。总体并发症发生率为 21%，其中尿道阴道瘘占 0.3%，耻骨炎占 2.5%，排尿障碍占 11%。

为了简化该术式并避免耻骨炎，Burch 发明了一种术式，以 Cooper 韧带作为膀胱尿道的悬吊点[5]。膀胱颈和近端尿道由阴道旁组织向同侧骨盆侧壁的髂耻韧带（Cooper 韧带）悬吊而支撑。在这些患者的后期随访中，56% 随访超过 10 个月，42% 随访超过 20 个月，12.5% 随访超过 60 个月。总体失败率为 7%，其中 4.2% 完全失败，2.8% 部分失败。重要的并发症之一是 11 例患者（7.6%）出现肠膨出。Burch 强调需要消除无效腔来避免这个问题。

■ 开腹耻骨后阴道悬吊术（Burch 阴道悬吊术）

阴道悬吊术原则：

1. 尿道中段耻骨固定，替代原有解剖结构。

2. 将膀胱颈部重新定位到"腹部盆腔压力传导"平衡位。

3. 提高尿道口闭合效果。

手术技巧

患者取低位截石位，双侧髋部外展固定，使助手有足够的空间站在双腿之间。用 12 号或者 14 号 Foley 尿管导尿，导尿管球囊注入 10 ～ 15 mL 蒸馏水。在耻骨联合上 1.5 cm 水平做长 5 ～ 6 cm 低位横切口，切开腹直肌筋膜，C 形拉钩拉走腹直肌和锥状肌（图 32-2）。

用手指钝性分离，推开耻骨联合后方的膀胱和疏松的结缔组织，进入耻骨后间隙。同时，术者用他另一个手的手指提升阴道沟（图 32-3）。

耻骨后间隙的操作手向侧下方分离膀胱和结缔组织，暴露白色的阴道筋膜（耻骨宫颈筋膜）（图 32-4）。

用持物钳钳夹海绵向侧方推膀胱及周围脂肪组织，暴露白色的阴道筋膜（图 32-5）。

用 1-0 号编织聚酯或单丝聚丙烯线悬吊阴道组织。第一针缝合位置在膀胱颈旁阴道筋膜处（膀胱颈通过 Foley 尿管球囊位置识别）（图 32-6）。

然后，同一缝线穿过同侧 Cooper 韧带并保留。第二针缝合位置在第一针远端 1 ～ 1.5 cm 处（相当于尿道中段水平），然后缝线也穿过同侧 Cooper 韧带第一针稍内侧处（图 32-7，图 32-8）。

这时，助手为这 2 针分别打结。打结时，术者将手指置于阴道内感受阴道沟提升的程度，指导打结所需的张力。原则是悬吊支撑阴道旁组织而不提升阴道旁组织（图 32-9）。通常每侧缝合 2 针就够了。

缝合过程中常遇到静脉丛出血。通常可用电凝或缝合来止血。阴道悬吊缝合本身的结扎可以提升和结扎这些静脉，足以控制出血。充分止血后逐层关腹。术后 Foley 尿管保留 48 小时。拔出导尿管后，评估患者排尿功能，测残余尿。如果患者顺利排尿且残余尿少于 100 mL，准予出院。

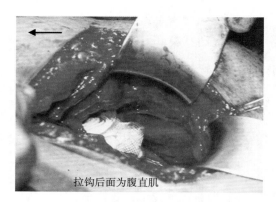

拉钩后面为腹直肌

图 32-2　拉开腹直肌，暴露耻骨后间隙

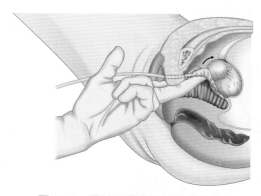

图 32-3　通过阴道旁组织提升尿道

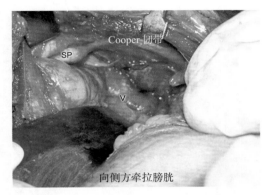

图 32-4 耻骨后间隙和暴露的阴道筋膜（SP：耻骨联合；V：阴道筋膜）

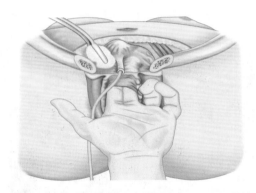

图 32-5 推开脂肪组织和膀胱暴露白色的阴道筋膜

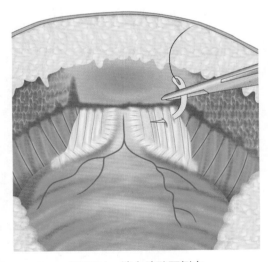

图 32-6 缝合膀胱颈侧方

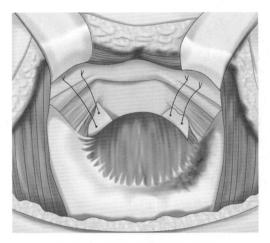

图 32-7 阴道悬吊术缝合示意

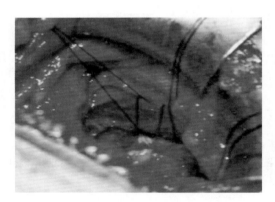

图 32-8 阴道悬吊术缝合手术照片

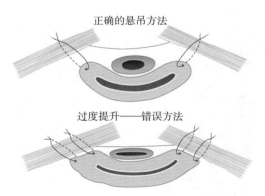

图 32-9 阴道旁组织悬吊和过度提升

开腹阴道悬吊术的疗效

　　开腹阴道悬吊术客观成功率为 73% ～ 94%，主观成功率为 84% ～ 91%。此外，Burch 阴道悬吊术的长期疗效已经被很好地证实（表 32-1）。一项 2012 年的 Cochrane 系统评价得出的结论认为开腹耻骨后阴道悬吊术是压力性尿失禁的有效治疗方法，特别是长期效果显著。治疗的第一年内，总控尿率 85% ～ 90%。5 年后，约 70% 的患者无漏尿出现[14]。Richter 等分析了手术治疗张力性尿失禁失败的预测指标，并发现 Burch 手术失败的危险因素为治疗前存在严重的急迫性尿失禁症状、更严重的脱垂、未进行更年期激素替代治疗等。

表 32-1　开腹阴道悬吊术的疗效

作者	研究类型	随访时间	成功率
Kulseng-Hanssen, Berild（2002）[6]	前瞻性研究	10 年	73% 客观
Téllez Martínez-Fornés M et al.（2009）[7]	RCT	3 年	91.3% 主观
Sivaslioglu AA et al.（2007）[8]	RCT	2 年	87% 主观 和 83.8% 客观
Bai SW et al.（2005）[9]	前瞻性研究	2 年	91.6% 客观（VLPP 测定）
Huang WC（2004）[10]	前瞻性研究	1 年	84% 主观
Bidmead et al.（2001）[11]	前瞻性研究	1 年	92% 初次手术 和 81% 复发性 SUI
Langer et al.（2001）[12]	前瞻性研究	12 年	94.7% 客观
Tagerstedt et al.（2001）[13]	前瞻性研究	5 ～ 11 年	93% 客观

注：RCT：随机对照试验（Randomized controlled trial）；VLPP：valsalva 漏尿点压（Valsalva leak point pressure）。

阴道悬吊术并发症（表 32-2）

　　Burch 阴道悬吊术后排尿功能障碍可能是暂时的，也可能是持续性的，需要间断性自行导尿。排尿困难可能是由于过度提升阴道沟导致尿道过度扭曲。为了避免尿道下方组织过度绷紧，需要估算好阴道壁松紧度。排尿困难程度可能与尿失禁程度、手术技术、术者经验、纳入研究的患者数量及既往手术史有关。

排尿困难的处理包括间歇性自行导尿、尿道扩张，特殊情况下可拆除阴道悬吊术缝线。

表 32-2　开腹阴道悬吊术并发症

并发症	发生率	注释
持续性排尿困难	4% ～ 22%[15]	
血尿	20%[16]	
盆腔器官脱垂	17% 肠膨出 8% 尿道脱垂 32% 后盆腔脱垂	全部病例的脱垂程度大于 POP-Q 分期 II 期
膀胱损伤	0.6% ～ 2.4%	
输尿管损伤 / 扭转	0.3%	
伤口感染	1% ～ 5%	
膀胱阴道瘘、肺栓塞	小于 1%	

Burch 阴道悬吊术后膀胱出口梗阻的处理很有挑战性。阴道悬吊术后缝线的松解入路包括经阴道尿道松解术和耻骨后尿道松解术。经阴道尿道松解术需要在膀胱颈水平阴道悬吊术导致的凹陷区域做两个纵切口。分离阴道上皮与尿道旁筋膜，用组织剪穿透盆腔内筋膜进入耻骨后间隙。术者用手指将膀胱从耻骨后间隙推开并确定缝线位置。用手指引导剪断缝线，同法处理对侧。经膀胱镜检查排除损伤并旋转膀胱镜体证实尿道反折已解除。

耻骨后尿道松解术是通过下腹部横切口进行的。进入耻骨后间隙，锐性分离以解除与耻骨联合后部的粘连。阴道内的手指引导识别缝线，松解瘢痕粘连。直到阴道内的手指和膀胱镜检查证实尿道充分松解，才认为粘连完全解除。Anger，Amundsen 和 Webster 比较了经阴道尿道松解术和耻骨后尿道松解术，并报告耻骨后尿道松解术可比经阴道尿道松解术更好地缓解排尿相关的症状（缓解率分别是 78%、43%）[17]。

解剖层次的错误可导致术中大量出血，出血最常发生于耻骨后间隙的阴部静脉丛。出血可以通过高频电凝、血管缝合结扎或提升尿道旁组织使静脉扭结来止血。当出血是由针刺阴道壁静脉导致时，可 8 字或 Z 字形缝合来止血。一旦手术快结束时发现可疑出血，要在耻骨后间隙放置引流管并考虑是否输血。因大量出血需要二次手术止血的情况较为罕见。极罕见的并发症是损伤髂外静脉，可见于有多次耻骨后间隙手术史的患者[18]。

术中损伤膀胱的发生率 0.6% ～ 5%。既往有耻骨后间隙手术史的患者损伤风险增加。由于这是腹膜外损伤，需延长尿管留置时间至 5 ～ 7 天以促进损伤愈合。

超过 5% 的接受阴道悬吊术的妇女可出现膀胱刺激症状，如尿急、尿频、夜尿增多等[5]。有不同的假说用以解释新发的急迫症状，如膀胱颈和尿道提升过高、膀胱颈呈漏斗状及膀胱内缝线刺激。

阴道悬吊术的常见并发症之一是新发的盆腔脏器脱垂。在首次阴道悬吊术报告中，Burch 报告术后肠膨出的发生率为 7%。用标准 POP-Q 分期，Kwon 等发现肠膨出、子宫脱垂、后盆腔脱垂的发生率分别为 17%，8% 和 32%[19]。阴道悬吊术后阴道前壁抬高改变了阴道的轴线，易导致后盆腔脱垂。这一理论通过对 Burch 阴道悬吊术前和术后进行排便造影检查发现阴道顶端和直肠前壁之间的距离有明显的差异而被证实。

阴道悬吊术后肠膨出的发生率不同可能是由手术方式不同导致的。Burch 最早描述的手术方法中，应用三对缝线穿过阴道旁组织和阴道壁并尽量靠近 Cooper 韧带，使阴道顶端过度抬高移位。这被认为是术后发生肠膨出的原因。现在广泛使用的改良的阴道悬吊术，使用 Tanagho 法，使两对缝线中的一对在中尿道水平，另一对在膀胱颈水平。在阴道旁组织和 Cooper 韧带之间缝出缝线桥，但不需要使阴道旁组织靠近 Cooper 韧带。这个改良强调加强阴道旁组织（在腹压增加时可以阻止阴道旁组织的下降）而非提升（图 32-9）。这个改良的阴道悬吊术可以减少肠膨出的发生。一些作者主张在阴道悬吊术的同时做 Moschcowitz 修复（将直肠子宫陷凹颈部的腹膜用荷包缝合法紧闭后再加固数针）或缩短子宫骶韧带预防性闭塞无效腔，以防止肠膨出形成[20]。

阴道悬吊术的其他罕见并发症是输尿管损伤和扭转（0.3%）、伤口感染、骨炎、膀胱阴道瘘和肺栓塞。

■ 腹腔镜阴道悬吊术

第一例经腹腔镜 Burch 阴道悬吊术由 Liu and Paek 于 1991 年在美国完成。这一手术的目标是用微创的方法复制开腹 Burch 阴道悬吊术。从那以后，这一术式在全世界广泛应用，并被证实可以替代开腹阴道悬吊术。

腹腔镜手术有经腹膜和腹膜外 2 种方式。腹腔镜手术通常在全麻下进行，患者取头低脚高截石位以便于盆腔腹腔镜手术和经阴道操作。留置 Foley 导尿管，导尿管球囊注入 10～20 mL 液体。在经腹膜入路时，建立气腹并在脐部做 10 mm 穿刺口用于插入腹腔镜。在两侧髂前上棘内上方 2 cm 处分别做 5 mm 穿刺口来放置器械。在脐下左腹直肌外侧做 5 mm 穿刺口以方便手术操作。

膀胱充盈 200 mL 液体以便于腹腔镜下识别膀胱边界。在脐尿管皱襞的内侧、膀胱底上 2 cm 处做前腹壁腹膜横切口，向下分离该空隙至看到 Cooper 韧带（图 32-10）。然后排空膀胱，一旦进入耻骨后间隙，膨胀并扩大该间隙。贴近耻骨联合背面钝锐性分离耻骨后间隙。电凝止血。阴道内手指抬高阴道旁沟。推走膀胱及脂肪组织暴露白色的盆腔内筋膜。

通过 5 mm 穿刺口放入持针器，用 1-0 Ethibond 缝线（编织聚酯缝线，Ethicon 公司，萨默维尔市，新泽西州，美国）缝合。阴道内手指抬高尿道旁组织，并用缝线缝合，注意避免穿透阴道上皮，并缝合同侧 Cooper 韧带（图 32-11，图 32-12）。用打结推结器这样的体外技术来打结。阴道内手指帮助调整张力。两个结，一个在膀胱颈水平，一个在尿道中段水平，将尿道旁组织悬吊到 Cooper 韧带。同法处理对侧。关闭腹膜切口，可视情况选择性留置引流。

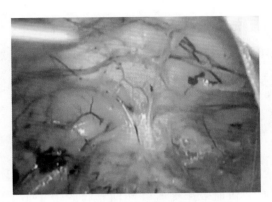

图 32-10　腹腔镜下分离耻骨后间隙

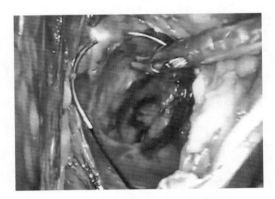

图 32-11　缝合 Cooper 韧带

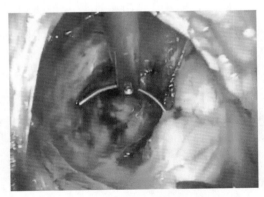

图 32-12　在膀胱颈水平缝合盆腔内筋膜

　　在腹膜外方法中，在脐下 1.5 cm 处沿腹中线做长 1.5 cm 的切口，切开腹直肌筋膜，腹直肌收缩，可识别腹直肌后鞘。为了形成腹膜外间隙，可以使用球囊扩张器、Hegar 扩张器或采用水扩张的方法。一旦进入恰当的间隙，可以用二氧化碳气体来填充和扩展耻骨后间隙。后续的步骤与经腹膜方法相同。

比较腹膜外入路和经腹膜入路，经腹膜入路主观和客观成功率更高。此外，与腹膜外入路相比，经腹膜入路成本效益更高[22]。

腹腔镜阴道悬吊术有住院时间短、患者痛苦小和恢复快的优点。这种方法的其他好处是耻骨后间隙在腹腔镜下有更好地视野，同时由于间隙内的气体压力可以防止轻微出血使止血效果更好。然而，腹腔镜手术要求更高的腹腔镜技术，需在狭小的空间里锐角缝合。其他的缺点是手术时间长，需要全麻并采取头低臀高位（Trendelenberg 位）。

随机对照试验表明腹腔镜手术客观成功率为 57% ～ 82%，主观成功率为 55% ～ 77%（表 32-3）。Tan 等进行了 Meta 分析，结论认为与开腹手术相比，腹腔镜手术主观、客观治愈（控尿）率相似。此外，腹腔镜阴道悬吊术可明显减少住院天数，更早回归工作，但是膀胱损伤的风险升高[31]。2012 年 Cochrane 系统综述的结论是接受阴道镜悬吊术的患者可以更快康复，但该手术的相对安全性和长期有效性尚不明确。

腹腔镜阴道悬吊术比开腹阴道悬吊术发生膀胱和肠道的副损伤概率更高（3.5% *vs.* 0.7%）。然而，开腹阴道悬吊术比腹腔镜阴道悬吊术伤口感染和裂开的风险更高（9.2% *vs.* 0.7%）[32]。腹腔镜阴道悬吊术的其他并发症有排尿功能障碍、尿急、耻骨后血肿和膀胱炎。

表 32-3　腹腔镜阴道悬吊术的疗效

作者	研究类型	随访时间	成功率	
Paraiso MF et al.（2004）[21]	RCT	2 年	82% 客观	
Bulent Tiras M et al.（2004）[22]	回顾性研究	6 年	91%	
Gumas et al.（2013）[23]	前瞻性研究	1 年	73%	单孔、腹膜外
Hong JH et al.（2009）[24]	前瞻性研究	4 年	72%	腹膜外
Barr S（2009）[25]	前瞻性研究	10 年	52%	

续表

作者	研究类型	随访时间	成功率	
Jelovsek et al.（2008）[26]	RCT	8 年	91%	
Kitchner et al.（2006）[27]	RCT	2 年	79% 客观 55% 主观	
Foote AJ et al.（2006）[28]	RCT	2 年	81% 客观	
Zullo F（2004）[29]	RCT	3 年	58% 客观 77% 主观	用线缝合优于用网片
Valpas A（2004）[30]	RCT	1 年	57% 客观	用网片

■ 机器人阴道悬吊术

尽管腹腔镜阴道悬吊术与开腹阴道悬吊术的成功率相近，但成功率仍低于尿道中段悬吊术[33]。腹腔镜阴道悬吊术远期效果不足的原因可能与阴道旁缝线张力不足有关[34]。腹腔镜手术需要在骨盆这样的有限空间内操作并做微小精细的动作，这需要长时间的学习训练。由于手术器械的特点和手术空间的局限，腹腔镜器械的活动范围受限。

腹腔镜和机器人辅助手术的比较见表 32-4。

表 32-4　腹腔镜阴道悬吊术和机器人辅助阴道悬吊术的比较[35]

腹腔镜	机器人辅助
直线型器械运动的幅度受限	容易做各方向复杂运动
二维视野	三维视野
腹腔镜器械的支点效应导致不能进行非直线运动	没有支点效应，因此机器人界面可以复制外科医生手部运动，非直线运动
当前腹腔镜器械可以达到 4 个轴向的运动，缝合和打结困难	机械腕技术可以达到类似人类手腕的 7 个轴向运动，缝合和打结容易
外科医生的震颤在腹腔镜器械中被放大	外科医生的震颤不会传导到器械上
学习时间长、学习曲线陡峭	易于学习的机器人学习界面
成本效益高	目前花费高

机器人辅助阴道悬吊术仍处于发展的早期阶段。Pubmed 检索仅发现一篇关于 2 个患者的机器人辅助阴道悬吊术的报道。在这篇报道中，Khan 和他的同事们为两名经尿流动力学检查证实为压力性尿失禁的患者做了机器人辅助阴道悬吊术。行 4 个腹膜外穿刺孔，把阴道旁组织缝合到 Cooper 韧带。在他们的研究中，平均手术时间是 145 分钟。平均出血量 15 mL，一名患者的住院天数为 2 天，另一名患者为 7 天。分别随访 6 个月和 12 个月后，2 名患者均痊愈[36]。

机器人辅助手术也被用于处理开腹阴道悬吊术后的排尿功能障碍。Orasanu 和他的同事给 6 例开腹阴道悬吊术后排尿困难的患者做了机器人辅助耻骨后尿道松解术。过程包括常规置入器械、进入耻骨后间隙、移除 Burch 缝线、增加尿道活动度。共完成 6 例，其中 5 例的阻塞性和刺激性症状完全消失[37]。

机器人辅助手术的缺点包括手术时间长、设备难以普及和费用昂贵。然而，专利权的到期将导致机器人仪器制造的竞争加剧，或许未来的手术费用会有所下降。

Burch 阴道悬吊术和尿道中段悬吊术的比较

尿道中段悬吊术越来越流行并几乎替代了张力性尿失禁患者的阴道悬吊手术。Novara 等做 Meta 分析比较阴道悬吊术和尿道中段悬吊术发现，做耻骨后尿道中段悬吊术的患者比做 Burch 阴道悬吊术的患者控尿率略高[38]。然而选择耻骨后补片的患者术中并发症更多。在比较阴道悬吊术和 TOT 手术的随机对照试验中，Sivaslioglu 等报道，在术后 2 年，TOT 组压力性尿失禁主观和客观治愈率分别为 85.7% 和 87.5%，Burch 组分别为 87%（$P=0.9$）和 83.8%（$P=0.6$），结果相似。与 Burch 手术相比，TOT 手术术后 1 年和 2 年的压力性尿失禁治愈率相似[39]。

尿道中段悬吊术与一些特有的并发症相关，如补片暴露、腹股沟区疼痛、补片感染、吊带挛缩和相关疼痛，以及尿道穿孔等[40]。而阴道悬吊术中较少出现上述并发症。

■ 结论

在尿道中段悬吊术时代，Burch 阴道悬吊术仍然有其适应证，如因为其他指征而需要行剖腹手术或腹腔镜手术的患者、尿道中段悬吊术失败的患者、合并有阴道旁缺陷的患者。随着微创手术的发展，腹腔镜手术或借助机器人的阴道悬吊术有很高的成功率。

参考文献
（遵从原版图书著录格式）

1. DeLancey J. Structural support of the urethra as it relates to stress urinary incontinence: the hammock hypothesis. Am J Obstet Gynecol. 1994；170：1713-23.

2. Petros P，Ulmsten U. An integral theory on female urinary incontinence. Experimental and clinical considerations. Acta Obstet Gynecol Scand Suppl. 1990；153：7-31.

3. VF Marshall，AA Marchetti，KE Krantz Surg Gynecol Obstet. 44（1949）；pp. 509-18.

4. McDuffie RW，Littin RB，Blundon KE. Urethrovesical suspension. Am J Surg. 1981；141：297-8.

5. Burch JC. Urethrovesical fixation to Cooper's ligament for correction of stress incontinence，cystocele and prolapse. Am J Obstet Gynecol. 1961；81：281-90.

6. Kulseng-Hanssen S，Berild GH. Subjective and objective incontinence 5 to 10 years after Burch colposuspension. Neurourol Urodyn. 2002；21（2）：100-5.

7. Téllez Martínez-Fornés M，Fernández Pérez C，Fouz López C，Fernández Lucas C，Borrego Hernando J. A three year follow-up of a prospective open randomized trial to compare tension-free vaginal tape with Burch colposuspension for treatment of female stress urinary incontinence. Actas Urol Esp. 2009；33（10）：1088-96.

8. Sivaslioglu AA，Caliskan E，Dolen I，Haberal A. A randomized comparison of transobturator tape and Burch colposuspension in the treatment of female stress urinary incontinence. Int Urogynecol J Pelvic Floor Dysfunct. 2007；18（9）：1015-9.

9. Bai SW，Park JH，Kim SK，Park KH. Analysis of the success rates of Burch colposuspension in relation to Valsalva leakpoint pressure. J Reprod Med. 2005；50（3）：189-92.

10. Huang WC，Yang JM. Anatomic comparison between laparoscopic and open Burch colposuspension for primary stress urinary incontinence. Urology. 2004；63（4）：676-81.

11. Bidmead J, Cardozo L, McLellan A, et al. A comparison of the objective and subjective outcomes of colposuspension for stress incontinence in women. BJOG. 2001; 108: 408-13.

12. Langer R, Lipshitz Y, Halperin R, et al. Long-term (10– 15 years) follow-up after Burch colposuspension for urinary stress incontinence. Int Urogynecol J. 2001; 12: 323-7.

13. Tegerstedt G, Sjo¨berg B, Hammarstro¨ M. Clinical Outcome or Abdominal Urethropexy-Colposuspension: A Long-term follow-up. Int Urogynecol J. 2001; 12: 161-5.

14. Lapitan MC, Cody JD. Open retropubic colposuspension for urinary incontinence in women. Cochrane Database Syst Rev. 2012; 6: CD002912

15. Natale F, La Penna C, Saltari M, Piccione E, Cervigni M. Voiding dysfunction after anti-incontinence surgery. Minerva Ginecol. 2009; 61 (2): 167-72.

16. Wee HY, Low C, Han HC. Burch colposuspension: review of perioperative complications at a women's and children's hospital in Singapore. Ann Acad Med Singapore. 2003; 32 (6): 821-3.

17. Anger JT, Amundsen CL, Webster GD. Obstruction after Burch colposuspension: a return to retropubic urethrolysis. Int Urogynecol J Pelvic Floor Dysfunct. 2006; 17 (5): 455-9

18. Demirci F, Petri E. Perioperative complications of Burch colposuspension. Int Urogynecol J Pelvic Floor Dysfunct. 2000; 11 (3): 170-5.

19. Kwon CH, Culligan PJ, Koduri S, Goldberg RP, Sand PK. The development of pelvic organ prolapse following isolated Burch retropubic urethropexy. Int Urogynecol J Pelvic Floor Dysfunct. 2003; 14 (5): 321-5.

20. Langer R, Lipshitz Y, Halperin R, Pansky M, Bukovsky I, Sherman D. Prevention of genital prolapse following Burch colposuspension: comparison between two surgical procedures. Int Urogynecol J Pelvic Floor Dysfunct. 2003; 14 (1): 13-6.

21. Paraiso MF, Walters MD, Karram MM, Barber MD. Laparoscopic Burch colposuspension versus tensionfree vaginal tape: a randomized trial. Obstet Gynecol. 2004; 104 (6): 1249-58.

22. Bulent Tiras M, Sendag F, Dilek U, Guner H. Laparoscopic burch colposuspension: comparison of effectiveness of extraperitoneal and transperitoneal techniques. Eur J Obstet Gynecol Reprod Biol. 2004; 116 (1): 79-84.

23. Gumus I, Surgit O, Kaygusuz I. Laparoscopic single-port Burch colposuspension with an extraperitoneal approach and standard instruments for stress urinary incontinence: early results from a series of 15 patients. Minim Invasive Ther Allied Technol. 2013; 22 (2): 116-21.

24. Hong JH, Choo MS, Lee KS. Long-term results of laparoscopic Burch colposuspension for stress urinary incontinence in women. J Korean Med Sci. 2009; 24 (6): 1182-6.

25. Barr S，Reid FM，North CE，Hosker G，Smith AR. The long-term outcome of laparoscopic colposuspension：a 10-year cohort study. Int Urogynecol J Pelvic Floor Dysfunct. 2009；20（4）：443-5.

26. Jelovsek JE，Barber MD，Karram MM，Walters MD，Paraiso MF. Randomized trial of laparoscopic Burch colposuspension versus tension-free vaginal tape：longterm follow-up. BJOG. 2008；115（2）：219-25.

27. Kitchener HC，Dunn G，Lawton V，Reid F，Nelson L，Smith AR. COLPO Study Group. Laparoscopic versus open colposuspension—results of a prospective randomized controlled trial. BJOG. 2006；113（9）：1007-13.

28. Foote AJ，Maughan V，Carne C. Laparoscopic colposuspension versus vaginal suburethral slingplasty：a randomized prospective trial. Aust N Z J Obstet Gynaecol. 2006；46（6）：517-20.

29. Zullo F，Palomba S，Russo T. Laparoscopic colposuspension using sutures or prolene meshes：a 3-year follow-up. Eur J Obstet Gynecol Reprod Biol. 2004；117（2）：201-3.

30. Valpas A，Kivelä A，Penttinen J，Kujansuu E，Haarala M，Nilsson CG. Tension-free vaginal tape and laparoscopic mesh colposuspension for stress urinary incontinence. Obstet Gynecol. 2004；104（1）：42-9.

31. Tan E，Tekkis PP，Cornish J，Teoh TG，Darzi AW，Khullar V. Laparoscopic versus open colposuspension for urodynamic stress incontinence. Neurourol Urodyn. 2007；26（2）：158-69.

32. Jenkins TR，Liu CY. Laparoscopic Burch colposuspension. Curr Opin Obstet Gynecol. 2007；19（4）：314-8.

33. Dean N，Herbison P，Ellis G，Wilson D. Laparoscopic colposuspension and tension-free vaginal tape：a systematic review. BJOG. 2006；113（12）：1345-53.

34. Challacombe B，Dasgupta P. Reconstruction of the lower urinary tract by laparoscopic and robotic surgery. Curr Opin Urol. 2007；17（6）：390-5.

35. Singh I，Hemal AK. Role of robot-assisted pelvic surgery. ScientificWorld Journal. 2009；9：479-89.

36. Khan MS，Challacombe B，Rose K，Dasgupta P. Robotic colposuspension：two case reports. J Endourol. 2007；21（9）：1077-9.

37. Orasanu B，Marotte J，Pasko B，Hijaz A，Daneshgari F. Robotic-assisted urethrolysis for urethral obstruction after retropubic bladder neck suspension-a case series report. J Endourol. 2014；28（2）：214-8.

38. Novara G1，Artibani W，Barber MD. et al. Updated systematic review and meta-analysis of the

comparative data on colposuspensions, pubovaginal slings, and midurethral tapes in the surgical treatment of female stress urinary incontinence. Eur Urol. 2010; 58 (2): 218-38.

39. Sivaslioglu AA1, Caliskan E, Dolen I, Haberal A. A randomized comparison of transobturator tape and Burch colposuspension in the treatment of female stress urinary incontinence. Int Urogynecol J Pelvic Floor Dysfunct. 2007; 18 (9): 1015-9.

40. Petri E, Ashok K. Complications of synthetic slings used in female stress urinary incontinence and applicability of the new IUGA-ICS classification. Eur J Obstet Gynecol Reprod Biol. 2012; 165 (2): 347-51.

（金华 译　常悦 校）

第六篇

盆腔脏器脱垂的阴道壁手术

章节大纲

★ 阴道前壁修补术

★ 阴道后壁修补术 / 会阴修补术

★ 尿道膨出修复术

★ 阴道穹窿成形术

第33章 阴道前壁修补术

Manidip Pal

主题词

- 去女性化
- 耻骨降支
- 浸润
- 倒 T 形切口
- 倒 V 形切口
- 正中切口
- 尿道膀胱沟
- 阴道黏膜
- 膀胱阴道隔

摘 要

手术矫正膨出的膀胱。可于阴道前壁选择三种切口：倒 V 形切口、倒 T 形切口，及正中切口。可选择注射水垫。从膀胱阴道隔分离阴道前壁黏膜，加强对膀胱阴道隔，修剪多余的阴道黏膜，然后用棒球缝合法或者间断缝合法关闭阴道黏膜。

阴道前壁修补术是在阴道前壁上 2/3 的部位进行手术，来修复膨出的膀胱。

■ 切口的选择

可行以下三种切口：

1. 倒 T 形切口。

2. 倒 V 形切口。

3. 正中切口。

术中可选择水分离法，也可不采用水分离直接手术。如果选择水分离法，应该注射在阴道前壁黏膜和膀胱阴道隔之间，而不是膀胱阴道隔下方。用 1 支 1 : 1000 的肾上腺素 1 mL 加入 200 mL 生理盐水中稀释，在水分离的同时可以起到止血的作用。

从膀胱阴道隔上分离阴道前壁黏膜（图 33-1 至图 33-11）。如果找对了位置，出血量会很少。采用钝性分离和锐性分离相结合的方式。阴道前壁的切口不要超过尿道膀胱沟，这样尿道膀胱交接处才不会受到影响，否则，术后可能会新发压力性尿失禁。将阴道黏膜尽可能向两侧分离，最大限度达耻骨降支，并充分止血。

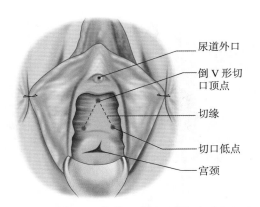

尿道外口

倒 V 形切
口顶点

切缘

切口低点

宫颈

图 33-1　阴道前壁修补术之阴道前壁黏膜倒 V 形切口

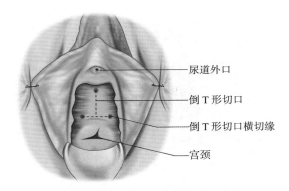

尿道外口

倒 T 形切口

倒 T 形切口横切缘

宫颈

图 33-2　阴道前壁修补术之阴道前壁黏膜倒 T 形切口

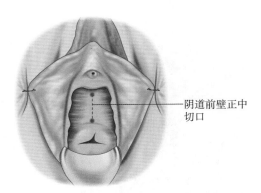

阴道前壁正中
切口

图 33-3　阴道前壁修补术之阴道前壁正中切口

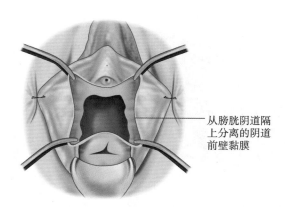

从膀胱阴道隔
上分离的阴道
前壁黏膜

图 33-4 从膀胱阴道隔上分离阴道前壁黏膜，每侧尽量分离到耻骨降支

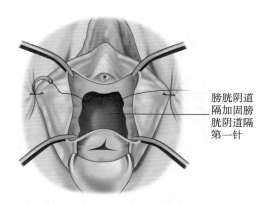

膀胱阴道
隔加固膀
胱阴道隔
第一针

图 33-5 膀胱阴道隔加固重建第一针（从一侧膀胱筋膜的外侧进针，对侧同一位置出针，细针线
对合缝扎。注意不要缝扎到下方的膀胱）

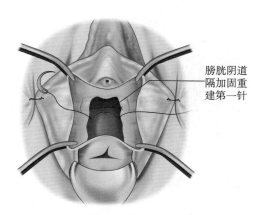

膀胱阴道
隔加固重
建第一针

图 33-6 膀胱阴道隔加固重建第一针已完成，进行第二针缝合

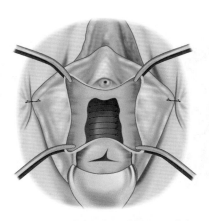

图 33-7 所有膀胱阴道隔加固缝合
完成

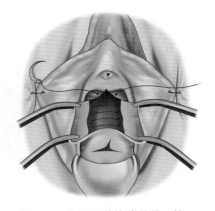

图 33-8 关闭阴道前壁黏膜，第一
针从外向内、对侧从内向外出针

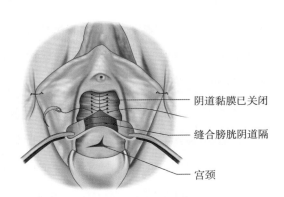

阴道黏膜已关闭

缝合膀胱阴道隔

宫颈

图 33-9 关闭阴道黏膜

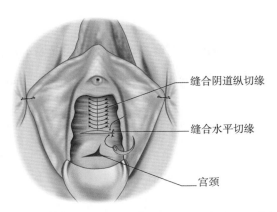

缝合阴道纵切缘

缝合水平切缘

宫颈

图 33-10 垂直缝合阴道黏膜，关闭横切缘的第一针已完成，正进行第二针的缝合

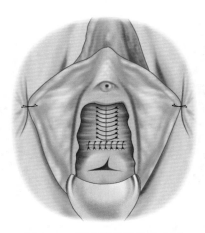

图 33-11 阴道前壁修补术完成

从一侧膀胱阴道隔的外侧进针，对侧同一位置出针，细针线对合缝扎。同法在上一针的稍下方重复缝扎。这种膀胱阴道隔的加固重建应从上至下进行，最好采取间断缝合，可使用 00 号延迟可吸收线进行缝合，目前，也有些外科医生使用 00 号不可吸收线进行缝合。

完成了膀胱阴道隔的修复，可以开始关闭阴道前壁黏膜层。如果采用的是倒 V 形切口则不需要切除阴道壁组织。如果采用的是正中切口或倒 T 形切口，需要切除多余的阴道前壁黏膜组织。但是不要去除过多的阴道壁组织，因为这样会导致阴道缩短（去女性化）。可以使用 00 号延迟可吸收线缝合阴道前壁黏膜。缝合可以采用连续缝合法或间断缝合法，连续缝合法可采用棒球缝合或套索缝合。

曾经提倡过对膨出部位的定点修复，但临床证据显示定点修补效果并不优于传统的修复方法，因此，目前只推荐这一种方式的膀胱膨出修复术。

（金影 译　刘芸　常悦 校）

第 34 章 阴道后壁修补术 / 会阴修补术

Manidip Pal

主题词

◆ 阴唇系带	◆ 扩大的肛提肌裂孔	◆ 阴道后壁黏膜
◆ 水垫分离	◆ 皮肤黏膜交界	◆ 直肠膨出
◆ 倒 T 形切口	◆ 会阴体	◆ 直肠阴道隔
◆ 倒 U 形切口	◆ 会阴皮肤	◆ 阴道口
◆ 倒 V 形切口	◆ 聚二噁烷酮缝线（PDS）	◆ 阴道黏膜

摘 要

于阴道后壁外侧皮肤黏膜交界处切开，分离阴道后壁黏膜。去除过多的阴道后壁黏膜组织。修补直肠阴道隔的筋膜组织。用 Allis 钳钳夹住两边的球海绵体肌和会阴浅横肌，用缝线对合缝扎，共缝合 3 针，第一针在阴唇系带水平，其余两针一针在其上，一针在其下。用这种方法重建会阴体。如果直肠膨出比较严重，则对合缝扎肛提肌。闭合肛提肌裂孔，最后缝合阴道黏膜和会阴体皮肤。

阴道后壁修补术是用于矫正直肠膨出的阴道后壁重建手术。如同时进行会阴体重建，需行阴道会阴修补术。缝线使用延迟吸收 00 号线，切口选择倒 T 形，倒 U 形或者倒 V 形。

用 Allis 钳固定双侧阴道后壁皮肤黏膜交界处，将两把 Allis 钳对合接近中线，钳子上方的阴道口应可轻松容纳 2 指。确定膨出直肠的顶点位置，也就是阴道后壁膨出最远端的点，用另一把 Allis 钳钳夹住这个点，轻轻牵拉这三把 Allis 钳，形成的三角区即为手术操作区域（图 34-1）。

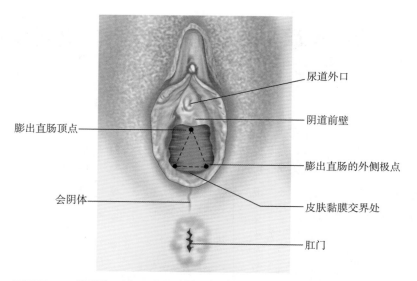

膨出直肠顶点 ——

会阴体 ——

尿道外口

阴道前壁

膨出直肠的外侧极点

皮肤黏膜交界处

肛门

图 34-1　用两把 Allis 钳固定阴道后壁皮肤黏膜交界处，图中所示为膨出直肠的外侧极点，如果两把 Allis 钳在中线对合，那么 Allis 钳上方的阴道应该可以轻松容纳 2 指，膨出直肠的顶点就是阴道后壁膨出的最远点，用另一把 Allis 钳固定这个点，牵拉这三把 Allis 钳，可以确定手术的三角区域

　　这个手术区域可以做水分离，也可以不做，如果做水分离，应该打在阴道后壁与直肠阴道隔之间。用 200 mL 生理盐水稀释 1 支 1 ：1000 肾上腺素，在水分离的同时可以起到止血的作用。

　　两把 Allis 钳钳夹皮肤黏膜交界处并保持张力。在中点位置切开 1 ～ 2 mm（图 34-2）。用另一把 Allis 钳钳夹切开处阴道后壁黏膜的中点。剪刀尖闭合插入阴道后壁黏膜中点与直肠阴道隔之间，张开剪刀，钝性分离阴道后壁黏膜与直肠阴道隔（图 34-3）。

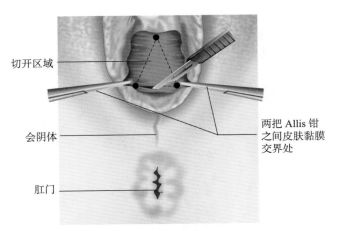

切开区域

会阴体

肛门

两把 Allis 钳之间皮肤黏膜交界处

图 34-2　两把 Allis 钳钳夹皮肤黏膜交界处并保持张力，在中点位置切开 1 ～ 2 mm

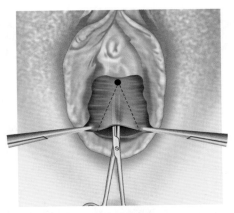

图 34-3　用另一把 Alllis 钳钳夹切开处阴道后壁黏膜的中点，剪刀尖闭合插入阴道后壁黏膜中点与直肠阴道隔之间，张开剪刀，钝性分离阴道后壁黏膜与直肠阴道隔

在阴道后壁中线钝性分离并切开阴道后壁，呈倒 T 形切口（图 34-4）。用 Allis 钳钳夹切开的阴道后壁黏膜边缘，并将阴道后壁黏膜从直肠阴道隔上剥离（图 34-5）。两侧切开到手术三角区域的外侧壁，切除多余的阴道黏膜组织。

从顶点开始进行直肠阴道隔的修补。从一侧直肠阴道隔进针，带上一部分直肠前筋膜→穿过三角区顶端阴道后壁黏膜的下方→穿过对侧的直肠前筋膜外侧（图 34-6）。缝线可以直接打紧，或者两边分别用血管钳牵拉稍后再打结。行间断缝合。直肠前筋膜外侧上一针的下方进针→穿过对侧，同法缝合。需要注意的是这里并不是缝合阴道黏膜，而只是在三角区顶点的阴道黏膜下方进行间断缝合（图 34-7 ）。接下来，在前一针的下方逐针缝合直肠前筋膜直至阴道口，如用血管钳固定缝线可最后一起打结（图 34-8 ）。

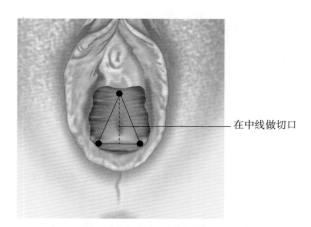

图 34-4　在阴道后壁中线钝性分离并切开阴道后壁，呈倒 T 形切口

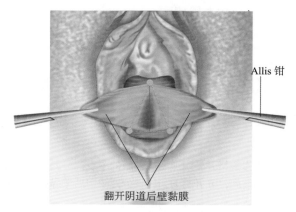

图 34-5　用 Allis 钳钳夹切开的阴道后壁黏膜边缘，并将阴道后壁黏膜从直肠阴道隔上剥离，牵拉 Allis 钳使翻开的黏膜瓣保持张力有助于剥离

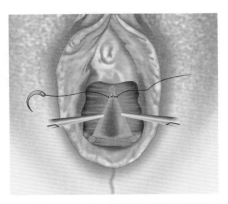

图 34-6 切除多余的阴道后壁黏膜，从顶端开始修复直肠阴道隔（从一侧直肠阴道隔进针，带上一部分直肠前筋膜→穿过三角区顶端阴道后壁黏膜的下方→穿过对侧的直肠前筋膜外侧）

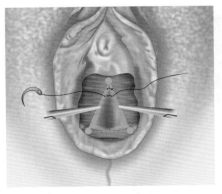

图 34-7 接着在前一针下方一侧直肠前筋膜进针→同法穿过对侧的直肠前筋膜外侧（需要注意的是这里并不是缝合阴道黏膜，而只是在三角区顶点的阴道黏膜下方进行间断缝合）

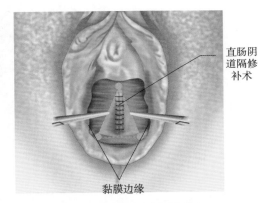

图 34-8 完成直肠阴道隔的修复

然后从顶端开始缝合阴道壁黏膜，可以连续缝合，也可以锁边缝合或棒球缝合。可在会阴伤口的浅肌层行 1～2 针表浅缝合，使其对合，然后用间断褥式缝合关闭会阴体皮肤（图 34-9 至图 34-11）。如果行倒 V 形切口，用三把 Allis 钳钳夹牵拉形成手术三角区。自顶点向两外侧 Allis 钳方向切开阴道后壁黏膜。用另一把 Allis 钳在顶点处固定阴道黏膜，并将阴道黏膜从直肠阴道隔剥离。

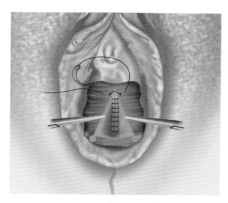

图 34-9　从顶端开始关闭阴道后壁黏膜

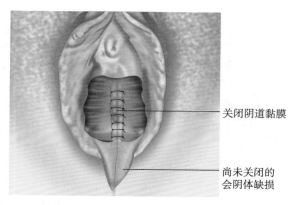

关闭阴道黏膜

尚未关闭的
会阴体缺损

图 34-10　完成阴道后壁黏膜闭合（由于最初两个外侧角的 Allis 钳到达了中线，因此看上去形
成了一个会阴体缺损，需要修补）

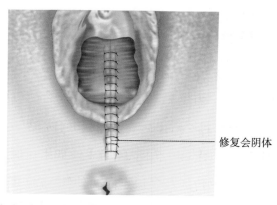

修复会阴体

图 34-11　会阴体皮肤采用间断缝合或褥式缝合，可在会阴伤口的浅肌层行 1～2 针表浅缝合，
使其对合

可以钝性和锐性联合剥离。剥离阴道后壁黏膜到阴道口后，从下方将两把Allis钳之间的皮肤黏膜交界处切开，通过这个切口切除多余的阴道后壁黏膜。其余的修复同前。

较大的直肠膨出

将阴道黏膜切缘与其下方的组织进一步分离，暴露两侧肛提肌（耻骨直肠肌部分）（图 34-12）。在切缘上方分离阴道黏膜，从顶点区域依次向阴道口方向来修复肛提肌。从一侧肛提肌进针，在同一水平另一侧肛提肌出针，用血管钳固定两边，同法再在肛提肌上缝合 2～3 针（图 34-13，图 34-14）。缝几针取决于肛提肌之间空隙的大小，就是我们所说的肛提肌裂孔。通常情况下，2～3 针就可以关闭肛提肌裂孔。两边缝线对合打结，从顶端开始关闭肛提肌裂孔（图 34-15）。PDS（聚二噁烷酮，爱惜康，萨默维尔，新泽西，美国）00 号缝线更好。在缝线打结的时候，助手应该帮助下压还纳直肠，可以明显看到，一旦缝线打结后较大的直肠膨出就消失了。直肠阴道隔的修复方法与前面提到的一样。

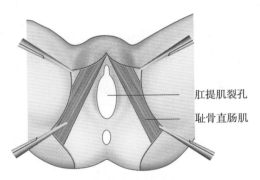

图 34-12　暴露两侧的肛提肌，两侧肛提肌之间的空隙被称为肛提肌裂孔

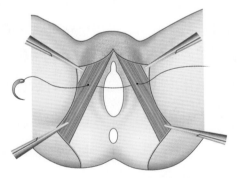

图 34-13　从顶点区域开始修复肛提肌（从一侧肛提肌进针，在同一水平另一侧肛提肌出针，用血管钳固定两边）

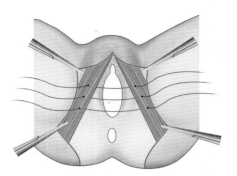 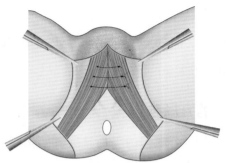

图 34-14 在肛提肌上缝合的 3 针　　图 34-15 肛提肌两端缝线从顶端开
始依次对应打结

会阴体缺陷

会阴体重建

在会阴体做一个 V 形切口，切口开始于两侧皮肤黏膜交界处 Allis 钳之间的区域。切口的顶端位于阴唇系带和肛门之间。因此切口总体的形状为钻石形。

切开会阴体皮肤（图 34-16）。暴露球海绵体肌、会阴浅横肌，以及少量的肛门外括约肌纤维。在该肌肉复合体的一侧进针然后出针，在另一侧再进针、出针。两端缝线可以用血管钳固定稍后一起打结或者直接打结。缝合 3 针，一针在阴唇系带近端，一针在阴唇系带顶部，第三针在阴唇系带下方，穿过暴露的会阴体皮肤。将这些缝线打结后，间断或者褥式缝合会阴体皮肤（图 34-17 至图 34-19）。

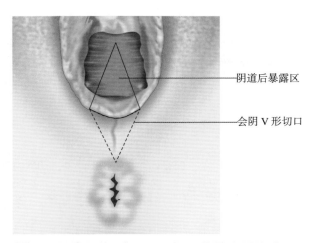

图 34-16 在会阴体做一个 V 形切口，切口开始于两侧皮肤黏膜交界处 Allis 钳之间的区域，切口的顶端位于阴唇系带和肛门之间，切除切口之间的会阴体皮肤

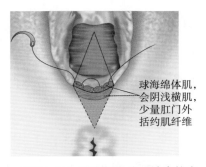

图 34-17 肌肉复合体近端牵拉点

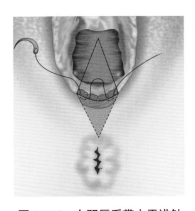

图 34-18 在阴唇系带水平进针

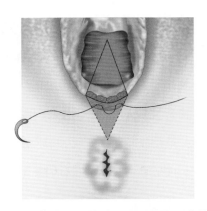

图 34-19 在暴露会阴皮肤区域阴唇系带的远端进针

（金影 译 刘芸 常悦 校）

第 35 章　尿道膨出修复术

Manidip Pal

主题词

◆　尿道膨出　　　　　◆　Foley 尿管　　　　　◆　阴道黏膜

◆　骨盆内筋膜　　　　◆　间断缝合

摘　要

在尿道膨出部位做一纵行切口，将阴道粘膜与其下方的盆腔内筋膜剥离，切除多余的阴道粘膜组织，修复筋膜缺损，间断缝合关闭阴道粘膜组织。

插入 Foley 导尿管，通过触摸 Foley 尿管的水囊部位可以确认膀胱颈的位置。

• 用两把 Allis 钳，一把钳夹尿道膨出上缘，另一把钳夹下缘（图 35-1，图 35-2）。

• 在两把 Allis 钳之间做中线切口（图 35-3）。

• 另一把 Allis 钳钳夹切口边缘，分离阴道壁黏膜和下方的盆腔筋膜组织。可以钝性、锐性联合分离。直至分离到尿道膨出点的外侧（图 35-4）。

• 切除多余的阴道壁黏膜组织（图 35-5）。

• 采用间断缝合法修补骨内盆筋膜缺损。从一侧筋膜进针，跨过尿道，从另一侧出针。根据尿道膨出的大小，一般需要缝合 2～3 针。固定每针线尾，所有缝合完成后，逐一对合打结（图 35-6）。

• 需要注意不要损伤到尿道。

• 间断缝合阴道黏膜（图 35-7，图 35-8）。

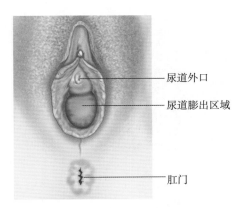

图 35-1　尿道膨出

尿道外口

尿道膨出区域

肛门

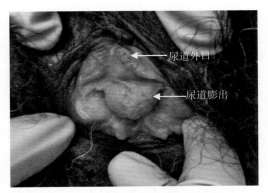

尿道外口

尿道膨出

图 35-2　尿道膨出（近端尿道和部分中段尿道位置的阴道前壁脱垂。尿道远端和部分中段尿道
不脱垂）

（提供：Dr Trisha Das，Senior Resident，Dept of Obstetrics and Gynecology，College of Medicine and
JNM Hospital，WBUHS，Kalyani，Nadia，West Bengal，India）

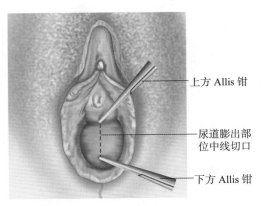

上方 Allis 钳

尿道膨出部
位中线切口

下方 Allis 钳

图 35-3　两把 Allis 钳分别钳夹尿道膨出的上缘和下缘。在两把 Allis 钳之间做中线切口

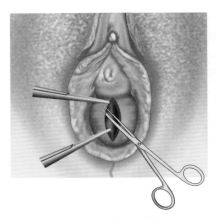

图 35-4　Allis 钳钳夹切口边缘，分离阴道壁黏膜与下方的盆腔筋膜组织

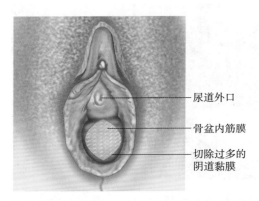

尿道外口

骨盆内筋膜

切除过多的
阴道黏膜

图 35-5　切除多余的阴道壁黏膜（可见到下方缺损的骨盆内筋膜）

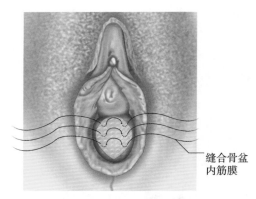

缝合骨盆
内筋膜

图 35-6　用缝线缝合缺损的骨盆内筋膜，仔细检查不要缝上尿道组织，用血管钳固定缝线，完
成修补缝合后两侧缝线对合缝扎

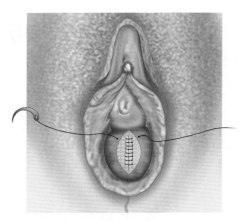

图 35-7 骨盆内筋膜修复完成后，间断缝合阴道壁黏膜

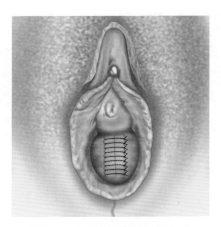

图 35-8 完成尿道膨出修补术

（金影 译 刘芸 常悦 校）

第36章 阴道穹窿成形术

主题词

◆ Halban 法阴道穹窿成形术　　◆ 荷包缝合　　◆ 子宫骶韧带

◆ McCall 法阴道穹窿成形术　　◆ 输尿管

◆ Moscowitz 法阴道穹窿成形术　◆ 子宫血管

摘 要

McCall 法阴道穹窿成形术是最常见的经阴道穹窿成形术。该术式是从一侧阴道黏膜进针,穿过同侧子宫骶韧带、腹膜及另一侧骶韧带,然后从另一侧阴道黏膜出针,打结缝扎。Moscowitz 法阴道穹窿成形术,常采用连续荷包缝合的方法闭合直肠子宫陷凹。另外一种 Halban 法穹窿成形术,是采用纵向缝合的方法闭合直肠子宫陷凹。

阴道穹窿成形术重建直肠子宫陷凹。目前有三种手术方式:

- McCall 法阴道穹窿成形术。
- Halban 法阴道穹窿成形术。
- Moscowitz 法阴道穹窿成形术。

■ McCALL 法阴道穹窿成形术

从阴道黏膜外侧穹窿侧角进针,穿过子宫骶韧带(图 36-1,图 36-2)。接下来依次穿过腹膜,到达对侧,缝合对侧骶韧带,然后从对侧穹窿的阴道黏膜外侧面出针。两把血管钳牵拉住线尾(图 36-3)。在第一针的外侧再次进针→在骶韧带第一针上方缝上骶韧带→在第一针腹膜缝合的内侧连续缝合腹膜→到达对侧→缝扎骶韧带→在对侧阴道穹窿阴道黏膜外侧面出针→用血管钳牵拉线尾,像这样缝合,直到淡黄色的腹膜位置,这是直肠前脂肪的标志(图 36-4)。

最后两侧对应的缝线对合打结。

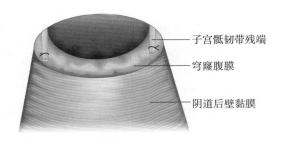

图 36-1　在经阴道子宫切除术穹窿后壁的边缘暴露出腹膜，可以清楚地看到两侧子宫骶韧带的残端

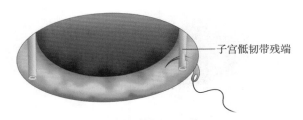

图 36-2　从阴道黏膜外侧穹窿侧角进针，穿过子宫骶韧带

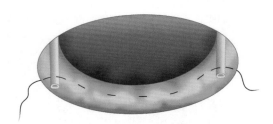

图 36-3　进针后依次穿过后腹膜并到达对侧角（由内向外地穿过另一侧骶韧带残端，再次穿过阴道穹窿从阴道黏膜外侧出针。血管钳固定缝线两端）

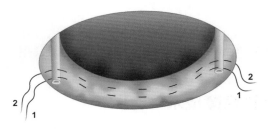

图 36-4　第一条 McCall 缝线在位置 1，第二条 McCall 缝线在位置 2，然后两侧缝线对合缝扎：
1 对应 1，2 对应 2

改良的 McCall 法阴道穹窿成形术

从穹窿外侧角的阴道黏膜外侧进针，穿过并缝扎子宫骶韧带，然后穿过骶韧带附近的腹膜，再缝扎上穹窿边缘下方的腹膜。最后从穹窿阴道黏膜外侧出针。固定两侧的缝线，同样的方法继续再缝→在前一针的外侧开始进针→在前一针骶韧带的上方缝扎骶韧带→在前一针腹膜上方进针到达穹窿→在前一针阴道黏膜内侧出针→固定两侧线尾。用这种方法在左侧缝 2 ~ 3 针，在右侧缝 2 ~ 3 针。所有缝合完成后，逐一将对应的缝线对合缝扎（图 36-5，图 36-6）。

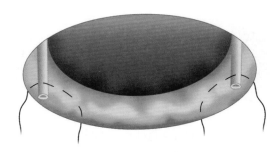

图 36-5　从阴道黏膜外侧的穹窿外侧角进针，穿过并缝扎子宫骶韧带，然后穿过骶韧带附近的腹膜，再缝扎上穹窿边缘下方的腹膜，最后从穹窿阴道黏膜外侧出针，固定两侧缝线，每侧第一针的位置如上

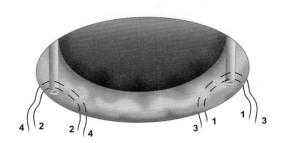

注：左侧：1 对应 1，3 对应 3，右侧：2 对应 2，4 对应 4。
图 36-6　每侧缝合两针，然后将各自对应的缝线缝扎在一起

■ Halban 法阴道穹窿成术

这种手术是从前向后纵向缝合关闭道格拉斯腔（pouch of Douglas，POD）。这个手术可以经腹也可以经阴道完成。

经腹 Halban 法阴道穹窿成形术（图 36-7）

　　从穹窿下方的腹膜前侧进针，朝着道格拉斯腔底部连续纵向缝合，然后向后向上。在与前腹膜相同水平的后腹膜出针。用血管钳固定线尾，先不打结。进行 3 ～ 4 针这样的缝合。缝合操作区域在两侧子宫骶韧带之间，以免损伤输尿管。完成所有缝合后，逐一将前后相应位置的缝线打结。最终我们可以看到道格拉斯腔被完全封闭（图 36-8 至图 36-10）。

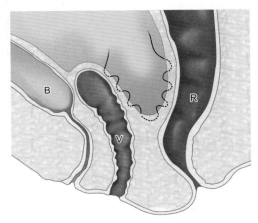

注：从穹窿下方的腹膜前侧进针，朝着道格拉斯腔底部连续纵向缝合，然后向后向上。在与前腹膜相同水平的后腹膜出针（纵切面观，B= 膀胱，V= 阴道，R= 直肠）。

图 36-7　道格拉斯腔被封闭

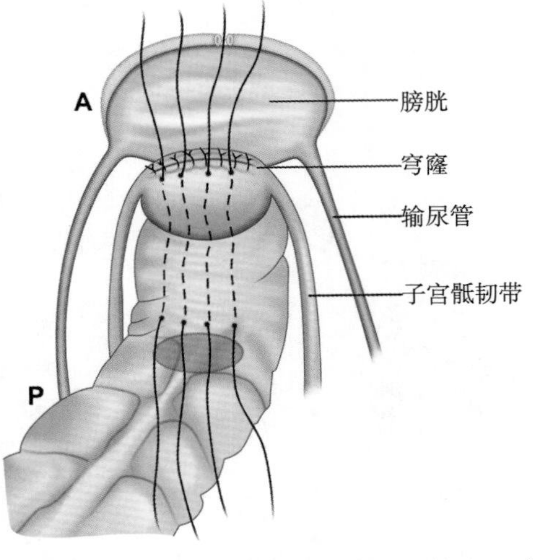

膀胱
穹窿
输尿管
子宫骶韧带

注：缝合操作区域在两侧子宫骶韧带之间，以免损伤输尿管（A= 前方，P= 后方）。

图 36-8　进行 3 ～ 4 针纵向缝合

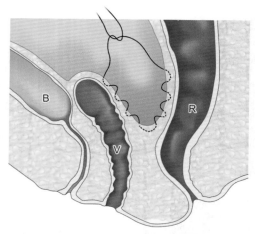
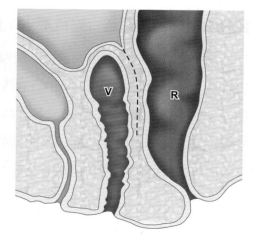

图 36-9　完成了所有缝合，逐一将前后相应位置的缝线打结（纵切面观）

图 36-10　阴道被关闭（纵切面观，V= 阴道，R= 直肠）

经阴道 Halban 法穹窿成形术

用 4 把 Allis 组织钳钳夹前后穹窿边缘的四个角。拉紧 Allis 钳以最大限度地暴露腹膜。从穹窿附近的前腹膜进针，然后最大限度地向内连续缝合，最后到达后穹窿，在腹膜尽量高的位置出针。靠近穹窿行连续缝合。固定两侧线尾，先不要打结。用这种方法缝 3～4 排。在缝最外侧的时候，要将残端缝合在里面，但是不要将子宫动脉残端缝合在内。然后逐一将前后相对应的缝线打结（图 36-11）。

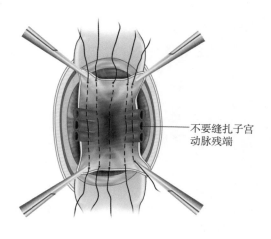

不要缝扎子宫动脉残端

图 36-11　经阴道 Halban 法阴道穹窿成形术（从穹窿附近的前腹膜进针，然后最大限度地向内连续缝合，最后到达后穹窿，在腹膜尽量高的位置出针。靠近穹窿行连续缝合。在缝最外侧的时候，要将残端缝合在里面，但是不要将子宫动脉残端缝合在内）

■ Moscowitz 法阴道穹窿成形术

这种手术方式是通过自下而上的荷包缝合关闭道格拉斯腔，手术可经腹或者经阴道完成。

经腹 Moscowitz 法阴道穹窿成形术（图 36-12）

连续缝合道格拉斯腔底部的一圈腹膜。血管钳固定线尾。在前一圈缝合的上方，同法再缝合一圈。血管钳固定线尾两端。用此法缝合 3～4 圈到达穹窿水平。在外侧向上缝合的时候，注意不要损伤输尿管。然后从底部开始，将所有对应的缝线打结，道格拉斯腔被封闭。

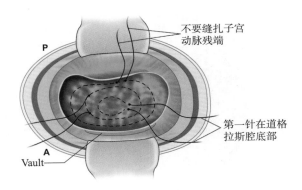

图 36-12　经腹 Moscowitz 法阴道穹窿成形术（通过从底部向穹窿方向进行连续荷包缝合来关闭道格拉斯腔。在外侧向上缝合的时候，注意不要损伤输尿管，开始用血管钳固定所有缝线，最后将所有对应的缝线逐一打结）

经阴道 Moscowitz 法阴道穹窿成形术（图 36-13，图 36-14）

对阴道穹窿后缘上方 3～4 cm 处的腹膜行连续荷包缝合，并线尾打结。残端也缝合在内，但不包括子宫动脉残端。再做一圈连续缝合。通常情况下，进行两圈荷包缝合后就再没有其他腹膜缝第三圈了。如果还有可缝合的腹膜，可以再缝一圈。

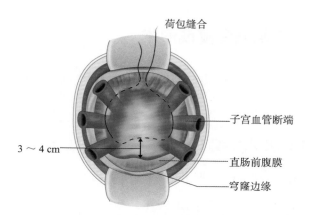

荷包缝合

子宫血管断端

3～4 cm

直肠前腹膜

穹窿边缘

图 36-13　经阴道 Moscowitz 法阴道穹窿成形术（对阴道穹窿后缘上方 3～4 cm 处的腹膜行连续荷包缝合）穹窿

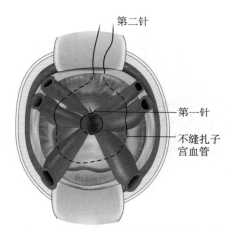

第二针

第一针

不缝扎子宫血管

图 36-14　经阴道 Moscowitz 法阴道穹窿成形术（第一圈缝线已打结。荷包缝合第二圈，这里不缝扎子宫血管残端）

（金影 译　刘芸　常悦 校）

第七篇

穹窿脱垂

章节大纲

★ 骶骨阴道固定术

★ 骶棘韧带固定术

★ 高位骶韧带悬吊术（HULS）——腹膜内

★ 高位骶韧带悬吊术——腹膜外

★ 前腹壁阴道固定术

第 37 章　骶骨阴道固定术

Manidip Pal

主题词

- Y 形网片
- 便秘
- 大孔径
- 网片侵蚀
- 骶正中血管

- 聚乙二醇
- 子宫切除术后
- 腹膜后
- 骶岬
- 子宫骶骨固定

- 压力性尿失禁
- Trendelenburg 体位
- 输尿管
- 穹窿脱垂

摘　要

骶骨阴道固定术是治疗穹窿脱垂的最佳方法。术前应该做好充分肠道准备，以免肠道扩张干扰术野。在穹窿上做一个横向切口。腹膜向前翻转，下推膀胱，暴露膀胱阴道隔。腹膜向后翻转，直至直肠区域和直肠阴道隔暴露。Y 形网片的两端用不可吸收缝合线固定在阴道前、后壁。将骶岬直到阴道穹窿的腹膜沿中线切开。暴露骶岬上的前纵韧带，上拉穹窿位置，将 Y 形网片的长端用不可吸收缝线固定在前纵韧带上，关闭腹膜。

子宫切除术后阴道穹窿脱垂并不少见，发病率为 0.2% ～ 45%。骶骨阴道固定术是将阴道穹窿悬吊在骶骨上的一种手术方法，疗效显著。特别是对于Ⅲ期、Ⅳ期脱垂患者，此手术的成功率达 88% ～ 100%。

■ 骶骨阴道固定术

骶骨阴道固定术可以通过开腹手术、腹腔镜手术和机器人手术来完成。术前应该做好充分肠道准备，以免肠管扩张干扰术野。术前应预防性使用抗生素，饭后口服环丙沙星 500 mg，每日 2 次，共 5 天；饭后口服甲硝唑 400 mg，每日 2 次，共 5 天。术前一天中午 12 点进食，此后不再进食固体食物。聚乙二醇用 1 ～ 2 L 水溶解，并在 1 小时内饮用。下午 6 点开始服用，两小时后开始排便，若最后一次排便呈水样，表明肠道已经排空。患者晚餐只能进食牛奶等流食，但禁止服用果汁。晚饭后空腹直至手术。

患者取 Trendelenburg 体位（头低脚高）。这种体位有助于肠道移向头端，减少肠道对手术视野的干扰。可用纱布进行阴道填塞，使阴道穹窿抬高，或助手用 Deaver 拉钩的手柄插入阴道内，推动穹窿抬高。

辨认阴道穹窿的顶端后，在穹窿的腹膜上做一横向切口，剖开腹膜，向前分离，下推膀胱，暴露阴道前壁（膀胱阴道隔）。从阴道后穹窿顶端分离腹膜，直到直肠反折，暴露出阴道后壁（直肠阴道隔）（图 37-1 至图 37-4）。

取一个预先设计好的聚丙烯软网片（大孔径），网片呈 Y 形。也可定制网片，取 15 cm×3 cm 左右的大孔聚丙烯软网片。将网片分为两部分，设计成 Y 字，短臂长 3～4 cm，宽约 2 cm。

将 Y 形网片的短支放置在阴道后壁上，用 00 号聚丙烯不可吸收线缝合 4 针固定于阴道后壁（直肠阴道隔）（图 37-5）。在缝合时一定注意不要穿破阴道黏膜。Y 形网片的另一支放置在阴道前壁上，用 00 号聚丙烯不可吸收线将其固定在阴道前壁（膀胱阴道隔）（图 37-6）。这里也必须注意在缝合时不要穿透阴道黏膜。

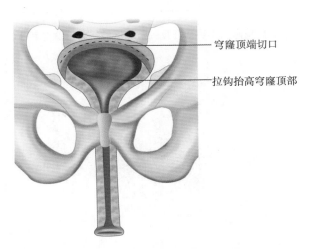

穹窿顶端切口

拉钩抬高穹窿顶部

图 37-1　在阴道放置拉钩抬高阴道穹窿。在顶部腹膜做横切口

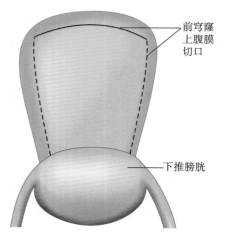

图 37-2A　打开阴道前穹窿腹膜，向下推膀胱，暴露阴道前壁和膀胱阴道隔

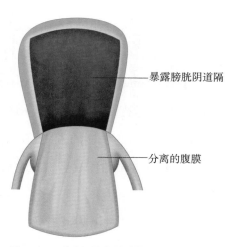

图 37-2B　打开阴道前穹窿上方的腹膜，膀胱向下推，露出膀胱阴道隔

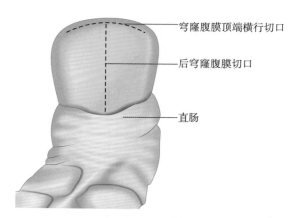

图 37-3　将阴道后穹窿沿中线切开直到直肠区域，将腹膜与其下方组织分离

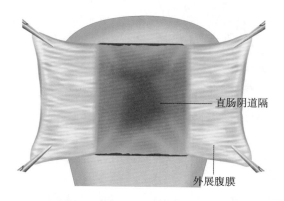

图 37-4　将阴道后壁腹膜向两侧展开，暴露出阴道后穹窿处的直肠阴道隔

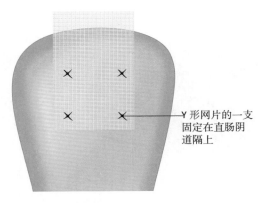

注：Y 的一支通过 00 缝合线固定在阴道后壁（直肠阴道隔），不要穿透阴道黏膜。

图 37-5 使用 Y 形网片

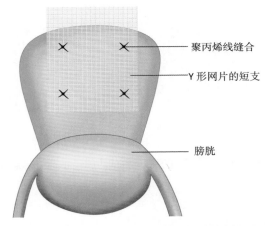

图 37-6 Y 形网片的另一侧用 00 缝合线固定在阴道前壁（膀胱阴道隔），不要刺穿阴道黏膜

接下来手术区域转移到骶岬。用纱垫包裹上推肠道及大网膜以清楚暴露骶岬上方的区域。血管钳钳夹骶岬上方的腹膜并纵向切开，向下延续腹膜切口直到阴道穹窿的切口区域，并将其与其下方组织分离。分离的宽度应足以穿过 Y 形网片的长支，小心避免损伤腹膜后外侧的输尿管。分离骶岬表面疏松的结缔组织及血管等，显露前纵韧带。注意不要损伤骶正中血管（图 37-7 至图 37-9）。

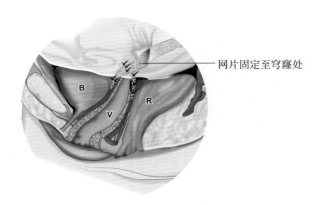

图 37-7 网片固定在阴道前、后壁穹窿（矢状位）（B= 膀胱，V= 穹窿，R= 直肠）

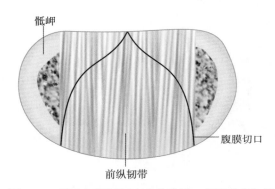

图 37-8 纵向切开骶岬上方的腹膜，暴露前纵韧带

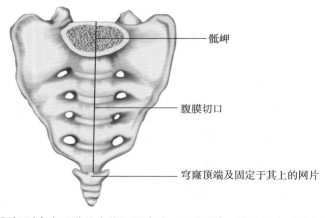

图 37-9 沿骶岬到穹窿顶端的中线切开腹膜，Y 形网片一端已固定（图中未显示网片）

将 Y 形网片的长支带到骶岬区。可上拉调整网片的长度，从而将阴道

穹窿提升，纠正脱垂。成品网片的长度一般比实际需要的长，在调整网片的位置后，剪除多余的网片，保证网片呈稍松弛状态，因植入后会出现网片挛缩，避免张力过大。将网片缝合至前纵韧带上，需用00缝合线缝合3～4针（图37-10）。然后将网片埋在腹膜后，此时阴道穹窿可很好地提升至正常水平（图37-11，图37-12）。

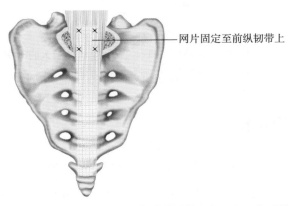

网片固定至前纵韧带上

图37-10 将Y形网片的长支固定到骶岬区（可上拉网片调整长度，从而将阴道穹窿提升到正常水平。成品网片的长度一般比实际所需要的长，在调整网片的位置后，切除多余的网片。网片与前纵韧带用00线缝合）

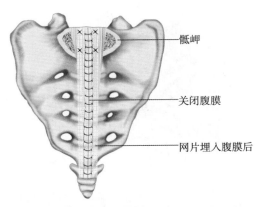

骶岬

关闭腹膜

网片埋入腹膜后

图37-11 从骶岬到阴道穹窿将腹膜关闭，网片被埋在腹膜后

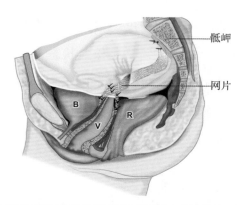

图 37-12　放置网片，网片呈稍弯曲状松弛延伸到骶岬，因网片植入后可挛缩，故不可张力过大（B= 膀胱，V= 穹窿，R= 直肠）

■ 骶骨子宫固定术

骶骨子宫固定术只需要单片网片，不需要 Y 形网片。网片的一端与子宫颈背面缝合。首先，在子宫颈背部做一个横切口，分离其上的浆膜和腹膜。在这个裸露的部位用 00 缝合线将网片的一端缝合 4 针。其余步骤与骶骨阴道固定术相同（图 37-13）。

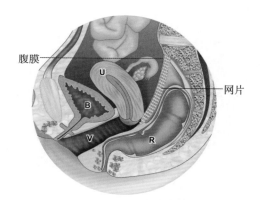

图 37-13　骶骨子宫固定术。网片固定至宫颈背部和骶岬处，埋于腹膜后（B= 膀胱，V= 穹窿，R= 直肠）

■ 并发症

1. 骶正中血管、骶前静脉丛损伤所致出血。

2. 网片侵蚀，发生率 9% ～ 11%[1]。

网片侵蚀的原因：

• 大量编织缝线的使用。

• 网片放置在阴道顶端，此处血管缺乏。

• 网片和薄的阴道黏膜之间缺乏足够的筋膜组织。

• 阴道黏膜薄，术前未足量应用雌激素。

• 将网片附着在膀胱阴道隔的前面和直肠阴道隔的后面可以减少侵蚀。使用单片（薄）网片会减少阴道穹窿处异物，从而减少侵蚀的风险[2]。

3. 压力性尿失禁。

4. 便秘：可能由于游离肠管过程中去神经化导致。

参考文献
（遵从原版图书著录格式）

1. Afifi R，Sayed AT. Post-hysterectomy vaginal vault prolapse. The Obstetrican and gynaecologist. 2005；7：89-97.

2. Kholi N，Walsh PM，Roat TW，Karram MM. Mesh erosion after abdominal sacrocolpopexy. Obstet Gynecol. 1998；92：999-1004.

（商敏 常悦 译　刘芸 校）

第 38 章　骶棘韧带固定术

Manidip Pal

主题词

- 关节镜结扎器
- Breisky-Navratil 拉钩
- 臀部疼痛
- Capio 结扎器
- 尿道阴道沟
- Deschamps 结扎器
- 直视下操作

- 肠膨出
- 可照明窥器
- 坐骨棘
- Miya 钩状结扎器
- 调整
- 持针器
- 触摸指示缝合技巧

- 阴部血管
- Raz 锚定系统
- 直肠阴道隔
- 骶棘韧带固定
- 坐骨神经痛
- Shutt 穿针缝合系统

摘　要

骶棘韧带固定术中最好在直视下应用标准持针器缝合，通常行单侧骶棘韧带固定术。从后穹窿顶端中点起始，沿阴道后壁中线做垂直切口。右利手的外科医生可将右后阴道黏膜与周围组织分离，并将直肠向中间推，进入右侧直肠 - 阴道间隙。向右侧坐骨棘方向分离，暴露骶棘韧带。于坐骨棘内侧 2 cm 处缝合，从穹窿处带出缝线的末端，随后打结，将穹窿固定在骶棘韧带上。闭合阴道切口。

骶棘韧带固定术是治疗和预防阴道穹窿脱垂最广泛的重建手术（图 38-1）。此手术经阴道操作，可以很好地支撑固定阴道穹窿，而不损失阴道长度或影响性功能 [1]。

骶棘韧带固定术可以采用以下几种不同的技巧：

1. 直视下标准持针器缝合。

2. 触诊引导下 Deschamps 结扎器缝合。

3. 触诊引导下 Miya 钩状结扎器缝合。

4. 直视或触诊引导下 Capio 结扎器缝合。

5. 关节镜结扎器（Shutt 穿针缝合系统）。

6. Raz 锚定系统（Raz anchoring system，RAS）等。

直视下的标准持针器缝合似乎是最优选择 [2]。事实上，在设备有限的情况下，这种直视下的标准持针器技术是骶棘韧带固定术的唯一选择，而且效果很好。

通常采用单侧骶棘韧带固定术。单侧骶棘韧带固定术与双侧骶棘韧带固定术疗效基本相同。但双侧韧带固定似乎没有什么优势，因其往往会使阴道上部不必要地呈扇形散开 [3]。

对于惯用右手的外科医生来说，手术是在右侧完成的。

在手术开始前，可将穹窿顶部向右骶棘韧带方向推动，以评估组织活动度。在此操作过程中还可以评估术后是否还依旧存在阴道前壁和后壁的脱垂，继而确定是否需要再次修复脱垂的部分。无论评估结果如何，术前诊断的肠膨出都应予以修复。

用两把 Allis 钳夹住穹窿顶端的两个角（图 38-2）。既可以从阴道前壁，也可以从阴道后壁寻找骶棘韧带，这里描述的是后入路（图 38-3）。从穹窿顶端的中心开始沿阴道后壁中线做一个垂直切口（图 38-4）。切口长度为 5 ～ 6 cm。

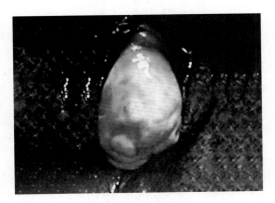

图 38-1　穹窿脱垂

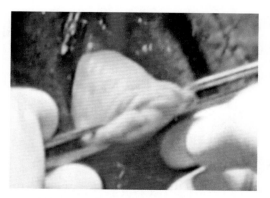

图 38-2　穹窿的两端用 Allis 钳夹住

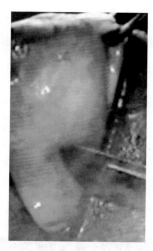

图 38-3　穹窿脱垂的后面。显示切口的范围从穹窿顶端开始向下

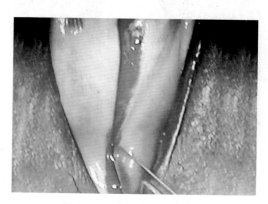

图 38-4　阴道后壁正中切口

如果需同时进行阴道 – 会阴修补术，则切口应延伸至皮肤 – 黏膜交界处。

如果同时行经阴道子宫切除术，那么在经阴道子宫切除术完成后，从穹窿后方阴道残端的中点开始做正中切口。

用 Allis 钳夹住右侧阴道切缘，分离阴道黏膜和下方结构（右利手者）（图 38-5），可借助剪刀或手术刀进行分离。刚开始的 2 ～ 3 mm 是用剪刀或手术刀分离，其余的部分需要用纱布钝性分离（图 38-6）。

用中指和示指向外侧钝性分离直到右坐骨棘（图 38-7）。每次分离的方向先向外侧，随后向内侧分离，以便于使下方的直肠向内侧移位（图 38-8）。

然后进入直肠阴道间隙。

一旦进入直肠阴道间隙，双手的示指进入该间隙。通过两指的旋转运动，拓深该间隙直至暴露骶棘韧带（图 38-9）。

触摸坐骨棘位置，随后辨认出从坐骨棘到其内侧骶骨的骶棘韧带（图 38-10）。

将拉钩插入该间隙。Breisky-Navratil 拉钩最适合骶棘固定术。如果没有 Breisky-Navratil 拉钩，可应用 Deaver 拉钩及 Sim 窥镜。但用照明式拉钩 / 窥器效果更好（图 38-11，图 38-12）。

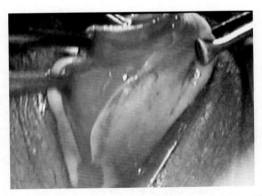

图 38-5　用 Allis 钳钳夹固定右侧阴道切缘并分离阴道黏膜

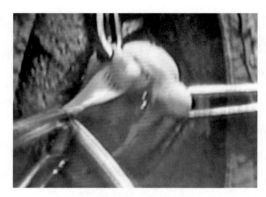

图 38-6　锐性分离阴道黏膜和其下方结构

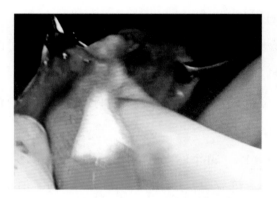

图 38-7　向外侧面钝性分离阴道黏膜和底层组织

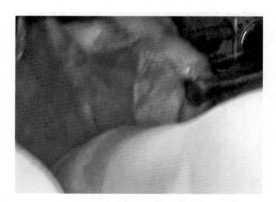

图 38-8　向右坐骨棘钝性分离

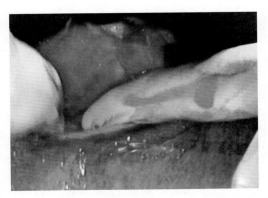

图 38-9　一旦进入直肠阴道间隙，双手的示指进入该间隙，
通过两指的旋转运动完成向坐骨棘方向的分离

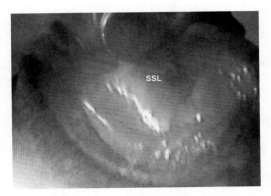

图 38-10　骶棘韧带（SSL）是由它亮白可反光的特征来识别的

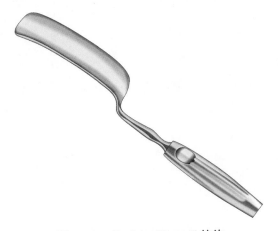

图 38-11　Breisky-Navratil 拉钩

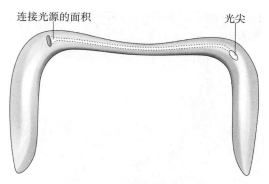

连接光源的面积　　　　　　　光尖

图 38-12　照明式 Sim 窥镜

识别韧带，其呈亮白外观。

在骶棘韧带上距离坐骨棘内侧约 2 cm 处缝合。

缝合材料为 1 号延迟可吸收聚乳酸线 40 mm，半圆形，圆针。

在直视下，用长直持针器缝合。

缝合的方向是由上向下。缝合时应该穿过骶棘韧带，而不是环绕骶棘韧带，避免损伤位于坐骨棘内侧的阴部血管和神经。

用另一把持针器取针。随后缝针穿过邻近右侧穹窿顶点处阴道后壁黏膜，线尾可通过阴道中线切口处或穹窿左侧边缘处带出阴道。

如果在最初评估时发现组织的活动度有限，则缝针可在阴道后壁活动度较大的可伸展至坐骨棘的黏膜区域穿过。在这种情况下，线尾穿针，再距前述区域内侧约 1 cm 处穿出阴道后壁黏膜。

如果在骶棘韧带上缝合 2 针，则第 2 针应位于第 1 针内侧约 1 cm 处，并以与第 1 针相同的方式从阴道黏膜内侧 1 cm 处穿出（图 38-13 至图 38-15）。

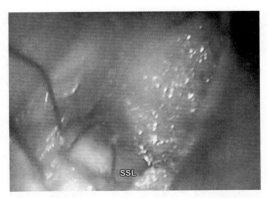

图 38-13　在骶棘韧带（SSL）上间隔 1 cm 处缝合 2 针（第 1 针在距离坐骨棘内侧 2 cm 处）

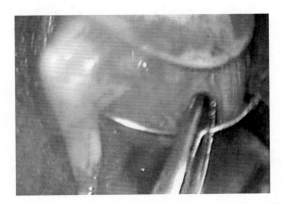

图 38-14　骶棘固定缝线的一端穿入阴道穹窿右侧边缘的顶端处，带出阴道黏膜外，固定缝线的第二针穿过穹窿顶端的左侧边缘，两条缝线的线尾通过顶端切开的阴道后壁黏膜带出

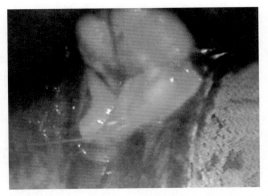

图 38-15　阴道后壁黏膜的封闭从底部开始，向穹窿的顶端缝合，最后一针并未缝合，保持阴道穹窿顶端的间隙开放，以将骶棘固定缝合线的 2 个线尾由此带出便于打结

留长线尾，血管钳固定。直肠指诊确认未穿透直肠黏膜。若需修复阴道前后壁等，则继续修复。

关闭阴道穹窿及其他切口。如果骶棘韧带固定的缝线一端从靠近阴道后壁中线顶点切口带出，那么缝合阴道穹窿时靠近顶点的最后一针不缝合，以保留空间便于打结固定（图 38-16）。

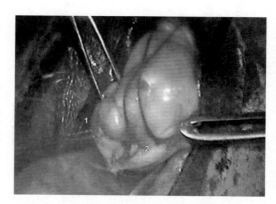

图 38-16　两条固定缝合线都在阴道黏膜外

随后将固定骶棘韧带的相应缝线打结。用血管钳分别标记一条缝线的两端，打结。

将线结推向右侧的骶棘韧带。要注意是"推"，而不是"拉"，否则缝线可能会切断组织（图 38-17）。

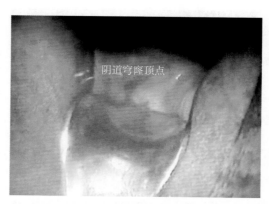

图 38-17　术后穹窿位置：穹窿顶端固定在右侧骶棘韧带上。穹窿在阴道的最高点

一旦感觉到穹窿顶点接触到骶棘韧带，就不需要再推结了，继续打几个结固定。

如果有 2 条缝线固定，另一条缝线可重复同样的操作。

随后将一个聚维酮碘浸润的纱布紧密地填塞在阴道内预防出血。该纱布在 24 小时后取出。

在骶棘韧带水平处的直肠阴道间隙较为狭小。在此小空间里操作是很麻烦的。为了克服这一点，可以对持针器的夹持方式进行些许调整（图 38-18）。可以在离针中心点靠针尖处 2 ～ 3 mm 的地方夹针。针的纵轴与持针器的纵轴一致（与传统的持针方式相反，如图 38-19 所示，针的纵轴垂直于持针器的纵轴）。调整针，使针的针鼻接触持针器，这时持针器形态与 Miya 钩状结扎器类似。这种握持方式的尖端直径小于传统的垂直握持方式。针向术野前进，保持针尖在下方。从上面穿过骶棘韧带。穿过韧带组织，而非围绕韧带。缝合的方向是向后、向下及向前（图 38-20）。如果顺着这个方向，则针的尖端很容易穿过韧带，被另一个持针器夹住取出[4]。

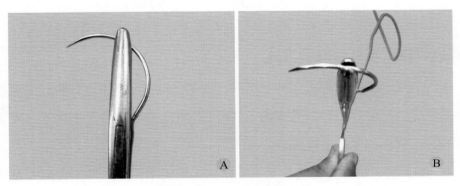

图 38-18 持针方式调整［（A）侧视图；（B）俯视图］

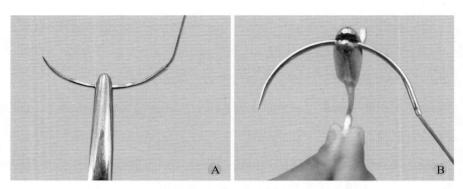

图 38-19　传统持针方式［（A）侧视图；（B）俯视图］

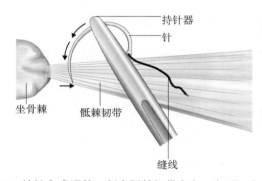

图 38-20　持针方式调整：刺穿骶棘韧带方向➡向后、向下、向前

骶棘韧带固定术其他缝合方式

1. 使用 Deschamps 结扎器时，将其弯曲的尖端从示指下表面轻轻滑至骶棘韧带后下缘，顺时针旋转，垂直插入韧带[5]。此为触诊引导穿刺技术，故周围血管和神经损伤的可能性很高。

2. Miya 钩状结扎器彻底改变了骶棘韧带固定术，并激发了许多人发明骶棘韧带固定设备。但它也有一些缺点：①由于钩点不指向尾骨–骶棘韧带方向，通常很难向下穿透；②由于钩上组织过多，难以直视钩尖和缝合处[6]。

3. 在 Capio 结扎器中，长而窄的工具很容易抓住并通过缝合线，允许深度缝合而不需要过度的分离。它允许在直接观察或触诊的基础上放置缝合线，缝合深度一致。重要的是，该设备允许同时固定，而不是仅仅将缝线穿入韧带[7]。与标准的持针器相比，它唯一的缺点是成本效益。

4. 骨科（关节镜）器械、Shutt 穿针缝合系统可以快速缝合（不到 1 分钟）和安全导入悬吊缝线，特别是在肥胖患者中。实质性区别在于缝线可自动回收[8]。这是一个很好的装置，但不太常见，且该系统只能使用刚性材料制成的缝合线，如尼龙、聚丙烯。因此，可用于肥胖患者，因其骶棘韧带暴露困难。

5. Raz 锚定系统（RAS）由两部分组成：一个是 15 mm 长的圆柱形钛锚定器；一个是一次性插入器。导杆可限制其插入到骶棘韧带的深度。锚被释放到韧带中，然后固定阴道顶端在合适的位置[9]。这是通过触诊完成，而非直视下完成。

关于缝合材料，不同外科医生的选择各不相同。有些喜欢延迟可吸收的，有些喜欢不可吸收的。甚至有些人使用自体筋膜，即阴道黏膜。作者首选 1 号延迟可吸收聚乳酸线 40 mm，半圆形，圆针。穹窿顶端的粗糙表面和骶棘韧带之间最终会发生粘连并纤维化，使穹窿保持在原有位置。Karramm MM，Walters MD[10] 也推荐 0 号延迟可吸收缝合线，当阴道壁较薄或需要保留更长的阴道长度时，这种缝合线可以通过阴道上皮取出并打结。

■ 并发症

近期并发症：

• 出血：阴部血管神经损伤出血、腹下丛撕裂等。

• 轻度臀部疼痛、坐骨神经痛：由骶棘韧带处小神经损伤引起，6 ～ 12 周后自行缓解。

• 立即出现放射至大腿和（或）会阴麻醉部位的严重臀部疼痛：由后皮神经、坐骨神经和（或）阴部神经损伤引起的，应立即拆除缝线。

远期并发症：

有骶棘固定的妇女阴道后轴较大[11]。骶棘固定导致阴道轴平均后向偏移 47°（范围 42° ～ 50°），平均侧向偏移 45°。外侧偏斜导致盆内筋膜从左筋膜腱弓分离[12]。阴道向后和侧方偏移都增加了阴道前壁脱垂的风险，据报道，有 6% ～ 92% 的患者发生膀胱膨出 [13]。

骶棘韧带子宫固定术

• 切口：阴道后壁中线纵向切口，类似骶棘韧带阴道固定术。切口延伸至宫颈后部（图 38-21 至图 38-24）。

• 接近右侧骶棘韧带。

• 两条不可吸收缝线从距离坐骨棘内侧 2 cm 处穿过骶棘韧带。

• 缝线固定在子宫颈后部的裸露区域中线。

• 结扎固定缝线时，骶棘韧带与宫颈之间不能有间隙。

• 单侧固定就足以达到目的。

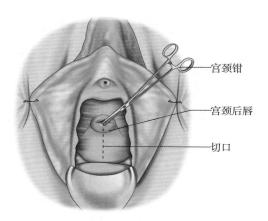

图 38-21　在阴道后壁黏膜做中线纵向切口，向上延伸至子宫颈后部

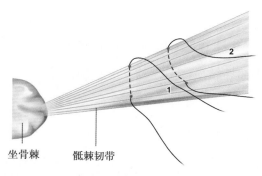

图 38-22　在坐骨棘内侧 2 cm 的右侧骶棘韧带上缝合 2 针（缝线分别标记为 1 和 2）

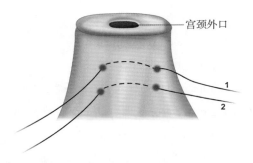

图 38-23　在子宫颈后壁中线再次缝合（1 号缝线靠近宫颈口；2 号缝线低于 1 号线）

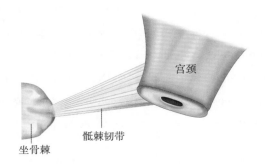

图 38-24　最终将子宫颈后部固定在骶棘韧带上

参考文献
（遵从原版图书著录格式）

1. Maher CF，Murray CJ，Carey MP，Dwyer PL，Ugoni AM. Illiococcygeus or Sacrospinous fixation for vaginal vault prolapse. Obstet Gynecol. 2001；98：40-4.

2. Pollak J，Takacs P，Medina C. Complications of three sacrospinous ligament fixation techniques. Int J Gynecol Obstet. 2007；99：18-22.

3. Hefni M. Place of sacrospinous colpopexy at vaginal hysterectomy. In：Sheth SS，Studd J（eds），Vaginal Hysterectomy. Martin Dunitz：London；2002. pp 249-61.

4. Pal M，Bandyopadhyay S. Sacrospinous fixation – analysis of 100 cases. Indian Obstetrics and Gynaecology. 2012；2：22-25.

5. Tohamy EO. Sacrospinous colpopexy. Ain Shams J Obstet Gynecol. 2006；3：32-7.

6. Miyazaki FS. Miya hook ligature carrier for sacrospinous ligament suspension. Obstet Gynecol.

1987；70：286-8.

7. Kohli N，Goldberg R，Maccarone J. Augmenting pelvic floor repairs – new materials and techniques. OBG Management. 2006 February：S1-S8.

8. Sharp TU. Sacrospinous suspension made easy. Obstet Gynecol. 1993；82：873-5.

9. Giberti C. Transvaginal sacrospinous colpopexy by palpation – a new minimally invasive procedure using an anchoring system. Urology 2001；57：666-9.

10. Karram MM，Walters MD. Surgical treatment of vaginal vault prolapse and enterocele. In：Walters MD，Karram MM，Urogynecology and reconstructive pelvic surgery. Mosby Elsevier：Philadelphia；2007. pp 262-87.

11. Shull BL，Capen CV，Riggs MW，Kuchl TJ. Preoperative and postoperative analysis of site-specific pelvic support defects in 81 women treated with sacrospinous ligament suspension and pelvic reconstruction. Am J Obstet Gynecol. 1992；166：1764-71.

12. Elkins TE，Hopper JB，Goodfellow K，Gasser R，Nolan TE，Schexnayder MC. Initial report of anatomic and clinical comparison of the sacrospinous ligament fixation to the high McCall culdoplasty for vaginal cuff fixation at hysterectomy for uterine prolapse. J Pelv Surg. 1995；1：12-17.

13. Afifi R，Sayed AT. Posthysterectomy vaginal vault prolapse. The Obstetrican and Gynaecologist. 2005；7：89-97.

（商敏 常悦 译　刘芸 校）

第 39 章　高位骶韧带悬吊术——腹膜内

Manidip Pal

主题词

◆ 膀胱镜检查　　　　　　◆ 肠膨出

◆ 延迟可吸收线　　　　　◆ 腹膜外

摘　要

骶韧带的强度并未随着年龄增大而减弱，这为高位骶韧带悬吊术（high uterosacral ligament suspension，HULS）提供了理论基础。在阴道穹窿处找到双侧骶韧带。于骶韧带中间段从外侧到内侧缝合，以避免损伤输尿管。在坐骨棘水平用延迟可吸收缝合线缝第一针，并穿出阴道黏膜。在第一针上方，用不可吸收缝合线依次缝合第二和第三针，缝线的一端穿过穹窿处的直肠阴道隔，但不穿透阴道黏膜。若合并膀胱脱垂继续完成膀胱阴道隔修补。第一针的线尾穿针穿过膀胱阴道隔，线的另一端在前述操作中穿出阴道黏膜外。在膀胱阴道隔第一针内侧继续以第二和第三条缝线缝合。对侧同样操作。随后，将 HULS 的缝线逐个打结，关闭阴道黏膜。膀胱镜检查证实输尿管畅通。

目前盆腔器官脱垂手术的概念是加强对顶端结构的支持：无论前盆腔脱垂、后盆腔脱垂、子宫脱垂，抑或穹窿脱垂。可选择不同术式用于顶端支撑，如骶棘韧带阴道固定术、骶骨阴道固定术、高位骶韧带悬吊术、McCall 法后穹窿成形术等。骶韧带的强度并未随着年龄增大而减弱，这为高位骶韧带悬吊术（HULS）提供了理论基础。Miller，Heaney，TeLinde 和其他很多人都做过这个手术。但是 Bob Louis Shull 将该术式推广到全世界。

子宫骶韧带或骶韧带由宫颈后外侧发出，延伸至骶骨，长 12～14 cm，由宫颈端（远端）、中间部分和骶骨端（近端）三部分组成。

各部分长度：

• 宫颈端（远端）2～3 cm。

- 中间部分 5 cm。
- 骶骨端（近端）5 ～ 6 cm [1]。
- 子宫骶韧带不同部位的宽度：
- 宫颈端（远端）（2 ± 0.5）cm。
- 中间部分（2.7 ± 1）cm。
- 骶骨端（近端）（5.2 ± 0.9）cm。

骶韧带的宫颈端和中间部分可以支撑超过 17 kg 的重量。输尿管与子宫骶韧带紧密相邻。输尿管与其不同部位的距离 [2]：

- 宫颈端（0.9 ± 0.4）cm。
- 中间部分（2.3 ± 0.9）cm。
- 骶骨端（4.1 ± 0.6）cm。

由此可知，子宫骶韧带中间部分是最佳的悬吊区域。宫颈端输尿管损伤的概率较高，应避免在此处操作。

该手术在阴式子宫切除术结束后开始；切开穹窿的顶端，打开腹膜，然后开始手术。若合并肠膨出，则可 V 形切除穹窿处的阴道后壁，并纵向缝合切口，以创造新的穹窿。用又大又长的纱垫来排垫肠管以暴露视野，在纱布外阴道前壁放置一个 Deaver 拉钩。另一个带照明的拉钩放置在阴道侧壁上。行右侧 HULS 时，在左侧壁放置照明拉钩，以便更好地观察手术视野，反之亦然。

阴式子宫切除术时，将骶韧带的结扎线留长。拉紧两侧骶韧带的结扎缝合线末端，并进一步确认韧带。需要三条缝线——一条延迟可吸收线（0 号）和两条不可吸收线（00 号）。Bob L. Shull 教授更喜欢采用 Maxon 0 号带 GS22 圆尖针（Covidien Ltd.，Dublin，Ireland）作为延迟可吸收缝合线，Ticron 00 号带 CV2 针（Covidien Ltd.，Dublin，Ireland）作为不可吸收缝线。需要两个把长持针器。

为了避免输尿管损伤，通常从外侧向内侧缝合骶韧带的中间部分。理想缝合部位为维持张力状态下，可触及部分最前缘后 1 cm 处，在坐骨棘水平采用延迟可吸收线于右侧子宫骶韧带缝合第一针。从穹窿后缘右外侧的阴道黏膜带出。缝线的两个游离端都用血管钳钳夹标记。第二针用不可吸收缝线，略高于第一针，该缝线的一端在阴道穹窿后缘第一针内侧处通过盆腔内筋膜（直肠阴道隔）穿出，注意不要穿透阴道黏膜。两个游离端用血管钳钳夹标记。为便于识别，应用不同大小或不同类型的血管钳或1、2、3标记的血管钳。骶韧带缝合的第三针仍用不可吸收缝线，略高于第二针。缝线一端带到穹窿的后缘，第二针内侧处，其方式与第二条缝合线相同。

左侧重复同样操作。

如果需要修复膀胱膨出，可以在此时进行。然后在右侧骶韧带第一针缝线的线尾（延迟可吸收缝合线）穿空针。在膀胱阴道隔的外侧附着处穿入，自穹窿附近的阴道前壁黏膜9点钟位置出针。此时第一针的末端都位于阴道黏膜外，并用血管钳钳夹。接下来，在第一进针位置内侧的膀胱阴道隔处再缝合一针：用空针穿第二条缝线线尾（不可吸收的缝线），随后缝线两端用血管钳钳夹。这里再次注意不要穿透阴道黏膜。第三针（不可吸收缝合）在膀胱阴道隔处第二针内侧穿过，两端用血管钳钳夹。

左侧同样操作。

随后可以修复并缝合阴道前壁黏膜。缝合切口的一半时暂停，将所有HULS缝合线的两端打结。Maxon线约打7个结节，Ticron线约打5个结。可以看到穹窿很好地向上提拉。悬吊缝线打结后，应做膀胱镜检查。如果双侧输尿管开口喷尿正常，则继续关闭阴道黏膜（图39-1至图39-10）。

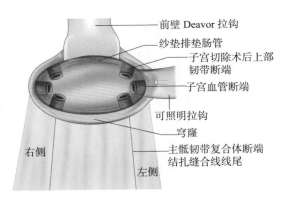

前壁 Deavor 拉钩

纱垫排垫肠管

子宫切除术后上部
韧带断端

子宫血管断端

可照明拉钩

穹窿

主骶韧带复合体断端
结扎缝合线线尾

右侧

左侧

注：若在右侧操作，可照明拉钩要放在左侧；拉紧子宫切除术后主骶韧带断端结扎（主骶韧带复合体）。

图 39-1　腹膜内高位子宫骶韧带悬吊的手术视野

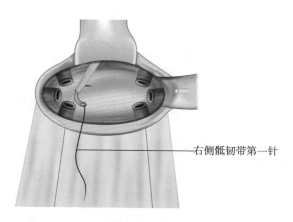

右侧骶韧带第一针

图 39-2　延迟可吸收 0 号缝线于右侧骶韧带处行高位骶韧带悬吊第一针，
从外侧到内侧，指向坐骨棘水平后方

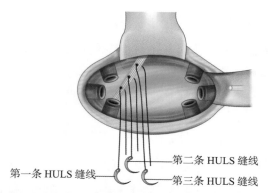

第二条 HULS 缝线

第一条 HULS 缝线

第三条 HULS 缝线

图 39-3　第一条 HULS 缝线采用延迟可吸收 0 号缝线（第二条和第三条 HULS 缝线采用不可吸
收 00 号缝线）

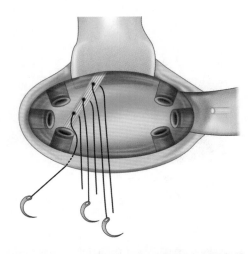

图 39-4 第一条缝合线的一端在穹窿后缘靠近穹窿右侧角处穿出阴道黏膜

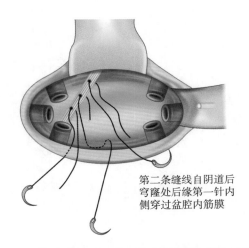

第二条缝线自阴道后
穹窿处后缘第一针内
侧穿过盆腔内筋膜

图 39-5 第二条缝线（不可吸收的）自阴道后穹窿处后缘第一针内侧穿过盆腔内筋膜，
注意不要刺穿阴道黏膜

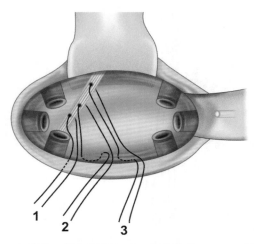

图 39-6　三条缝线一端全部固定（1= 可吸收线；2、3= 不可吸收线）

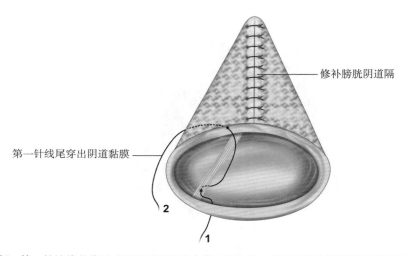

修补膀胱阴道隔

第一针线尾穿出阴道黏膜

注：在右侧，第一针缝线的线尾（延迟可吸收缝合线）穿空针，然后在膀胱阴道隔的外侧附着处进针。
穿过阴道前壁，近穹窿 9 点处穿出；图中未显示另外两条不可吸收的 HULS 缝合线。

图 39-7　修补膀胱阴道隔

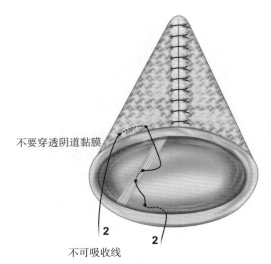

不要穿透阴道黏膜

不可吸收线

图 39-8　第二条不可吸收缝线的线尾在膀胱阴道隔处缝合

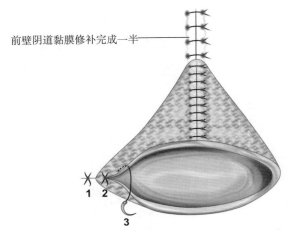

前壁阴道黏膜修补完成一半

图 39-9　开始缝合修复阴道前壁黏膜，关闭一半后，暂时停止，HULS 缝合线依次打结（图中第一条可吸收缝合线和第二条不可吸收缝合线已经完成打结，第三条不可吸收缝合线正在打结）

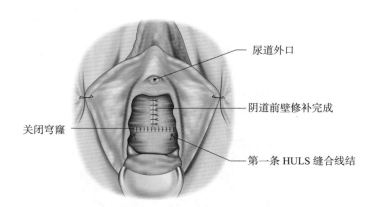

注：两侧 3 条 HULS 缝合线都已打结，最后只能在阴道黏膜外看到 HULS 第一条缝线线结。

图 39-10　前壁缝合完成

■ 并发症

- 输尿管打结或缝针刺破输尿管。

- 如果膀胱镜检查不满意，则首先移除输尿管两侧的悬吊缝合线。

- 如果双侧输尿管仍无排尿，则去除两侧所有悬吊缝线。

- 再做膀胱镜检查。如果问题仍未解决，那么打开膀胱阴道隔的缝线。

- 此时通常问题会得到解决。

参考文献
（遵从原版图书著录格式）

1. Vu D，Haylen BT，Tse K，Farnsworth A. Surgical anatomy of the uterosacral ligament. Int Urogynecol J. 2010；21：1123-8.

2. Buller JL，Thompson JR，Cundiff GW，Krueger Sullivan L，Schön Ybarra MA，Bent AE. Uterosacral ligament：description of anatomic relationships to optimize surgical safety. Obstet Gynecol. 2001；97：873-9.

（商敏 常悦 译　刘芸 校）

第 40 章　高位骶韧带悬吊术——腹膜外

主题词

- ◆ 高位骶韧带悬吊术
- ◆ 不可吸收缝合线
- ◆ 骶韧带
- ◆ 腹膜内
- ◆ 普里林
- ◆ 输尿管
- ◆ 坐骨棘
- ◆ 骶骨固定术
- ◆ 阴式子宫切除术
- ◆ McCall 后穹窿成形术
- ◆ 骶棘韧带固定术
- ◆ 膀胱阴道隔

摘　要

　　为了避免输尿管损伤，可选择腹膜外高位骶韧带悬吊术（high uterosacral ligament suspension，HULS）。充分暴露双侧子宫骶韧带（4～5 cm）。放置 Sim 窥器以将膀胱推离手术区域。也可同时将输尿管移离手术区域。在子宫骶韧带暴露区域的中心处以 1-0 延迟可吸收缝线固定，并穿过该处后穹窿带出。随后在子宫骶韧带高处以另一条 1-0 不可吸收缝线固定，并使其穿过直肠阴道隔到第一个 HULS 缝线处，不穿过阴道黏膜。对侧操作相同。修复膀胱阴道隔。第一条 HULS 缝线的另一端缝合固定在膀胱阴道隔上，然后从阴道前壁黏膜穿出。第二条 HULS 缝线再次缝合在膀胱阴道隔第一针内侧。对侧操作相同。然后包括穹窿在内的阴道黏膜以倒 T 形闭合。HULS 缝线与对侧对应的缝线打结。

　　高位骶韧带悬吊术（腹膜内）为穹窿提供了很好的支撑，并且应用患者自身的组织作为支撑结构，因此没有异物排斥相关问题。但是固定在骶韧带上时存在一定的问题，由于输尿管与骶韧带非常接近，输尿管损伤的机会较高，故术中必须行膀胱镜检查排除输尿管损伤 [1]。故而 Peter Dwyer 教授考虑从腹膜外进行这种宫骶悬吊术。在腹膜外手术中，于暴露的子宫骶韧带上缝合，并且使用 Landon 拉钩将膀胱向上推，使输尿管远离手术区域，因此输尿管受累的概率几乎为零 [2]。

　　在经阴道子宫切除术治疗子宫脱垂的过程中，将阴道前壁切口绕宫颈向阴道后壁延伸切开。阴道前壁切口呈倒 V 形或倒 T 形。在切除阴道前黏膜瓣后，从外侧面将阴道黏膜向侧上钝锐性分离。尽可能高的暴露骶韧带（图 40-1，图 40-2）。

穹窿脱垂、仅有膀胱膨出时，阴道前壁切口需达穹窿处，足以修复任何缺损。

仅后盆腔脱垂者，可用两把 Allis 钳钳夹穹窿的顶端，并从顶端直到会阴部做正中切口。分离阴道黏膜及其下的直肠阴道隔。如果合并肠膨出，则将其与周围组织、膀胱、直肠分离。

根据切口的位置，可以通过前盆腔 / 后盆腔在骨盆的后侧面触及主骶韧带复合体。

可在腹膜外触及坐骨棘，主骶韧带复合体在其后内侧。当在对侧阴道壁上施加张力时，也可触及主骶韧带 [3]。

常规在宫颈附着水平钳夹、切断并结扎主骶韧带复合体。缝合线的一端自同侧阴道穹窿带出。缝合线的两端保留较长，并用血管钳钳夹标记。另一侧主骶韧带复合体操作相同。常规经阴道切除子宫。随后开始腹膜外高位骶韧带悬吊术（图 40-3，图 40-4）。

放置膀胱拉钩，将膀胱移离手术区域，输尿管也随之移离。另一个直角拉钩放置在子宫骶韧带和分离的阴道黏膜之间。向下拉主骶韧带复合体的结扎缝线尾端。此时可充分暴露子宫骶韧带。如果暴露不清，则向外侧继续分离，共暴露 4 ～ 5 cm 的子宫骶韧带。

现进行悬吊缝合。第一针用 1-0 延迟可吸收缝合线（polygactin）在暴露的骶韧带中点处缝合。缝针端通过同侧结扎的主骶韧带复合体内侧，自后穹窿穿出。两端线头留长并用血管钳固定。第二针在骶韧带暴露区域的顶部，缝合线为 1-0 不吸收缝合线（prolene）。然后，将缝线带至后穹窿处第一针的内侧，仅穿过直肠阴道隔而不穿过阴道黏膜。因此，不可吸收的缝合线材料不会暴露于阴道黏膜外。两端线头留长，血管钳固定。现在每侧有 3 把血管钳夹持着相应缝线：主 – 骶韧带复合体结扎线（延迟可吸收）、第一条 HULS 缝合线（延迟可吸收）、第二条 HULS 缝合线（不可吸收）。为了区分这三把动脉钳，可以选择不同大小、形状的动脉钳。

对侧操作相同。完成阴道前壁修补术、膀胱阴道隔重建。第一条 HULS 缝线的线尾穿缝针，缝合固定在同侧重建的膀胱阴道隔的下端外侧，并穿出阴道黏膜。两端用血管钳固定。第二条 HULS 缝线的线尾穿针，在第一条 HULS 缝线固定点的内侧，固定在重建的同侧膀胱阴道隔的下外侧。不可吸收的缝线的两端重合固定。注意第二条 HULS 缝线不要刺穿阴道黏膜，将不可吸收的缝合线保留在阴道黏膜内部。

接下来，以倒 T 形闭合包括穹窿在内的阴道黏膜。随后沿着穹窿角度的将主骶韧带复合体断端缝扎线两端打结。再将第一条 HULS 缝线的两端打结，第二条 HULS 缝线的两端打结，该结可自行埋入穹窿内部。对侧同样操作。可以看到穹窿恢复正常结构（图 40-5 至图 40-9）。

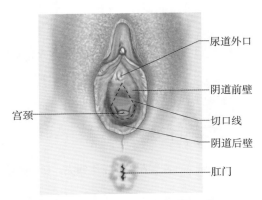

尿道外口

阴道前壁

切口线

阴道后壁

肛门

宫颈

图 40-1　在阴道前壁行倒 V 形切口，延续到阴道后壁做半圆形切口

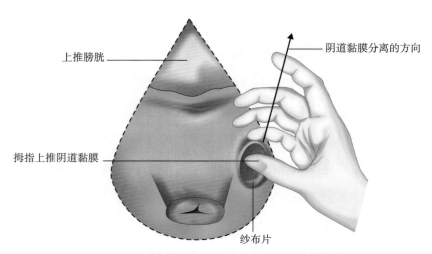

图 40-2　常规分离阴道黏膜以进行经阴道子宫切除术（推高膀胱，侧面上推阴道黏膜，尽可能暴露子宫骶韧带）

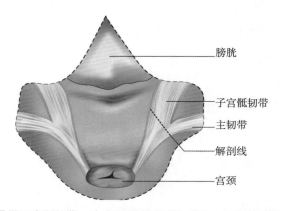

图 40-3　高位暴露子宫骶韧带，在宫颈附着水平上钳夹、切断并结扎主骶韧带复合体

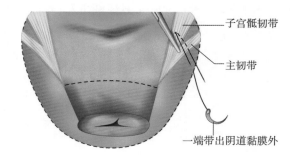

图 40-4　将子宫骶主韧带复合体的缝合线的一端从同侧穹窿带到阴道黏膜的外部（缝合线的两端留长，血管钳固定）

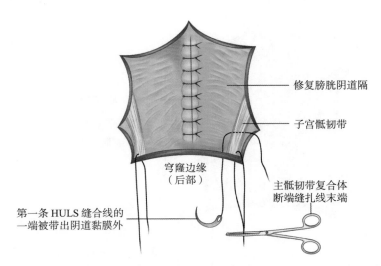

注：也可在 HULS 缝合后，修复膀胱阴道间隔，放置 Landon 拉钩上推膀胱，同时使输尿管也远离手术区域（图片中未显示 Landon 拉钩）第一条 HULS 缝线为延迟可吸收缝线，从外到内穿过暴露的子宫骶韧带中点处，再用该缝针穿过穹窿后缘，带到阴道黏膜外。

图 40-5　完成经阴道全子宫切除术、阴道前壁修补术，修复膀胱阴道间隔

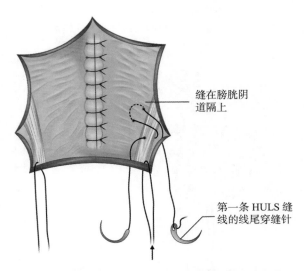

图 40-6　第一条 HULS 缝线的线尾穿缝针，缝在重建的膀胱阴道间隔（同侧）的下侧，并穿出阴道黏膜（也可以在缝合第二条 HULS 缝线后，再缝在膀胱阴道隔上）

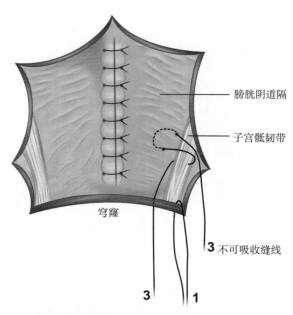

膀胱阴道隔

子宫骶韧带

穹窿

3 不可吸收缝线

3　1

注：一端在穹窿后缘穿过直肠阴道隔。注意不要穿透阴道黏膜。另一端缝在膀胱阴道隔上然后穿出，同样不要穿透阴道黏膜。（1= 经阴道子宫切除术第一条夹钳线；3= 第二条 HULS 缝线）第一根
HULS 缝线未在图片中显示。

图 40-7　第二条 HULS 缝线（不可吸收线）缝在子宫骶韧带高处

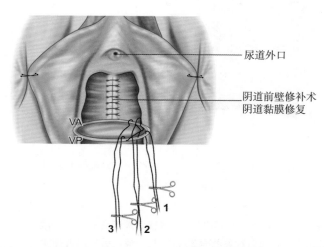

尿道外口

阴道前壁修补术
阴道黏膜修复

VA
VP

3　2　1

注：行阴道前壁修补术完成阴道黏膜修复。用 3 种尺寸 / 类型的血管钳夹住三条缝合线末端（1= 主骶
韧带复合体断端缝扎线末端；2= 第一条 HULS 条合线末端；3= 第二条 HULS 缝合线末端；VA= 穹窿前缘；
VP= 穹窿后缘）。

图 40-8　两条 HULS 缝合线缝合完毕

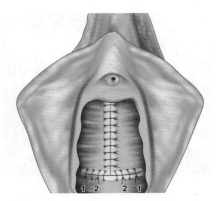

注：（1）经阴道子宫切除术第一根钳夹缝合线；（2）第一条 HULS 缝合线。
图 40-9 最终外观：已关闭穹窿，阴道黏膜外仅可见两条延迟可吸收缝合线末端

■ 技术改良

在分离骶韧带之前，可以先进行 HULS 缝合。子宫骶韧带暴露 4～5 cm。首先应该采用不可吸收缝合线进行骶韧带上端，并用血管钳固定线尾。在其下方 1～1.5 cm 处用延迟可吸收缝合线进行第 2 次 HULS 缝合，并用血管钳固定线尾。接下来，钳夹主骶韧带复合体，切断并结扎，标记结扎缝线（图 40-10 至图 40-14）。后续操作同前，有缝线的编号相反。作者发现在切断主骶韧带复合体之前先进行 HULS 缝合操作更顺畅。

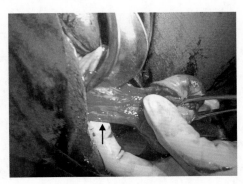

图 40-10 充分暴露子宫骶韧带，箭头指向右侧子宫骶韧带

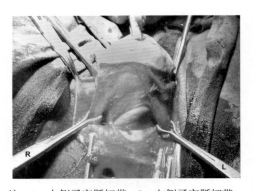

注：R= 右侧子宫骶韧带；L= 左侧子宫骶韧带。

图 40-11　充分暴露双侧子宫骶韧带（Babcock 钳夹持）（后方观）

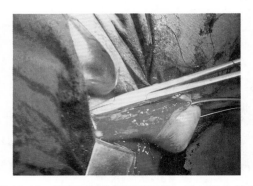

图 40-12　用不可吸收缝线进行第一针 HULS 缝合

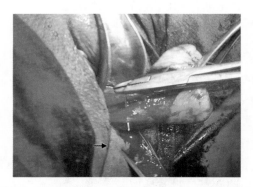

图 40-13　用延迟吸收缝线进行第二针 HULS 缝合

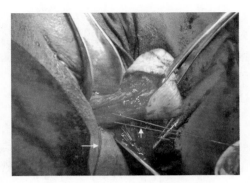

图 40-14　两针 HULS 缝合均完成

参考文献
（遵从原版图书著录格式）

1. Cvach K，Dwyer P. Surgical management of pelvic organ prolpase：abdominal and vaginal approaches. World J urology. 2012；30：471-7.

2. Dwyer PL，Fatton B. Bilateral extraperitoneal uterosacral suspension：a new approach to correct posthysterectomy vaginal vault prolapse. Int Urogynecol J Pelvic Floor Dysfunct. 2008；19：283-92.

3. Fatton B，Dwyer PL，Achtari C，Tan PK. Bilateral extraper itoneal uterosacral vaginal vault suspension：a 2-year follow-up longitudinal case series of 123 patients. Int Urogynecol J. 2009；20：427-34.

（商敏 常悦 译　刘芸 校）

第 41 章　前腹壁阴道固定术

Manidip Pal

主题词

◆ 前腹壁阴道固定术　　◆ 腹直肌鞘　　◆ 尿潴留

◆ 髂前上棘　　◆ 腹膜后

摘　要

　　于双侧切取腹直肌鞘吊带，宽 1 cm，长 3 ～ 4 cm，超出直肌边缘。切开阴道穹窿处腹膜。长弯钳从阴道穹窿经腹膜外进入腹部切口，将腹直肌鞘吊带带到穹窿。对侧操作相同。调整穹窿高度后，将腹直肌鞘固定在阴道穹窿上 [1]。

■ 切口

- 在髂前上棘水平做长约 8 cm 横切口。

- 分离皮下脂肪，显露腹直肌鞘。

- 在腹直肌鞘正中做长约 1 cm 纵向切口。

- 在此纵向切口两端向旁侧横行切开。

- 横行切口延伸至腹直肌外侧 3 ～ 4 cm 处。

- 两侧腹直肌旁做相同操作。

- 双侧腹直肌鞘吊带备用。

- 腹直肌鞘游离端中间用 1 号丝线或聚丙烯缝合线缝合，缝合线末端留长。

- 常规入腹，排垫肠管。

- 术前阴道填塞，提升阴道穹窿。

- 两把 Allis 钳钳夹阴道穹窿最高点。

- 在两把 Allis 钳间切开阴道穹窿。

• 长弯血管钳经由阴道穹窿切口入腹，经腹膜外向腹壁方向前行，平行于圆韧带方向，注意不要损伤输尿管。

• 一旦到达腹直肌旁侧切口，以长弯血管钳钳夹腹直肌鞘吊带缝合线末端。

• 退出血管钳并将缝线末端带出阴道穹窿切口。

• 通过不可吸收线，将腹直肌鞘与阴道穹窿缝合。

• 调整线结长度使其兼顾患者舒适度，又可以达到悬吊阴道穹窿目的。

• 闭合阴道穹窿腹膜层。

• 如同时存在肠膨出，可行 Moscowitz 法手术。

• 通过缝合其上、下缘而闭合腹直肌鞘创面（图 41-1，图 41-2）。

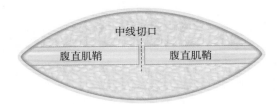

图 41-1　腹直肌鞘中间做 1 cm 纵向切口，形成两条长约 2 cm 腹直肌鞘条

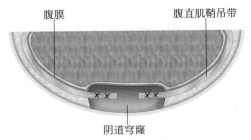

图 41-2　从腹直肌鞘经腹膜后到达阴道穹窿并缝合

■ 术后注意事项

• 尿潴留发生率为 3.92%。

• 脱垂无复发。

参考文献
（遵从原版图书著录格式）

1. Mahendru R. An effective and safe innovation for the management of vault prolapse. Annals Surgical Innovation Res 2010；4：6（http：//www.asir-journal.com/content/4/1/6）.

（刘娜 译　常悦 校）

第八篇

保留子宫的手术

章节大纲

★ Manchester-Fothergill 手术

★ 经腹宫颈固定术治疗子宫脱垂

★ Le Fort 阴道封闭术

第 42 章　Manchester-Fothergill 手术

Manidip Pal

主题词

- 主韧带
- 子宫颈部分切除
- 宫颈缩窄
- Sturmdorf 缝合
- 子宫颈长度
- 子宫骶韧带

摘　要

该手术应用于宫颈延长且有生育要求的年轻女性。

手术方式如下：首先切除部分子宫颈，然后固定主骶韧带复合体，最后修复宫颈残端。Sturmdorf 缝合成形宫颈。

Manchester-Fothergill 手术适用于要求保留生育功能的盆腔脏器脱垂患者。手术主要步骤包括：

1. 诊断性刮宫。

2. 切除部分子宫颈。

3. 主骶韧带折叠缝合固定。

4. 残端宫颈成形。

目前，术前需应用超声检查排除子宫内膜病变。

阴道前壁使用倒 V 形或倒 T 形切口。切口后延至阴道后壁，形成半圆包绕宫颈后方。从膀胱阴道隔和膀胱上剥离阴道黏膜。上推膀胱。暴露双侧子宫骶韧带复合体。靠近宫颈附着部位，钳夹、切断并缝扎双侧韧带复合体。如合并膀胱膨出，在此步骤进行修复。接下来，切除部分子宫颈。需要保留 6 cm 的有效宫颈长度。测量宫颈长度，如为 9 cm，则切除自宫颈外口 3 cm 的宫颈。就在这 3 cm 宫颈区域的近端，使用聚乳酸缝合线于宫颈 3 点和 9 点位置缝合少许宫颈组织达到结扎宫颈动脉降支的目的。在缝合部位之下，切除子宫颈。

切除创面进行电凝止血（图 42-1 至图 42-5）。

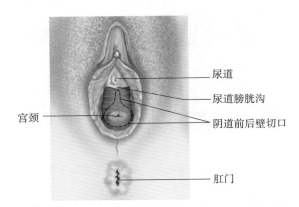

图 42-1　阴道前后壁切口示意（在阴道前壁，切口为 V 形，在阴道后壁，切口为半圆形）

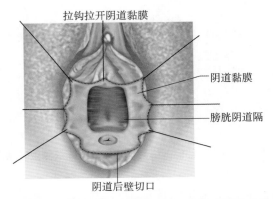

图 42-2　自膀胱阴道隔上剥离阴道前壁黏膜，同样分离阴道后壁黏膜游离宫颈

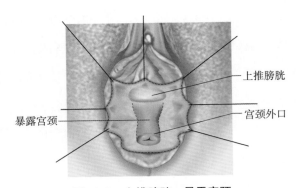

图 42-3　上推膀胱，暴露宫颈

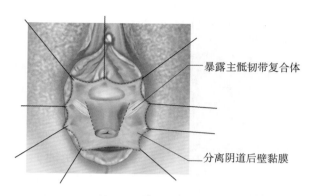

图 42-4　分离阴道后壁黏膜，暴露子宫主骶韧带复合体

暴露主骶韧带复合体

分离阴道后壁黏膜

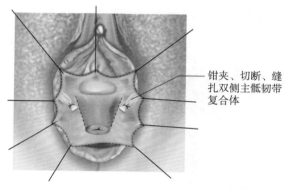

图 42-5　靠近宫颈附着部位，钳夹、切断并缝扎双侧主骶韧带复合体

钳夹、切断、缝扎双侧主骶韧带复合体

辨认宫颈外口，插入一根扩宫棒标记宫颈管。

然后将子宫主韧带及子宫骶韧带固定于宫颈前方。在左侧子宫主骶韧带区，从侧方进针至中间出针→然后缝合阴道上方的宫颈前壁→接着在右侧子宫主骶韧带区，从中间进针至侧方出针→随后返回→再次在右侧子宫主骶韧带区，从侧方进针至中间出针→再次在左侧子宫主骶韧带区，从中间进针至侧方出针→左侧子宫主骶韧带区的缝线游离的两端打结。这种缝合亦可从右侧子宫主骶韧带区开始大致步骤同前。在主骶韧带区缝合几针将剩余的主骶韧带末端缝合在一起（图 42-6 至图 42-8）。

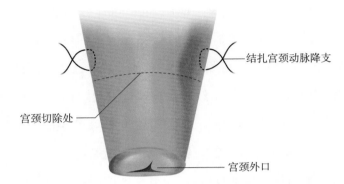

图 42-6　标记宫颈切除处，紧贴此标记线，结扎宫颈动脉降支

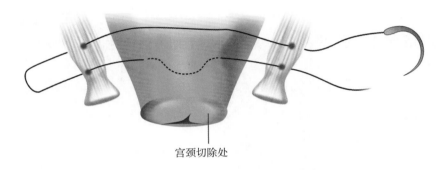

注：在左侧子宫主骶韧带区，从侧方进针至中间出针→然后缝合阴道上方的宫颈前壁→接着在右侧子宫主骶韧带区，从中间进针至侧方出针→随后返回→再次在右侧子宫主骶韧带区，从侧方进针至中间出针→再次在左侧子宫主骶韧带区，从中间进针至侧方出针→于左侧子宫主骶韧带区将缝线的两端打结。

图 42-7　切除部分宫颈，然后将主骶韧带复合体固定于宫颈前方

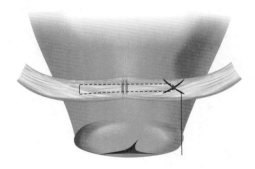

图 42-8　子宫主骶韧带固定于子宫颈前方，在主骶韧带区再缝合几针将双侧主骶韧带复合体切割末端对合

　　Allis 钳钳夹宫颈外口前后缘，使用 Sturmdorf 缝合法修复宫颈。首先用 Sturmdorf 缝合法缝合宫颈阴道后壁。缝针靠近阴道后壁边缘由内向外缝合，重复一次。随后缝合宫颈：自宫颈外口内侧穿入，通过宫颈，自阴道壁外侧穿出。再用该缝线的线尾穿一空针，然后自宫颈管内起始，通过宫颈至阴道壁外。随后两端打结使宫颈残端后唇为阴道黏膜覆盖（图 42-9 至图 42-11）。

　　对于前壁 Sturmdorf 缝合，首先缝合阴道前壁切缘中点 / 最低点处。缝合时采用新的缝线，于缝线中点处打结，保障缝线的两端等长，同时两端都要留长。随后以带针端缝线，自宫颈管内进针，穿过宫颈组织后从阴道前壁 10 点位出针。缝线另一端穿空针，自宫颈管内进针，穿过宫颈组织后从阴道前壁 2 点穿出，10 点和 2 点处线尾两端打结。因此，宫颈上下唇为阴道黏膜覆盖。为避免将宫颈前后唇缝合在一起，可在缝合时将扩宫棒置于宫颈管内。

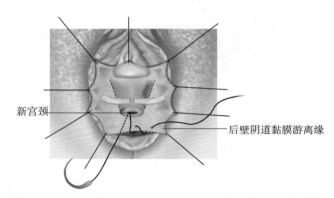

新宫颈　　　　　　　　　　　　　　　　　　后壁阴道黏膜游离缘

图 42-9　Sturmdorf 缝合法（自阴道后壁进针，于近边缘处出针，再次于阴道后壁进出针，随后自宫颈外口内侧穿入，通过宫颈，自阴道壁外穿出）

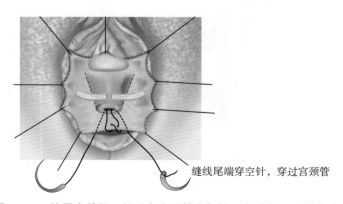

缝线尾端穿空针，穿过宫颈管

图 42-10　线尾穿缝针，然后自宫颈管内起始，穿过宫颈至阴道壁外

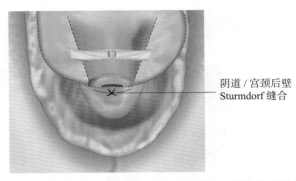

图 42-11　缝线两端打结使宫颈残端后唇为阴道黏膜覆盖

如果未用扩宫棒标记宫颈管，那么应在术后扩张宫颈口以检测其通畅性，然后缝合剩余的阴道前壁切缘（图 42-12 至图 42-14）。

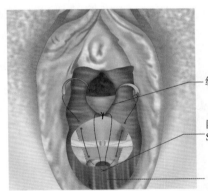

缝合阴道前壁黏膜切除边缘

阴道 / 宫颈后壁
Sturmdorf 缝合

阴道后壁

图 42-12　首先缝合阴道前壁切缘中点 / 最低点处（缝合时采用新的缝线，于缝线中点处打结，保障缝线的两端等长，同时两端都要留长），随后以带针端缝线，自宫颈管内进针，穿过宫颈组织后从阴道前壁 10 点位出针，缝线另一端穿空针，自宫颈管内进针，穿过宫颈组织后从阴道前壁 2 点穿出

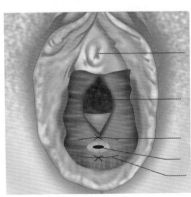

尿道外口

阴道前壁黏膜创面

前壁 Sturmdorf 缝合

新宫颈
后壁 Sturmdorf 缝合

图 42-13　线尾两端打结。宫颈前唇为阴道黏膜覆盖

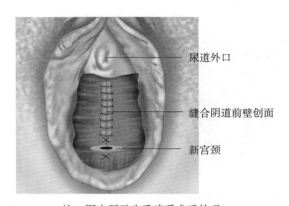

尿道外口

缝合阴道前壁创面

新宫颈

注：图中所示为重建手术后外观。

图 42-14　缝合关闭阴道前壁黏膜

改良 Manchester-Fothergill 手术：通常辨别分离子宫主骶韧带复合体并将其固定于宫颈前方。如果不分离子宫主骶韧带复合体，亦可将双侧韧带复合体互相接近缝合于宫颈前方（图 42-15）。

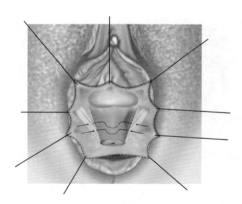

图 42-15　切除部分宫颈。未游离两侧子宫骶韧带复合体，将两侧子宫骶韧带复合体固定于近宫颈前方

并发症：如果 Sturmdorf 缝合不恰当，可出现宫颈缩窄。

特别建议：禁性生活 4 ～ 6 周。

（郝敏译　常悦校）

第 43 章　经腹宫颈固定术治疗子宫脱垂

主题词

◆ 自体组织	◆ 骶正中血管	◆ Shirodkar 针
◆ 宫颈固定术	◆ 巴氏涂片	◆ Shirodkar 吊带
◆ 肠膨出	◆ 耻骨联合	◆ 吊带手术
◆ 宫底	◆ Purandare 宫颈固定术	◆ Soonawala 吊带
◆ Khanna 吊带	◆ 后倾	◆ 子宫骶韧带
◆ Mersilene 吊带	◆ 骶岬	

摘　要

本章介绍保留子宫的子宫脱垂手术。不同的手术方式包括：Purandare 宫颈固定术，Khanna 吊带手术，Soonawala 吊带手术，Shirodkar 吊带手术。Purandare 宫颈固定术是将一根编织聚酯带（Mersilene tape）的一端固定于子宫颈前方，另一端固定于腹直肌鞘，从而达到提拉子宫的作用。在 Soonawala 吊带中，吊带的中点固定在宫颈后方，吊带的两端牵引至腹膜后骶岬并固定在前纵韧带上，从而达到提升子宫至理想水平的目的。

经腹宫颈固定术也被称为吊带手术。这些手术是为了保护脱垂的子宫。这意味着脱垂的子宫将被提升到正常位置。子宫的正常位置是指宫颈外口位于坐骨棘水平。吊带手术可以经腹、经腹腔镜或机器人完成。

用于悬吊（提升）的材料是编织聚酯带（Mersilene tape，30 cm×5 mm）。也可以使用腹直肌鞘作为吊带，但这种手术方法有争议。该患者之所以会脱垂，是因为自身的结缔组织力量较弱，而使用自身较弱的结缔组织进行悬吊可能作用有限。

■ 手术治疗方案

手术类型

1. Purandare 宫颈固定术。

2. Khanna 吊带术。

3. Soonawala 吊带术。

4. Shirodkar 吊带术。

Purandare 宫颈固定术

取下腹横切口，逐层进腹，探查明确盆腔结构（图 43-1）。用纱垫和 Deaver 拉钩包裹排垫肠管。牵拉子宫。辨别膀胱腹膜反折并使用血管钳钳夹。打开膀胱腹膜反折，下推膀胱并暴露宫颈前壁（图 43-2）。使用另一个 Deaver 拉钩拉开膀胱暴露宫颈前壁（图 43-3）。术者使用不可吸收线（00 号 prolene，尼龙线等）将 Mersilene 吊带的中点和宫颈前壁缝合固定。

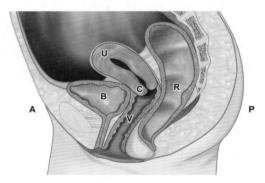

注：A：前方；B：膀胱；U：子宫；C：宫颈；V：阴道；R：直肠；P：后方。

图 43-1　盆腔结构

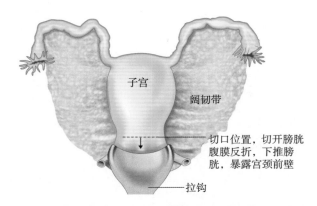

图 43-2　暴露子宫下段，切开膀胱阴道反折腹膜，下推膀胱

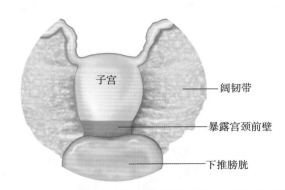

图 43-3　沿膀胱宫颈反折腹膜下推膀胱，暴露宫颈前壁

　　回到腹部切口，暴露腹直肌鞘侧方区域直至骨盆侧壁。一旦到达骨盆侧壁，使用长弯血管钳穿透腹直肌鞘，到达宫颈前壁。这条通路就在骨盆侧腹壁腹膜的下方，并在阔韧带中穿行。血管钳尖端穿至宫颈前壁，张开血管钳夹持Merdilene吊带一端，动脉钳退出并随之将吊带牵引至腹直肌鞘之上的前腹壁。夹持并牵引吊带时一定要注意避免吊带打折。同法处理另一侧吊带。现在吊带的两端均位于腹直肌鞘上，而吊带的中心点则固定于宫颈前壁。缝合膀胱阴道反折腹膜的切开区域，使吊带位于腹膜外。接下来，牵拉吊带两端以悬吊子宫。通常情况下，宫底抬高达耻骨联合。一旦宫底达到耻骨联合，停止拉紧吊带。然后使用不可吸收线缝合2～3针固定吊带于腹直肌鞘角部。吊带两端重叠缝合在一起，并形成一个圈（图43-4至图43-8）。

主要手术步骤完成，逐层关腹。

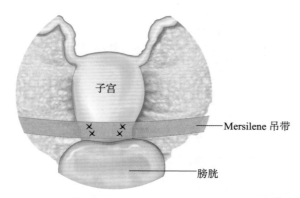

图 43-4　prolene 线缝四针使 Mersilene 吊带的中心位置固定于宫颈前壁

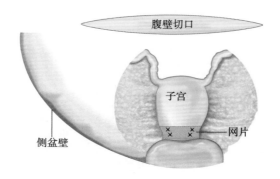

注：图片中仅展示了吊带的缝合区域。

图 43-5　由腹壁切口区暴露腹直肌鞘一侧直至侧盆壁

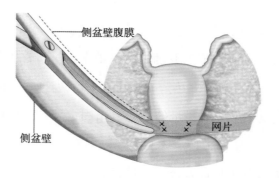

图 43-6　在骨盆侧壁，使用一把长弯动脉血管钳刺穿腹直肌鞘后到达暴露好的宫颈前壁（这条通路正好位于侧盆壁腹膜之下，阔韧带皱褶之间，血管钳尖端自暴露区域的一侧到达宫颈前壁，打开动脉钳尖端并夹持 Mersilene 吊带一端）

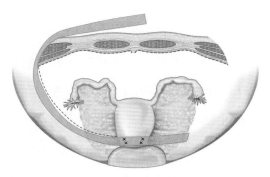

图 43-7　Mersilene 吊带被牵引至腹直肌鞘

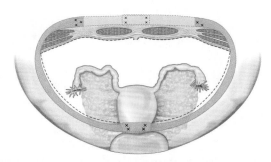

图 43-8　同法操作吊带另一边（吊带的每一侧均被固定于腹直肌鞘上。部分医师还会在中线位置重叠缝合吊带）

手术的先决条件：

1. 子宫颈细胞学刮片检查结果正常。

2. 非产褥期患者。

并发症：

1. 出血：腹壁下血管损伤。

2. 肠膨出。

Khanna 吊带手术

吊带中点被固定于宫颈后壁。而吊带的两端被固定于髂前上棘或腹股沟韧带。其余手术步骤同 Purandare 宫颈固定术。此手术悬吊子宫的同时并不会像 Purandare 宫颈固定术那样使子宫后倾[1]。

Soonawala 吊带手术

将 Mersilene 吊带固定于宫颈后方。通过倒 V 形小区域来识别子宫骶韧带的宫颈插入点（图 43-9）。使用 prolene 00 线缝合 3～4 针固定吊带于子宫骶韧带上方 0.5~1 cm 处（图 43-10）。切开骶岬区腹膜，分离该区域的疏松组织及血管，暴露前纵韧带。注意不要损伤骶正中血管。取出一对 Shirodkar 针并组装以区别右侧针。

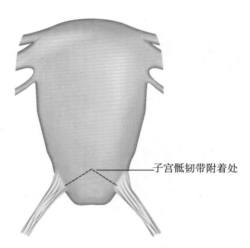

子宫骶韧带附着处

图 43-9 通过倒 V 形区辨别子宫骶韧带附着处

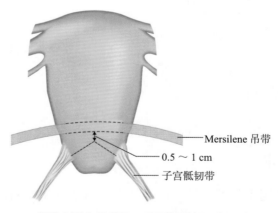

Mersilene 吊带
0.5～1 cm
子宫骶韧带

图 43-10 使用 prolene 00 线缝合固定吊带于子宫骶韧带插入点上方 0.5～1 cm 处；箭头显示了宫骶韧带倒 V 形插入点与 Mersilene 吊带之间的距离，为 0.5～1 cm

　　右 Shirodkar 针自腹膜后穿过骶岬裂孔，沿右侧盆壁穿透阔韧带到达吊带区域（图 43-11）。避免损伤输尿管和子宫血管。吊带的两端穿过 Shirodkar 针的针眼。然后 Shirodkar 针返回至骶岬区。牵拉吊带的两端以提起子宫。提起子宫后使宫底位于耻骨联合。使用复合 prolene 00 线缝合固定吊带两端于前纵韧带上。剪掉多余吊带。缝合骶岬区腹膜使吊带位于腹膜后方（图 43-12，图 43-13）。

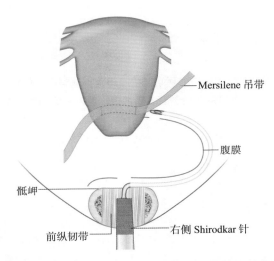

图 43-11　切开骶岬前腹膜，暴露前纵韧带（右 Shirodkar 针自腹膜后穿过骶岬裂孔，沿右侧盆壁穿透阔韧带到达吊带区域）

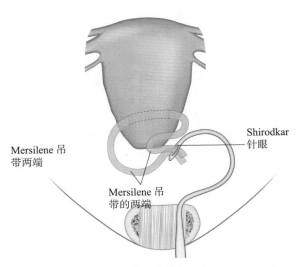

图 43-12　Mersilene 吊带的两端穿过 Shirodkar 针的针眼

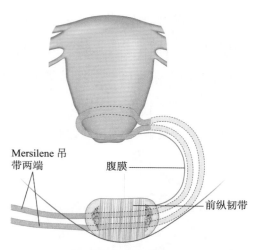

图43-13　针返回至骶岬区，拉起吊带的两端以提高子宫，调整吊带使宫底贴近耻骨联合，使用 prolene 00 线缝合固定吊带两端于前纵韧带上，剪掉多余吊带，吊带位于腹膜后

　　起初人们认为经过此手术，子宫会偏向一边。但是，已证实即使经过此种吊带手术，子宫仍能保持中位结构。

Shirodkar 吊带手术

　　尽管 Shirodkar 吊带手术是失败的宫颈固定手术病例的绝佳手术方式，但是对于初学者，其手术并发症是非常高的。因此，现在已经很少采用此种手术方式了。失败的病例可以采用骶骨阴道固定术，此种术式像 Shirodkar 宫颈固定术一样也使用前纵韧带，但并发症很少。

参考文献
（遵从原版图书著录格式）

1.　Parulekar SV. Khanna's sling. In：Practical Gynecology and Obstetrics 3rd edn. Bombay：Vora Medical Publications. 1999：p260.

（郝敏 译　常悦 校）

第44章 Le Fort 阴道封闭术

Manidip Pal

主题词

◆ 贴合　　　　◆ 封闭　　　　◆ 阴道通道

◆ 老年妇女　　◆ 巴氏涂片

摘 要

Le Fort 阴道封闭术是封闭阴道但保留子宫。此手术适用于无法耐受麻醉和长时间手术的老年子宫脱垂患者。使用 Allis 钳夹标记点。标记点位于宫颈上方约 1 cm 且距离中线 2～3 cm 甚至更多（取决于脱垂的大小）。同法钳夹对侧。Allis 钳钳夹的另一点位于稍低于尿道膀胱沟的阴道前侧壁。同法钳夹对侧。阴道后壁 Allis 钳夹点位于处女膜缘上方 1～2 cm 且距离中线 2～3 cm 甚至更多（取决于脱垂的大小）。同法钳夹阴道后壁对侧。现在切除钳夹区域内的阴道前后壁黏膜。对合缝合阴道前后壁的新鲜创面。最后，在封闭的阴道两侧保留两条通道以保证宫颈分泌物的流出。

■ 阴道封闭术

阴道封闭术（colpocleisis），其中"colpo"为阴道，"cleisis"为关闭/闭塞。从字面我们就可以理解，如果采取这项术式，将封闭阴道。所以，选择此术式的一个非常重要的先决条件是患者无性生活需求。应常规行巴氏涂片、宫颈活检、子宫内膜活检、盆腔超声等检查以排除生殖器恶性肿瘤的可能。

适应证

此手术适用于无法耐受麻醉和长时间手术的老年子宫脱垂患者。

手术步骤（图 44-1 至图 44-7）

• 患者取膀胱截石位。Allis 钳钳夹阴道前侧壁。钳夹点位于宫颈上方约 1 cm 且距离阴道前壁中线 2 ~ 3 cm 甚至更多（取决于脱垂的大小）。同法钳夹对侧。

• Allis 钳钳夹的另一点位于稍低于尿道膀胱沟的阴道前侧壁。同法处理对侧。如果合并尿道膨出，应通过单独的阴道切口进行修补。否则，可能会改变尿道膀胱角，继而造成术后医源性压力性尿失禁。

• 这四把钳钳夹于阴道前壁构成了一个矩形区域。阴道后壁 Allis 钳钳夹点位于宫颈下方约 1 cm 且距离中线 2 ~ 3 cm 甚至更多（取决于脱垂的大小）。同法钳夹对侧。

• 阴道后侧壁的另一处 Allis 钳钳夹点位于处女膜缘上方 1 ~ 2 cm 且距离阴道侧壁中线 2 ~ 3 cm 甚至更多（取决于脱垂的大小）。同法钳夹阴道后壁对侧。此时我们必须谨记，阴道前后壁的矩形区域大小必须一致。

• 现在依次切除阴道前后壁黏膜。可选择使用生理盐水 ± 肾上腺素阴道黏膜下注射。使用手术刀切开此区域边界。自膀胱阴道隔上锐钝性剥除阴道前壁黏膜，同时自直肠阴道隔上锐钝性剥除阴道后壁黏膜，充分止血。

• 自宫颈上下方切口边缘开始缝合。这两条边贴合在一起，因此宫颈埋于此阴道折叠之后方。将阴道前壁矩形区左侧长边与阴道后壁矩形区左侧长边缝合，自宫颈开始缝向处女膜缘。此处要求间断缝合，线结位于剥离面。同法处理矩形区右侧长边。切记左右矩形长边缝合要同步进行。这意味着缝合左侧阴道前后壁矩形长边一针，紧接着缝合右侧阴道前后壁矩形长边一针。因为随着阴道前后壁矩形长边缝合打结，脱垂的阴道将被封闭在内。所以，如果我们不能同步修补双侧壁，那么此后再修补另一侧将会很困难。

• 在完成侧壁长边修补后，缝合前后壁矩形区近处女膜缘的水平边。现在几乎整个阴道前后壁被贴合在一起。因此，除了位于阴道左右两侧的通道外，阴道被封闭。这两个通道将有助于排出宫颈和阴道的所有分泌物。

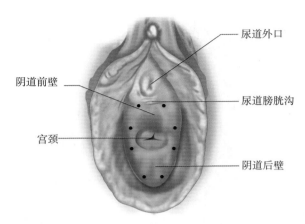

尿道外口

阴道前壁

尿道膀胱沟

宫颈

阴道后壁

图 44-1　在脱垂的阴道前壁上标记四个点，将这四个点联合在一起切开后会产生一个近乎矩形的区域，在这个矩形区域内，阴道黏膜被剥除，这将在阴道前壁脱垂区域产生一个矩形的新鲜创面，同样的，阴道后壁也将形成一个矩形的新鲜创面

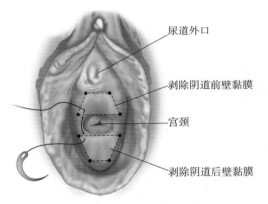

尿道外口

剥除阴道前壁黏膜

宫颈

剥除阴道后壁黏膜

图 44-2　阴道前后壁黏膜剥离区的下方水平边缘缝合在一起以埋藏宫颈

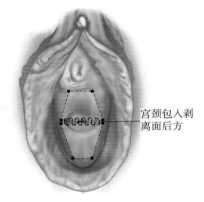

宫颈包入剥离面后方

图 44-3　近宫颈处的阴道前后壁黏膜剥离面水平边缘缝合在一起，宫颈被埋于后方

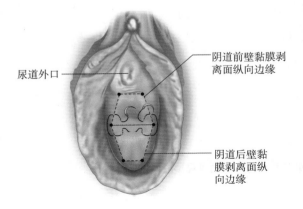

阴道前壁黏膜剥离面纵向边缘

尿道外口

阴道后壁黏膜剥离面纵向边缘

图 44-4　阴道前壁黏膜剥离区域的右侧纵向边缘与阴道后壁黏膜剥离区的右侧纵向边缘缝合在一起，两侧同步进行，右侧打结后，缝合左侧（尽管图中显示双侧同时处于未打结阶段）

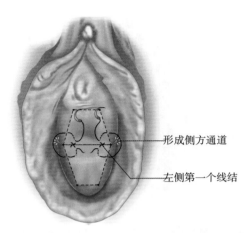

形成侧方通道

左侧第一个线结

图 44-5　缝合左侧和右侧边，从近端至远端顺序缝合，形成侧方通道

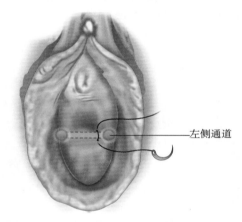

左侧通道

图 44-6　阴道前后壁黏膜剥离区的左右侧纵向长边的边缘缝合在一起，最后，形成了两条阴道侧壁通道，随后关闭矩形区域的水平边缘

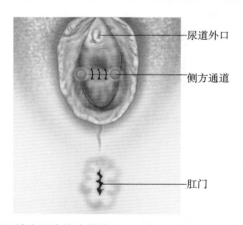

尿道外口

侧方通道

肛门

图 44-7　远端水平边缘末端缝合在一起，术后可见形成两条侧方通道

（郝敏 译　常悦 校）

第九篇

瘘

章节大纲

- ★ 瘘管
- ★ 膀胱阴道瘘
- ★ 尿道阴道瘘
- ★ 输尿管阴道瘘
- ★ 直肠阴道瘘
- ★ 放射性瘘

第45章　瘘管

Manidip Pal

摘　要

　　两个器官间的异常通道称为瘘管。分为前盆腔的泌尿生殖道瘘和后盆腔的直肠阴道瘘。泌尿生殖道瘘可分为膀胱阴道瘘(vesicovaginal fistula，VVF)、尿道阴道瘘、输尿管阴道瘘、膀胱子宫瘘。直肠阴道瘘可分为肠阴道瘘、高位直肠阴道瘘、中段直肠阴道瘘、低位直肠阴道瘘、括约肌上和经括约肌肛门阴道瘘。梗阻性难产是发展中国家患者发生生殖道瘘的最常见原因。在妇科手术中，子宫切除术可导致损伤并形成瘘管。发生直肠阴道瘘可能因素包括：源于阴道后壁手术时未被发现的损伤、子宫内膜异位症、放疗、克罗恩病等。三拭子检查、染色检查、膀胱镜检查等能较好地诊断泌尿生殖道瘘。直肠镜、乙状结肠镜可诊断直肠阴道瘘。

　　当两个独立的器官发生非正常的连通，称为瘘管。

　　膀胱和阴道是两个独立的器官。正常情况下，这两者之间没有连通。如果有异常通道将它们连在一起，那么连接的通道就被称为瘘管，这种情况就被称为膀胱阴道瘘。

■ 瘘管的分类

泌尿系统位于生殖器官的前方。所以发生在生殖器官前面的瘘管是泌尿生殖道瘘。直肠位于生殖器官后方，因此发生于后方的为直肠阴道瘘。

1. **前部**（图 45-1）：

－膀胱阴道瘘（VVF）：连接于膀胱和阴道壁之间的瘘管。

－尿道阴道瘘：连接于尿道和阴道壁之间的瘘管。

－输尿管阴道瘘：连接于输尿管和阴道间的瘘管，可以是单侧的，也可以是双侧的。

－膀胱子宫瘘：连接于膀胱和子宫前壁之间的瘘管。

2. **后部：直肠阴道瘘（rectovaginal fistula，RVF）。**

直肠阴道瘘有 6 种类型（图 45-2）：

－肠阴道瘘：瘘管连接于回肠或乙状结肠或位于道格拉斯腔和后穹窿内的手术吻合部位。通常见于克罗恩病、憩室病、癌症或外科手术后。

－高位直肠阴道瘘：直肠中 1/3 与后穹窿之间的瘘管。通常见于放射性瘘管（宫颈癌、子宫内膜癌）或直肠、子宫手术后部位。

－中位直肠阴道瘘：直肠下 1/3 与阴道中段之间的瘘管。通常见于产伤、炎症性肠病等。

－低位直肠阴道瘘：肛管直肠环与阴道下部之间的瘘管。多见于产伤、异物、局部创伤、POP 手术并发症等。

还有与肛门腺感染、直肠周围脓肿、前庭脓肿、克罗恩病（局限性回肠炎）或既往肛门手术相关的括约肌上和经括约肌的肛门阴道瘘[1]。

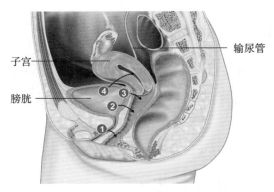

注：1= 尿道阴道瘘；2= 膀胱阴道瘘；3= 输尿管阴道瘘；4= 膀胱子宫瘘。

图 45-1　不同类型的泌尿生殖道瘘

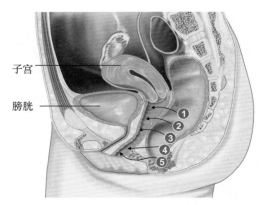

注：1= 高位 RVF；2= 中位 RVF；3= 低位 RVF；4= 括约肌上肛门阴道瘘；5= 经括约肌肛门阴道瘘。

图 45-2　不同类型的直肠阴道瘘

■ 病因

产科因素

· **梗阻性难产**：在两个骨性结构（胎头和盆腔壁）之间的软组织（膀胱、尿道、输尿管下段和阴道）长时间受压。这种长时间的压迫使这些被压迫区域的血液供应减少，因此出现缺血。视缺血时间长短而定，会出现坏死。一旦坏死形成，因为机体总是排斥失去活力的组织，坏死区域将在 3 ～ 5 天后脱落。脱落意味着瘘管的形成。根据瘘管形成的部位不同，名称也有所不同。在发展中国家，产科因素所致瘘管更为普遍。

- 困难产钳或胎头吸引分娩。
- 剖宫产术中未被识别的损伤导致继发瘘管形成。
- 感染性流产。
- 破坏性手术中的损伤（如穿颅术）。
- 子宫破裂。

妇科因素

妇科手术中意外损伤可能导致瘘管的发生。膀胱、输尿管可能受伤；尿道通常受伤风险较小。

膀胱： 在经腹子宫切除术中，打开腹膜的膀胱阴道褶，并下推膀胱。这种下推是锐性分离和钝性分离的结合。在无粘连的情况下，可以很容易地下推膀胱，从而获得一个干净的术野。如果有粘连，那么下推膀胱有时会变得困难。在有粘连的情况下，锐性分离效果更好。细致的分离可以避免损伤，而粗暴的分离手法会引起损伤。随后，在看清膀胱和直肠位置后组织钳谨慎钳夹，可避免损伤。如果术中未发现损伤，术后则会出现瘘管。

- 在腹腔镜/机器人子宫切除术中，膀胱损伤持续存在可能会导致术后瘘管形成。Trocar 导致的未发现的损伤也是发生瘘管的重要原因之一。
- 在阴式子宫切除术中，首先要进行阴道前壁分离。这只不过是将膀胱推离手术区域，手术可能是因脱垂行阴式子宫切除术或无脱垂的阴式子宫切除术。与脱垂阴式子宫切除术相比，无脱垂阴式子宫切除术发生膀胱损伤的概率更大。因为在脱垂手术中，我们可以直视膀胱并将其分离；而在无脱垂的阴式子宫切除术中，如果没有在恰当的平面上进行分离，即未在子宫与膀胱阴道隔之间的平面开始分离，用力下推组织可导致膀胱损伤。
- 在子宫切除术中，通常会损伤膀胱顶部。如果术中没有发现这种损伤，就会导致瘘管的形成。经阴道子宫切除术中膀胱损伤未被发现的概率很小。

输尿管： 在经腹子宫切除术中，输尿管损伤通常发生在 3 个部位。

第一，在骨盆入口处钳夹骨盆漏斗韧带时。

第二，钳夹子宫动脉时，此处子宫动脉在输尿管上方从外侧到内侧穿过输尿管。

第三，在侧穹窿处，此处输尿管经过阴道穹窿顶部进入膀胱。

在腹腔镜/机器人子宫切除术，输尿管损伤也可能导致瘘管形成。

在阴式子宫切除术时，膀胱被 Landon 拉钩推开。因此，输尿管与膀胱通常一起被推离术野。

直肠：在会阴切开缝合术中缝线可能累及直肠黏膜。如果术中未发现，则可能导致直肠阴道瘘（RVF）的形成。

其他包括阴道后壁的手术也可导致直肠损伤，术中不及时发现可能导致直肠阴道瘘。这就是在所有阴道后壁手术后，都应该做直肠检查的原因。

- 子宫内膜异位症手术可导致 RVF 的形成。
- 腹腔镜/机器人手术可能引起肠道副损伤，导致瘘管形成。
- 放疗会导致各种各样的瘘管形成。
- 先天异常。
- 某些疾病过程也可导致瘘管形成，如克罗恩病会导致 RVF 的形成。

■ 诊断

病史：细致的历史记录可以找出病因。病史也可以为瘘管的类型提供一些线索。如膀胱阴道瘘不会有正常的排尿，而尿道阴道瘘在排尿时会有正常的排尿和阴道漏尿。

周期性血尿（月经血渗入尿液中）可见周期性血尿，通常可见膀胱子宫瘘。这种症状也见于膀胱子宫内膜异位症。

发生直肠阴道瘘时，大便可经阴道排出，可以是液态或固态，根据瘘管的大小不同，经阴道排出的大便可为少量、中等量、大量。

■ 阴道检查

前部

- 通过阴道窥镜检查阴道前壁（Sim 窥器），可以看到尿液从阴道内流出。
- 应注意瘘管的位置、大小、数量、边缘状况（是否纤维化）等。
- 在发生宫颈瘘的情况下，如果 Sim 窥镜不能正确显示，则可能需要 Cusco 窥器。
- 为区分 VVF 和输尿管阴道瘘，可以做三拭子试验。

Moir 三拭子试验：

- 用干棉签清洁阴道。在阴道里放三枚干棉球。
- 第一枚棉球位于阴道上段近穹窿处（全子宫切除术后病例）或穹窿周围（有宫颈存在时）。
- 第二枚棉球在阴道中部。
- 第三枚棉球在阴道下部。
- 随后通过导尿管向膀胱内注入 5～10 mL 的亚甲蓝。输注完毕，拔出导管，让患者走动 10～15 分钟。
- 重新检查患者，把棉球一个一个地取下来，看看哪个沾了亚甲蓝溶液。

解读：

最上方棉球：沾有尿液但未染色，其他棉球无变化→输尿管阴道瘘。

- 染成蓝色，其他无变化→穹窿 VVF/ 宫颈 VVF。

中段棉球：染色，其他棉球无变化→ VVF。

低段棉球：染色，其他棉球无变化→尿道阴道瘘。

染色试验：这项技术与三拭子试验相同，只是棉拭子不放在阴道内。通过瘘管直接观察染色剂渗漏情况，比三拭子试验更可靠。

后部

• 使用 Sim 窥器检查：如果后穹窿深部有瘘管（恶性瘘管），可通过窥器将宫颈拨于窥器前叶前方，继而暴露穹窿，来检查瘘管。其他位置的瘘管可不通过调整宫颈位置即可暴露。

• 注意瘘口的位置、尺寸、数量、边缘等。

• 可看到大便自瘘口流出。

■ 直肠检查

在进行经直肠（p/r）检查之前，需要告知患者并解释该程序。同时告诉她，这可能会给她带来一些不适，但通常并不痛苦。

• 应注明瘘管的尺寸、位置、边距、数量等。

• 用直肠镜、乙状结肠镜来评估瘘管。

■ 直肠阴道检查

• 作为可疑病例直肠检查的辅助检查手段。

• 中指在直肠内，示指在阴道内。

• 触诊直肠阴道隔。

• 有助于辨别病变位置在直肠还是阴道或直肠阴道隔。

■ 辅助检查

泌尿生殖器瘘：

• 尿常规检查、培养和药敏试验。

• 尿素、肌酐。

• 下腹部超声。

• 静脉尿路造影。

• 膀胱镜：靛蓝胭脂红注射液可将尿液染为蓝色。吡啶（盐酸非那吡啶

200 mg tab）1 片口服，6 小时后可显示橙色尿液通过输尿管口。

• 如有需要，可进行输尿管插管。

直肠阴道瘘：

• 可能需要进行包括阴道造影、瘘管图、钡灌肠或小肠系列在内的放射学检查，以发现微小瘘管，例如，会阴切开缝合术后形成的直肠阴道瘘，以及与系统疾病相关的瘘管可能仅表现为阴道壁上的微小瘘口，难以发现。

• 若考虑克罗恩病，应进行结肠镜检查。

• 若怀疑恶性瘘管，应从瘘管边缘进行活检。

■ 治疗

• 如果术中确诊，立即进行修复。

• 如果延迟诊断，则需等待 8 ～ 12 周使局部纤维化炎症反应减轻后进行手术。

• 对于放射性瘘管，可能需要等待 12 个月才能切除坏死组织。

参考文献
（遵从原版图书著录格式）

1. Meeks GR，Ghafar MA. Rectovaginal fistulas. Glob. Libr. Women's Med （ISSN：1756-2228）2012；DOI 10.3843/GLOWM.10065.

（唐学磊 **译**　常悦 **校**）

第 46 章　膀胱阴道瘘

Manidip Pal

主题词

◆ 球海绵体肌	◆ Latzko 修复	◆ 腹膜移植
◆ Connell 缝合	◆ Lembert 缝合	◆ 耻骨上膀胱造瘘术
◆ 穹窿	◆ Malecot 导尿管	◆ 三角区
◆ 雌激素	◆ Martius 移植	◆ 输尿管口
◆ 移植物植入	◆ 多发性瘘管	◆ 尿性囊肿
◆ 大阴唇脂肪垫移植	◆ 网膜移植	

摘　要

　　膀胱损伤术中修补分两层进行。第一层采用连续缝合，第二层可以是 Lembert 或 Connell 缝合。膀胱阴道瘘常用 Latzko 技术修复。于瘘管周围环形切开。在离瘘管约 2 cm 处做另一个环形切口，锐性分离阴道黏膜。分层缝合关闭瘘管区，并缝合关闭阴道黏膜。在阴道黏膜关闭前可采用移植植入，如 Martius 移植、网膜移植、腹膜移植，以增加修复成功率。

膀胱损伤修补术：

膀胱损伤可能出现的部位：

• 膀胱穹窿（常见）。

• 膀胱三角。

膀胱修补术 [1]

1. 膀胱的修复可以通过简单的两层缝合来完成。

2. 两层连续缝合。

3. 尽管有些人主张单层缝合但通常不采用单层缝合。

4. 缝合材料可以是聚乳酸，也可以是其他可吸收缝线，针头应该小一些。

5. 缝线应为 2-0 或 3-0。

6. 作者使用了 2-0 铬肠线和一个小缝针（4242 号），较为常见。

7. 对于子宫破裂伴膀胱损伤的患者，应修整并修补破裂口。

8. 用 Babcock 钳夹住破口的两个顶角和相对的两侧破口边缘。

9. 第一针可以包括膀胱黏膜在内的所有层，尽管许多外科医生试图避免缝针带到膀胱黏膜，只缝合黏膜下层和肌层。

10. 第二折叠缝合可以是平行的 Lembert 缝合或垂直 Connell 缝合（图 46-1，图 46-2）。

11. 作者采用了两种方法，即在第一层缝合中进行膀胱全层缝合，或仅在两个顶角部位进行全层缝合，其余部分不缝黏膜层。两种修补均愈合良好，无任何并发症。第一层为连续简单缝合，第二层为连续锁边缝合。

12. 通常损伤是垂直发生的，所以要沿切口方向垂直修补。若为其他形态的损伤，可采取任何方式的修补缝合方法。

13. 累及输尿管开口和膀胱三角区的损伤可能需要输尿管支架、输尿管膀胱吻合术等。

14. 如果没有累及输尿管口，则应横向缝合膀胱三角区损伤。垂直缝合会在局部产生张力，造成继发性输尿管梗阻。术后初期（5 ~ 10 天）保留输尿管插管会是理想的选择。

• 如果膀胱损伤小于 5 cm，留置 Foley 导尿管就足够了。

• 如果膀胱损伤 ≥ 5 cm，则需要耻骨上膀胱造瘘导管，同时留置导尿管。

在直视下完成膀胱首层缝合前，务必插入 Foley 导尿管。

耻骨上膀胱造瘘术（suprapubic cystostomy，SPC）：如果膀胱损伤是在经阴道手术中发生的，那么可以用一把长弯血管钳穿过膀胱破裂口，抬高膀胱壁得以触到前腹壁以便行造瘘术。

• 在我们能感觉到器械的地方，在耻骨上区域做一个小的垂直切口，切开腹直肌鞘。

• 推动血管钳，穿出耻骨上切口。

• 钳夹 Malecot 导尿管（28 号）的尖端并将其放入膀胱。

• 将该导尿管固定在皮肤上。

导尿管保留时间：[1]

1. 安全的做法是留置导尿管 10 天～ 2 周，以避免膀胱填充。

2. 如果同时插入耻骨上导尿管，那么可在术后第 10 天开始夹闭耻骨上导管，并在第 12 天拔除。Foley 导尿管要在术后第 14 天拔除。

3. 不能夹闭 Foley 导管。留置导尿管期间每隔 3 天送尿培养和药敏试验。

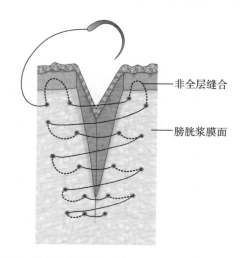

非全层缝合

膀胱浆膜面

注：全部非全层进针→第一针离边缘稍远，针朝向裂口边缘处→穿过完整的上表面靠近边缘处出针，不穿过切口区域→随后交叉缝合到另一侧→通过完整的上表面更靠近边缘进针，不穿过切口区域，距离边缘稍远的地方出针→回到对侧位置→重复相同的程序 [1]。

图 46-1　Lembert 缝合

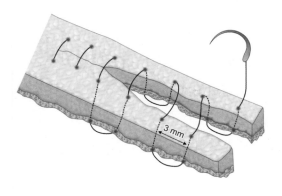

3 mm

注：全部全层缝合→第一针先简单地在一侧打一个结→从外到内进针→下一针进针点在同侧距离前一针的进针点 3 mm，从内到外→横跨到另一侧→现在从外到内进针→再次进针点在同侧距离前一针的进针点 3 mm，从内到外→继续这样。分别从裂口的两侧角向中心缝合，然后到中间将两端缝线打结于浆膜侧 [1]。

图 46-2　Connell 缝合

■ 膀胱阴道瘘的处理

保守治疗：如果手术后的前几天内诊断膀胱阴道瘘（VVF），应放置经尿道或耻骨上导尿管，并保留 30 天。如果能确保持续引流，小瘘管（＜ 1 cm）在此期间可能消失或减小。如果在 30 天后没有观察到改善，VVF 不太可能自发消失 [2]。在绝经后妇女中局部应用雌激素可能有助于瘘管闭合。

• 连续漏尿所致的外阴表皮破损可局部使用氧化锌治疗。

• 膀胱炎、膀胱结石等可通过酸化尿液来预防。维生素 C 500 mg tid po。另一种药物是扁桃酸乌洛托品 550 mg 和磷酸钠 500 mg qd po。

外科治疗

手术原理：

1. 充分暴露。

2. 充分游离。

3. 无张力闭合。

阴道入路

患者体位： 背侧截石位伴 Trendelenburg 体位有利于高位 VVF 的手术治疗。

• Lawson 体位适用于低位瘘，如膀胱颈、尿道瘘，如患者取平卧位，双膝外展，脚踝向上抬起，并用脚镫支撑。将其与反向 Trendelenburg 体位相结合，有助于暴露术野 [3]。

Latzko 修补

• 通常用于子宫切除术后的 VVF。

• 通常位于穹窿区域。

• 检查瘘管的数量和位置（图 46-3）。

• 瘘管周围距瘘口边缘约 2 cm 处缝合四针固定。

• 在瘘管周围进行浸润注射（血管加压素 1 安瓿＋ 30 mL 生理盐水稀释）。

• 通过瘘管置入耻骨上导管。

• 置入 Foley 导尿管，球囊充液 5 mL，注意气囊不能放到膀胱颈处。

• 环形切开瘘管周围。若为多发性瘘管，且间距离近，则将环形切口环绕多发的瘘管。切口深度达到膀胱阴道隔（图 46-4）。

• 在离瘘口约 2 cm 处做另一个环形切口，锐性剥离阴道黏膜（图 46-5 至图 46-7）。

• 游离瘘管周围切缘下层组织，保证瘘管处有充分的活动度（图 46-8）。

• 不要切除瘘管处组织。

• 用 3-0 聚乳酸缝合线连续锁边缝合瘘口周围阴道黏膜剥离面处（图 46-9）。

• 在第一层上面，第二层缝合采用 3-0 聚乳酸缝线间断缝合（图 46-10）。

• 最后用 2-0 聚乳酸缝线间断缝合阴道黏膜（图 46-11，图 46-12）。

• 24 小时后取出阴道填塞物。

• 牵拉 Foley 导尿管至膀胱颈。

• 耻骨上导管与皮肤缝合固定。

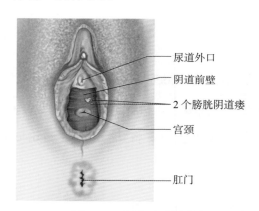

图 46-3　两个膀胱阴道瘘

（图标注）
尿道外口
阴道前壁
2 个膀胱阴道瘘
宫颈
肛门

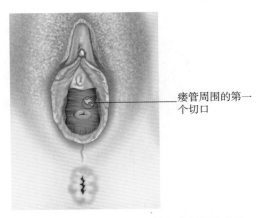

注：此处通过一个切口包绕两个相邻的瘘管

图 46-4　瘘管周围的第一个切口

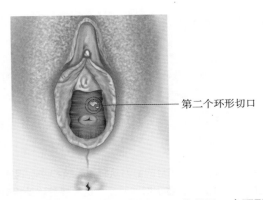

图 46-5　在距第一个切口外侧约 2 cm 处做另一个环形切口

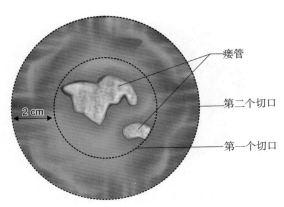

图 46-6　第二个切口距第一个切口约 2 cm

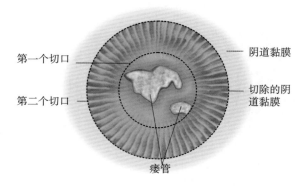

图 46-7 切除两条切口线之间的阴道黏膜

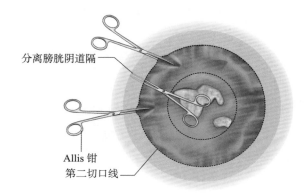

图 46-8 用 Allis 钳固定第二切口边缘。闭合的剪刀从阴道黏膜和膀胱阴道隔之间穿过。现在打开剪刀以便沿圆周方向进行组织分离（灰色阴影区域），这种瘘管移动将有助于无张力瘘管闭合

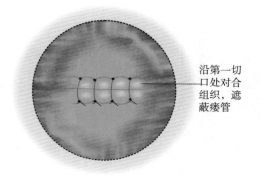

图 46-9 对合阴道黏膜剥离区第一条切口线处，瘘管被缝合在其内，并未切除瘘管

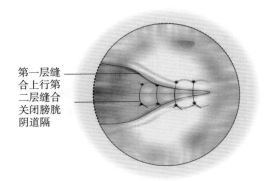

图 46-10　在第一层之上进行第二层缝合（用 3-0 聚乳酸缝合线间断缝合完成）

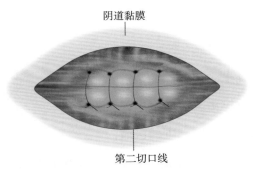

图 46-11　第二层膀胱阴道隔关闭后，将进一步缝合第二切口线处完整的阴道黏膜

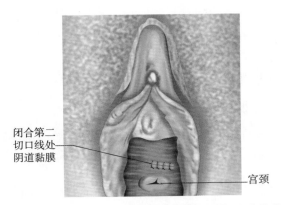

图 46-12　最后用 2-0 聚乳酸缝线间断缝合阴道黏膜

术后建议

- 阴道恢复 12 周，即使医生也不能进行双合诊检查。

• 第 10 天开始夹闭耻骨上导管，第 12 天取出。术后第 14 天拔除 Foley 导尿管。不要夹闭 Foley 导尿管。

• 手术前 5 天开始使用抗生素，持续到手术后 2 周。

• 留置导尿管期间，每隔 3 天进行尿培养和药敏试验。

植入移植物

• 关闭瘘管的时候，在缝合的各层之间植入一个可靠的屏障，可增加手术成功的概率。

• 应用的材料有 Martius 移植物（大阴唇脂肪垫移植）、网膜移植物、腹膜移植物等。

腹膜移植

• 切除部分阴道黏膜，步骤同前。

• 在穹窿尖或前穹窿顶附近的突出部位做切口。

• 暴露从瘘口上方到切口周围的区域。

• 可以从后面看到腹膜，通过分离保证瘘管充分的可移动性。

• 第二层闭合后，插入腹膜瓣，缝合固定。

• 最后用 2-0 聚乳酸线间断缝合腹膜瓣，关闭腹膜瓣上的阴道黏膜。

网膜移植

• 切口与腹膜移植几乎相同。

• 在穹窿顶部切开腹膜进入直肠子宫陷凹。

• 可用 Babcock 钳钳夹大网膜，并在第二层缝合关闭后将其带至手术区域。

• 缝线固定大网膜。

• 最后，在大网膜上用 2-0 聚乳酸缝线间断缝合阴道黏膜。

Martius 移植

• 通常用于尿道阴道瘘和膀胱颈 VVF。

• 任选一侧大阴唇，于其上做切口。

- 用 Babcock 钳固定球海绵体肌及其周围脂肪组织，并将其从周围结构中分离出来。

- 切除移植物的底端。

- 游离移植物蒂部。

- 保障移植物的完整血液供应。

- 用剪刀在阴道黏膜下方分离构成从移植物部位到瘘管部位的隧道。

- 用一把长的血管钳穿过隧道，并张开血管钳拓宽隧道。

- 也可通过手指将隧道加宽。

- 随后将移植物带到瘘管部位。

- 移植物的游离端固定在瘘管的对侧切口处，距离边缘 0.5 ～ 1 cm。如果需要，可游离周围 0.5 ～ 1 cm 的区域以方便固定。

- 固定移植物的上下缘。

- 在移植物上方缝合关闭阴道黏膜。

- 在大阴唇取材处关闭创面，放置引流。

– 如果一次手术未能治愈瘘管，可在 3 个月后进行第二次修补。

– 如果 VVF 更接近输尿管开口，则治疗方法与输尿管阴道瘘 – 输尿管新膀胱造口术（输尿管再植）相同。

尿性囊肿，骨盆内存在尿液，如果没有感染，不必处理。几天后会自行吸收。

参考文献
（遵从原版图书著录格式）

1. Pal M，Bandyopadhyay S. Bladder injury during cesarean section. J Gen Pract. 2013；1：125. doi：10.4172/2329-9126.1000125.

2. Spurlock J. Vesicovaginal fistula treatment & management. http：//emedicine.medscape.com/article/267943-treatment retrieved on 11.01.'15.

3. Elkins TE. Surgery for the obstetric vesicovaginal fistula：a review of 100 operations in 82 patients. Am J Obstet Gynecol. 1994；170：1108-18；discussion 1118-20.

（唐学磊 **译**　常悦 **校**）

第 47 章　尿道阴道瘘

Manidip Pal

主题词

◆ 膀胱颈　　　　　◆ Martius 移植物　　　　◆ 尿道狭窄

◆ 球海绵体肌　　　◆ 耻骨阴道吊带

摘　要

　　在瘘口周围做切口，充分游离阴道组织，切除瘘管。纵向分层闭合尿道缺损。可以使用 Martius 移植。做大阴唇切口，分离球海绵体肌。从瘘管区到阴唇区形成一个黏膜下隧道，并将球海绵体的游离缘带至缺损区域，缝线固定。最后缝合关闭阴道黏膜。缝合大阴唇切口并留置引流管。

■ 瘘管周围的切口（图 47-1 至图 47-12）

- 如果尿道阴道瘘位于膀胱颈水平，则分离膀胱与阴道。

- 若瘘管位于尿道区域，由于担心修补后出现尿道狭窄，应避免较大面积的分离。

- 切除瘘管。

- Foley 导尿管和耻骨上膀胱造口术（SPC），插入导尿管。

- 3-0 聚乳酸缝合线纵向缝合两层，修复膀胱和尿道。

- 用 2-0 聚乳酸缝线横向修补膀胱阴道隔。

- 可以放置 Martius 移植物。

- 如果不需要移植物，则测量阴道长度。

- 如果达到标准，则可使用阔筋膜进行耻骨阴道吊带。多见于膀胱颈相关的瘘管修补。

• 随后用 2-0 聚乳酸缝合线纵向闭合阴道。

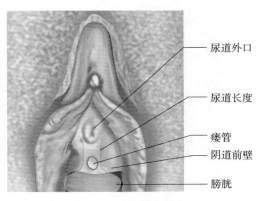

尿道外口

尿道长度

瘘管
阴道前壁
膀胱

图 47-1　尿道阴道瘘

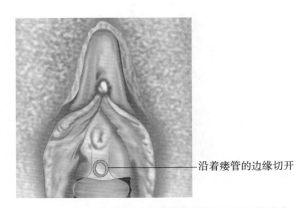

沿着瘘管的边缘切开

图 47-2　此步骤中需沿着瘘管管周围切开阴道黏膜

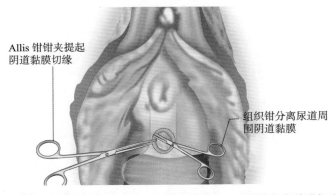

Allis 钳钳夹提起
阴道黏膜切缘

组织钳分离尿道周
围阴道黏膜

图 47-3　用 Allis 钳钳夹阴道黏膜的切缘，提起阴道黏膜，组织钳分离黏膜与瘘管周围的组织

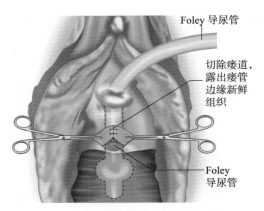

图 47-4 切除瘘管，插入 Foley 导尿管

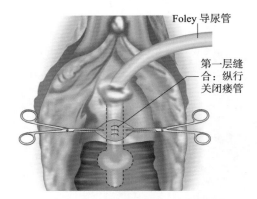

图 47-5 开始闭合瘘管（完成第一层：纵向缝合）

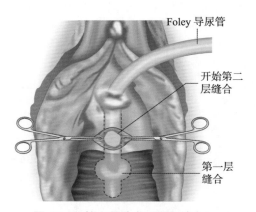

图 47-6 第二层缝合（纵向缝合）

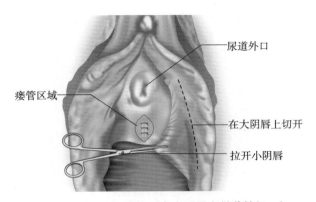

尿道外口

瘘管区域

在大阴唇上切开

拉开小阴唇

图 47-7　Martius 移植（在大阴唇上做移植切口）

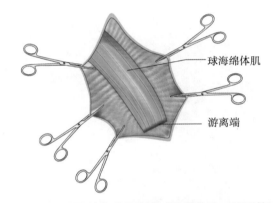

球海绵体肌

游离端

图 47-8　从周围结构中分离出球海绵体肌，切开其下端

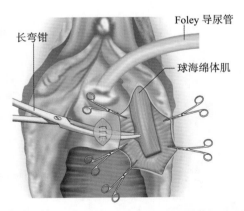

Foley 导尿管

长弯钳

球海绵体肌

图 47-9　从瘘管区到球海绵体移植物区做一条隧道，用一把长弯血管钳穿过隧道到达移植区域，
将球海绵体肌通过这个隧道带到瘘管修复区

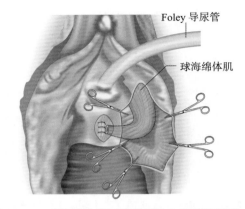

图 47-10 球海绵体肌经该隧道进入瘘管修复区

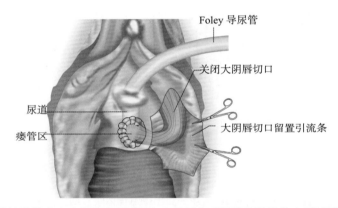

图 47-11 球海绵体肌缝合在瘘管修复区（图中未显示在球海绵状移植物上形成隧道的阴道黏膜）

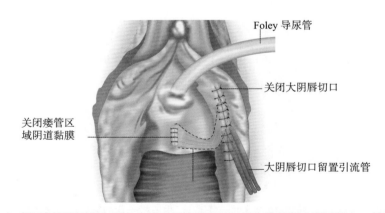

图 47-12 在球海绵状移植物上闭合瘘管区的阴道黏膜，缝合移植区大阴唇切口，并留置引流管，其下方的球海绵体肌如虚线所示

（唐学磊 **译** 常悦 **校**）

第48章　输尿管阴道瘘

Manidip Pal

主题词

- ◆ Boari 膀胱壁肌瓣法
- ◆ 腹膜外入路
- ◆ 神经源性膀胱
- ◆ 膀胱周围间隙
- ◆ 膀胱腰大肌悬吊术
- ◆ 再种植
- ◆ 膀胱旁间隙
- ◆ 黏膜下隧道
- ◆ 输尿管支架
- ◆ 输尿管囊肿
- ◆ 输尿管膀胱吻合术
- ◆ 膀胱输尿管反流

摘　要

输尿管膀胱吻合术是治疗输尿管阴道瘘的手术。确定病变的输尿管部位，于瘘管上方横断输尿管。横断处远端病变输尿管尖端被丝线结扎。打开膀胱肌层。游离近端输尿管，将膀胱肌瓣与新的输尿管末端缝合。在膀胱的植入部位准备一个黏膜下隧道。输尿管在牵引缝线的帮助下通过黏膜下隧道植入膀胱。随后将输尿管末端与膀胱缝合。必要时可同时行 Boari 膀胱壁肌瓣术及膀胱腰大肌悬吊术。

输尿管阴道瘘（ureterovaginal fistula，UVF）是妇科泌尿专业唯一的急诊病例。一旦确诊或为疑似病例，需要急诊行内镜检查并且置入输尿管支架。

输尿管支架保留 6 周，部分微小瘘管可以自愈。

如果留置输尿管支架无效，需行输尿管膀胱吻合术。

多数情况输尿管阴道瘘发生在输尿管远端 4 cm 以内。

■ 输尿管再植手术（输尿管膀胱吻合术）

适应证

成人：

• 好发于输尿管末端 4 cm。

· 输尿管末端 4 cm 的梗阻等。

儿童：

· 膀胱输尿管反流。

· 输尿管口囊肿等。

禁忌证

· 神经源性膀胱。

· 小容量膀胱。

· 膀胱恶性肿瘤等。

手术原则

· 无张力修复，即在手术结束时再植入的输尿管应没有任何张力。

· 输尿管清创再种植。

· 术后恰当尿液引流。

详细步骤

输尿管下段病变大于 5 cm 时：

· 膀胱腰大肌悬吊术（将膀胱尿道后壁连接于同侧的腰大肌处）。

· Boari 膀胱壁肌瓣术（从膀胱到输尿管开口处的膀胱管状肌瓣），当输尿管缺失达 10 ～ 15 cm，或输尿管移动受限时本手术可通过传统经腹手术、腹腔镜或机器人手术途径完成。

术前评估：

· 除外 UTI。

· 除外神经源性膀胱、小容量膀胱（通过尿流动力学、超声检查）。

· 排除恶性肿瘤（通过超声、膀胱镜检查）。

本手术可通过传统经腹手术、腹腔镜或机器人手术途径完成。

开腹手术：Pfannenstiel 切口（下腹横切口）。患侧皮肤切口稍长，腹壁所有肌层均需切断。患侧需向中部分离腹膜（腹膜外入路）。

- 辨认输尿管并切开膀胱腹膜（图 48-1）。

- 确认梗阻 / 瘘位置（图 48-2）。

- 在输尿管瘘上方位置横断输尿管，其标志为可见正常结构输尿管，尿液可自管腔流出。

- 2-0 不可吸收丝线在远端病变输尿管断端结扎（图 48-3）。

- 打开膀胱旁间隙，以进入膀胱（图 48-4）。

- 膀胱于中线处垂直切开；也可在穹窿处行约 6 cm 长横切口（图 48-5，图 48-6）。

- 游离近端输尿管移动 8 ～ 10 cm（图 48-7）。

- 贯穿缝合近端输尿管以作牵引（图 48-8）。

- 在膀胱内输尿管移植区打水垫（图 48-9）。

- 在水垫一侧切开膀胱黏膜，形成黏膜下层隧道（图 48-10）。

- 在水垫近端切开膀胱（图 48-11），通过牵引缝线牵拉输尿管（图 48-12）并穿过黏膜下隧道（图 48-13，图 48-14）。

- 修整输尿管尖端。

- 剪除牵引缝线。于输尿管四周缝合固定，将输尿管全层缝合至膀胱黏膜层及少部分膀胱肌层（图 48-15）。

- 膀胱隧道起始于原输尿管口内上方，隧道应朝向膀胱颈方向。隧道长度至少为输尿管直径的 3 倍。如果将输尿管植入于膀胱外侧，因此处膀胱游离度较大，可导致输尿管打结[1]。

- 在膀胱外输尿管上方仅缝合一针以更好地将输尿管固定于膀胱上。

- 输尿管内放置双 D-J 支架达肾盂（图 48-16）。或通过 SPC（耻骨上膀胱造口）在输尿管放置一婴儿喂养管（图 48-17）。

- 膀胱腰大肌悬吊术：将膀胱缝合至腰大肌上。这样做的目的是为了降低输尿管植入部位的张力，尤其对于因病变位置需切除较长输尿管时。

- 为此，用手指于膀胱旁间隙分离，在一定程度上游离膀胱（图 48-18）。

• 然后，将游离的膀胱缝合至腰大肌（腰大肌悬吊术）（图 48-19）。

• Boari 肌瓣是由膀胱壁构建的管状结构，用于桥接输尿管。保留同侧膀胱

上动脉（图 48-20 至图 48-24）。

• 行耻骨上膀胱造口术（SPC）。

• SPC 导管和输尿管导管带到腹外。

• 分两层关闭膀胱切口。

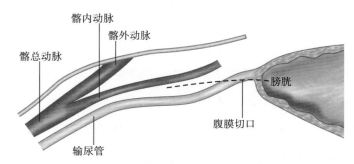

图 48-1 切开输尿管附近腹膜暴露输尿管

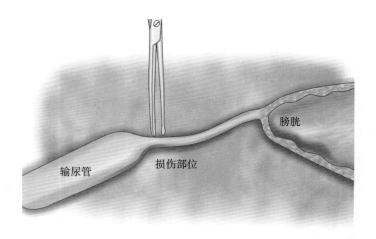

图 48-2 探查输尿管瘘位置，松解周围组织粘连，游离输尿管头端

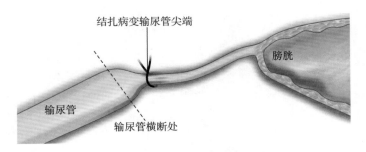

图 48-3　分离输尿管病变部位，于其近端切断，病变端结扎，健侧需无纤维化或瘢痕

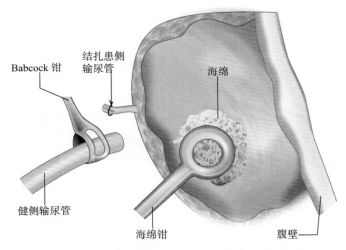

图 48-4　打开膀胱旁间隙，用一块海绵协助分离膀胱

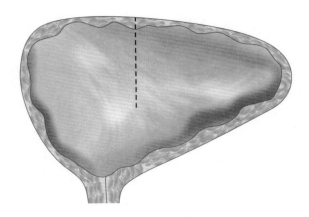

图 48-5　膀胱切口

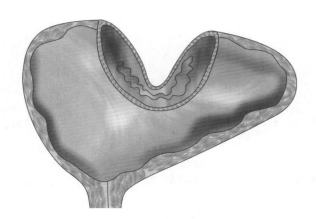

图 48-6　切开膀胱

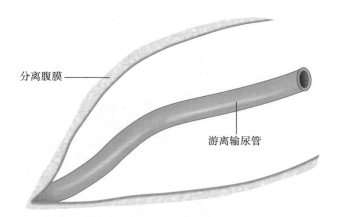

图 48-7　向健侧输尿管头端分离出 8 ～ 10 cm

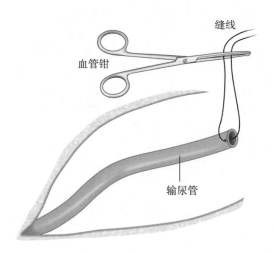

图 48-8　健康输尿管远端全层缝合一条丝线用作牵引线

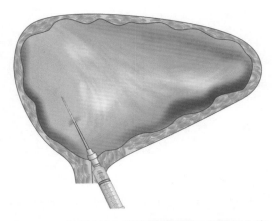

图 48-9　在预计植入输尿管处膀胱内侧壁打水垫

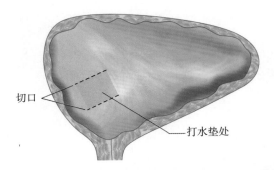

图 48-10　水垫一侧切开膀胱黏膜层，提起并分离黏膜层，构建黏膜下隧道

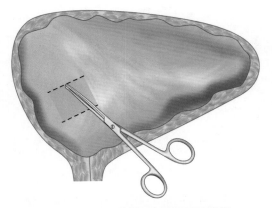

图 48-11　于隧道近端处切开膀胱壁

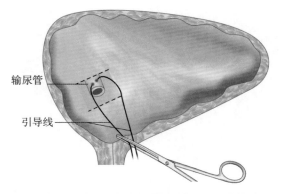

图 48-12　牵拉引导线将输尿管牵至膀胱黏膜下隧道的近端

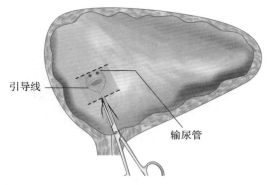

图 48-13　血管钳通过黏膜下隧道牵引输尿管缝线，进一步牵引输尿管通过膀胱黏膜下隧道

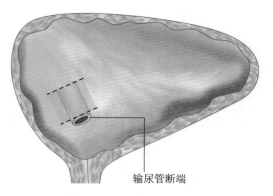

图 48-14　输尿管通过黏膜下隧道开口位于膀胱内

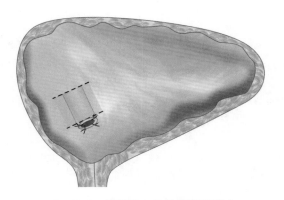

图 48-15　输尿管口与膀胱黏膜缝合

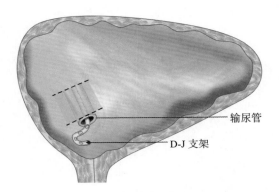

图 48-16　输尿管内放置 D-J 支架

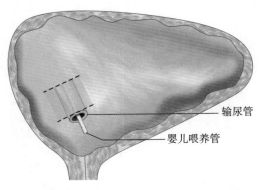

图 48-17　通过耻骨上膀胱切开处向输尿管内放置一根婴儿喂养管

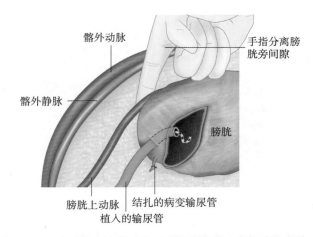

图 48-18　膀胱腰大肌悬吊术（手指分离膀胱旁间隙游离膀胱）

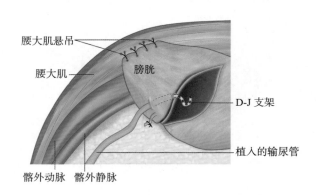

图 48-19　膀胱腰大肌悬吊术（将游离的膀胱缝合至腰大肌上）

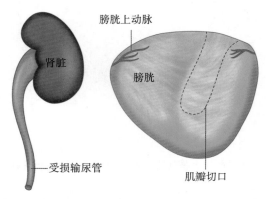

注：必要时，Boari 肌瓣可以延伸至肾盂，保留同侧膀胱上动脉，肌瓣切口如图所示。肌瓣基底部不
窄于 4 cm，否则会导致肌瓣缺血。

图 48-20　Boari 膀胱壁肌瓣（可替代 10 ～ 15 cm 输尿管）

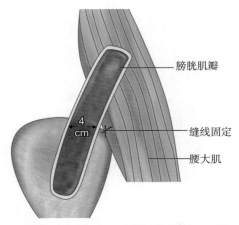

图 48-21　切开膀胱，提出肌瓣，在肌瓣基底部将膀胱壁和腰大肌固定（肌瓣距离越长，为保持
　　　　　其血供，基底部越宽）

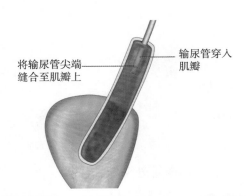

图 48-22　在肌瓣上缘构建黏膜下隧道，输尿管末端 3 ～ 4 cm 穿入该隧道，开口于肌瓣内，输尿管
　　　　　边缘

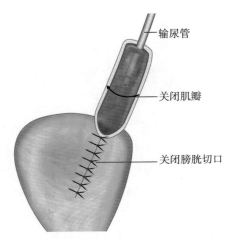

图 48-23　纵行缝合膀胱，缝合肌瓣边缘使之形成管状结构

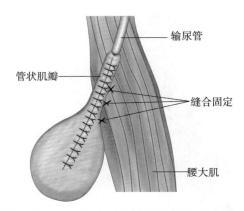

输尿管

管状肌瓣

缝合固定

腰大肌

注：将膀胱固定于腰大肌上，共三针，第一针在膀胱底部，第三针在输尿管开口于管状肌瓣水平，第二针在第一针和第三针之间，Boari 肌瓣创建完成。

图 48-24　肌瓣闭合完成（输尿管植入管状肌瓣）

输尿管囊肿修补术

- 初始步骤相同。

- 输尿管囊肿基底部打水垫。

- 输尿管囊肿基底部切开。

- 沿长轴分离输尿管。

- 切开膀胱外侧在无病变输尿管处横断输尿管。

- 膀胱创面分两层关闭。

- 膀胱内植入区域打水垫。

- 其余手术步骤同前述。

参考文献
（遵从原版图书著录格式）

1.　http：//emedicine.medscape.com/article/1893904-overview#showall.retrievedon11.01.'15.

（刘娜 **译**　常悦 **校**）

第49章　直肠阴道瘘

Manidip Pal

主题词

◆ 结肠分流造口术　　　◆ 肛提肌　　　◆ 会阴切开术

◆ 泻药　　　◆ Martius 移植物　　　◆ 聚乙二醇

摘　要

直肠阴道瘘修补术需在局部炎症消退后进行。切除所有瘢痕和纤维组织，充分游离，放置移植物等是手术成功的关键。在瘘管口处行环形切口，向周围6点和12点位置延伸。广泛分离阴道黏膜，切除瘘管，闭合瘘管边缘，缝合肛提肌。放置 Martius 移植物。然后关闭阴道黏膜。

■ 术前准备

术前一天中午12点前允许进食固体食物。将1袋 Peglec [聚乙二醇 + 电解质；片剂（印度）有限公司，印度金奈] 用1～2 L 水溶解，患者在下午6点开始服用，应在1小时内饮尽。饮用后患者会多次排便。排出水样便，表明肠道已经完全排空。晚餐可进食牛奶或类似的液体产品，不要饮用果汁等含有大量纤维素的食物。然后禁食禁水直到手术。

修复原则

1. 当瘘管处的炎症消退后，再行修补术，修补前可行会阴切开术。

2. 完全切除瘘管，去除所有瘢痕和纤维化组织。

3. 充分游离，保持直肠和结肠的良好活动性，以便无张力闭合。

4. 广泛进行面对面闭合。

5. 移植物植入以改善修复区域血供。

6. 转移结肠造口术，尤适用于放射性肠瘘。3～4个月后重复检查确认瘘口已完全闭合。

手术步骤（图 49-1 至图 49-11）

- 阴道黏膜打水垫。
- 在瘘管阴道部分周围做环形切口。
- 切口向阴道头尾端延伸，且向 6 点及 12 点处延伸。
- 提拉阴道皮瓣。
- 广泛分离阴道周围组织。
- 切开周围所有纤维化组织，使瘘管周围无张力。
- 切开瘘管边缘。
- 3-0 聚乳酸线荷包缝合瘘管切口。使瘘管切口边缘翻入直肠。
- 两侧肛提肌各缝合 2 针，但并不打结。
- 应用 Martius 移植物。
- 肛提肌缝线打结。
- 穿过皮瓣全层闭合阴道黏膜。

如果是阴道下 1/3 的直肠阴道瘘，手术步骤除以下几点外大致相同：

- 直肠触诊瘘管。
- 朝瘘管方向缝合一层筋膜。
- 会阴浅横肌缝合加固 2 针。
- 会阴皮肤皮下闭合。

术后建议

- 术后 6 小时可进流食直到术后 48 小时 → 48 小时后进半流食 2 天 → 恢复正常饮食。
- 2 天后开始服用泻药，同时进半流食。

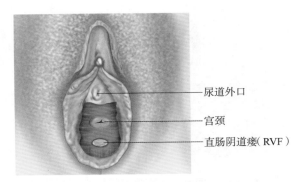

图 49-1 直肠阴道瘘（RVF）位于阴道后壁

尿道外口

宫颈

直肠阴道瘘（RVF）

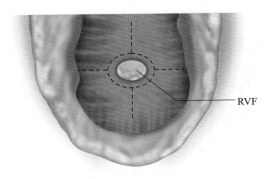

RVF

图 49-2 如图示切开阴道黏膜

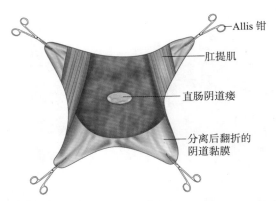

Allis 钳

肛提肌

直肠阴道瘘

分离后翻折的
阴道黏膜

图 49-3 广泛分离阴道黏膜周围组织，完全切开周围的纤维化组织，使瘘管周围无张力，暴露
肛提肌（耻骨直肠肌）

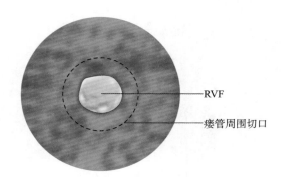

RVF

瘘管周围切口

图 49-4　沿瘘管切开

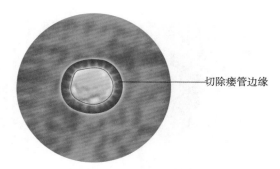

切除瘘管边缘

图 49-5　全层切除瘘管边缘

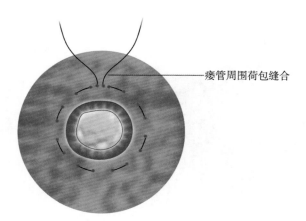

瘘管周围荷包缝合

图 49-6　瘘管周围做荷包缝合

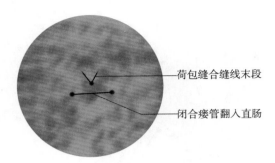

图 49-7 瘘管闭合并翻入直肠

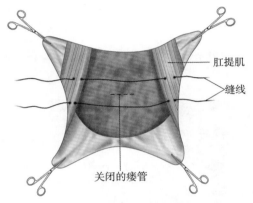

图 49-8 肛提肌缝合 2 针但不打结

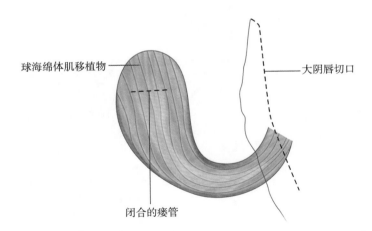

图 49-9 应用 Martius 移植物（操作同输尿管阴道瘘所述。唯一的区别在于球海绵体肌位于更高水平，闭合的瘘管如图中虚线所示）

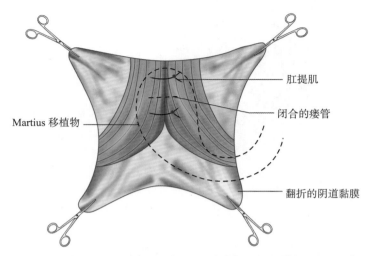

肛提肌

闭合的瘘管

Martius 移植物

翻折的阴道黏膜

图 49-10　肛提肌缝线在移植物上打结闭合（移植体与闭合瘘管如图中虚线所示）

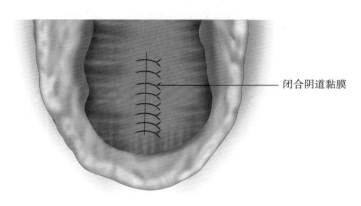

闭合阴道黏膜

图 49-11　闭合阴道黏膜

（刘娜 **译**　常悦 **校**）

第50章 放射性瘘

Manidip Pal

主题词

- 阑尾
- 盲肠
- 自我间歇性清洁导尿
- 逼尿肌无反射
- 端-端吻合
- 回肠新膀胱术
- 回肠
- Mitrofanoff术
- 耻骨上膀胱造瘘术（SPC）
- 输尿管再植术
- 尿流改道术

摘　要

　　在所有类型的瘘中，放射性瘘是最难治疗的一种。可以采用回肠新膀胱术＋输尿管再植术＋Mitrofanoff术的治疗方法。回盲部连接处可作为新的膀胱，可将输尿管再植于此。阑尾可作为尿道开口处，也可行尿流改道术。

　　放射性瘘的治疗非常困难，常常出现手术失败。可采用回肠新膀胱术＋输尿管再植术＋Mitrofanoff术（图50-1）。

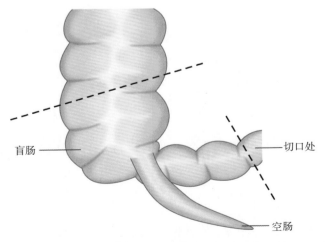

盲肠

切口处

空肠

图 50-1　解剖段回肠新膀胱术＋Mitrofanoff术＋输尿管再植术

■ 手术要点

- 脐下正中切口。

- 分离周围组织游离部分回盲部并切断，但要保留其血液及神经供应。

- 将阑尾从肠系膜处游离，保留其完整血供。

- 端 – 端吻合回盲部断端。

- 在游离肠管的非肠系膜侧切开。

- 将输尿管植入游离的回盲部肠管。

- 随后闭合该游离回盲段肠管使之成为球囊状（由于管状结构的半径较小故在低容量时就已经达到了会导致肾功能恶化的管腔内压，而球囊状由于半径大，故在液体量相同的情况下可维持较低压力，即腔内压力与球囊半径呈负相关[1]）。

- 对新膀胱行耻骨上膀胱造瘘（suprapubic cystostomy，SPC）。

- SPC 和输尿管支架留置于体表。

- 阑尾穿出前腹壁至体表。

- 切开阑尾并固定于前腹壁。

- 用 12 号 Foley 导尿管置入阑尾管腔内，利用阑尾构建膀胱与外界之间的连接通道，称为 Mitrofanoff 术。

术后护理

- SPC 和输尿管支架两周后取出。

- Foley 导尿管两周后取出。

- 通过体表的阑尾日间每隔 3 ～ 4 小时进行 5 ～ 6 次自我间歇性清洁导尿，每晚一次。

如果膀胱组织广泛丧失，先前多次手术未能闭合瘘管，也可考虑进行尿路改道（将输尿管植入乙状结肠，构建回肠膀胱或直肠膀胱）[2]。

逼尿肌无反射的时候也可进行 Mitrofanoff 术。

参考文献
（遵从原版图书著录格式）

1. Gakis G，Stenzl A. Ileal neobladder and its variants. European Urology Supplements. 2010；9：745-53.

2. http：//obgmadeeasy.files.wordpress.com/2011/10/gen.pdf retrieved on. 11.01.'15.

（王小菊 译　常悦 校）

第十篇

先天性畸形整复手术

章节大纲

★ 阴唇阴囊化

★ 阴蒂肥大

★ 阴道成形术（构建新阴道）

★ 阴道隔

★ 泌尿生殖窦

★ 子宫畸形

★ 输卵管重建手术：输卵管吻合术

★ 子宫角后方输卵管植入术

第51章　阴唇阴囊化

Manidip Pal

主题词

◆ 肛门生殖比　　◆ 阴茎头　　◆ 阴唇融合

◆ 阴蒂肥大　　◆ 大阴唇

摘　要

肛门生殖比若大于0.5提示阴唇融合。可以在融合的中部做一个切口，分离双侧阴唇。缝合同侧的内外切缘，继而在双侧成形的大阴唇间暴露出阴道口。

骨盆重建手术包含范围很广，包括任何盆腔器官的重建。本章着重讨论不同盆腔脏器的先天异常整复，如外阴、阴道、子宫和输卵管的异常。

阴唇阴囊化或阴唇融合意味着两侧大阴唇像阴囊样融为一体。在性分化过程中，如果女性胎儿暴露于过量的雄激素（外源性或内源性），就可能发生男性化。如果雄激素暴露发生在妊娠14周之前，有可能出现阴蒂肥大、阴唇阴囊化、阴道口闭塞等。14周之后的雄激素暴露只会导致阴蒂肥大，因为此时尿道口的位置已经固定，因此尿道皱襞不能向前移位，也不可能发生阴唇融合。

■ 肛门生殖比 [1]

肛门与阴唇后联合间的距离与肛门与阴蒂底部间的距离比值，小于0.5提示阴唇融合，需要进一步评估。

手术

通常可自中线切开分离双侧融合的大阴唇（图51-1至图51-5）。

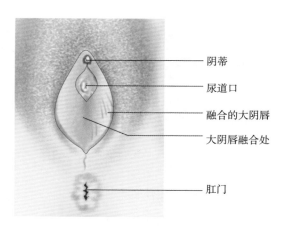

图 51-1　双侧大阴唇于中线处融合

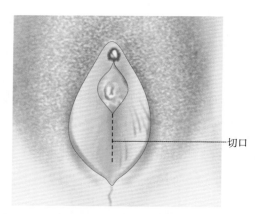

图 51-2　于双侧大阴唇融合处上缘中线近尿道口处游离缘切开，切口向下延伸到阴唇后联合处

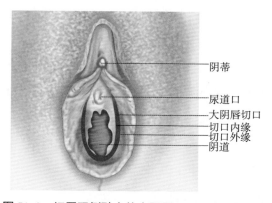

图 51-3　切开双侧融合的大阴唇，可见大阴唇创面

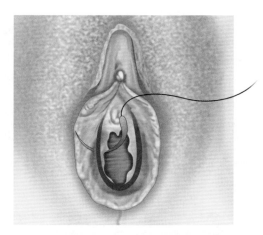

图 51-4　间断缝合大阴唇创面内侧缘与同侧外侧缘

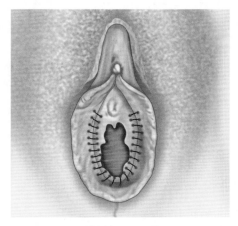

图 51-5　间断缝合双侧大阴唇创面边缘，大阴唇成形

参考文献
（遵从原版图书著录格式）

1. https：//science.nichd.nih.gov/confluence/display/pe/Female+Virilization+-+AG +Ratio +and +Clitoromegaly.

（王小菊 译　常悦 校）

第52章 阴蒂肥大

Manidip Pal

主题词

◆ 阴蒂切断   ◆ 阴蒂头   ◆ T形绷带

◆ 阴蒂感觉   ◆ 阴蒂体   ◆ 男性化

摘 要

阴蒂长度超过 1 cm 被认为是阴蒂肥大。虽然已有多种手术方式，但数据显示单纯的阴蒂切断术效果更好。在双侧基底部做斜楔形切口。不切除阴蒂中心部。阴蒂背静脉位于阴蒂的上表面所以此处切口勿深。然后用止血带系住阴蒂中心后切除。一个指向基底部中心（鱼嘴状）的楔形切口就完成了。严格止血。然后逐层缝合伤口。

阴蒂长度超过 1 cm 被认为是阴蒂肥大（图 52-1）。大阴唇覆盖的阴蒂长度小于 5 mm [1]。

阴蒂长度的计算：前后径 × 横径。

根据国家儿童健康和人类发展研究所资料显示 [2]：阴蒂＞ 35 mm 为阴蒂肥大；＞ 100 mm 为女性男性化。

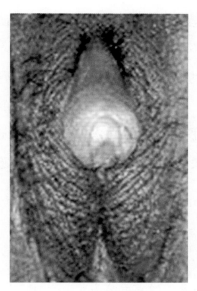

图 52-1　阴蒂肥大

解剖结构（图 52-2）：

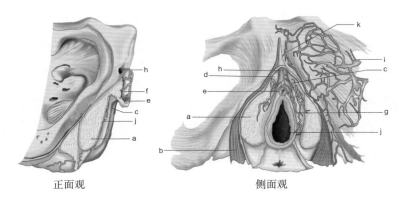

正面观　　　　　　　　　　侧面观

注：意观察阴蒂背静脉（h）的位置，（a）前庭球；（b）阴道括约肌；（c）前庭球中间部静脉丛；（d）右阴蒂脚；（e）阴蒂头；（f）阴蒂体；（g）连通静脉；（h）阴蒂背静脉；（i）闭孔静脉；（j）前庭；（k）阴毛下方静脉。

图 52-2　阴蒂解剖图

（来源：http：//en.wikipedia.org/wiki/Clitoris#mediaviewer/File：Clitoris_diss%C3%A9qu%C3%A9_par_Kobelt_en_1844.jpg）

■ 手术

手术切除肥大的阴蒂有多种方法（图 52-3）。既往共识中认为如果阴蒂头不存在，那么术后的性感觉可能受损。但根据目前的研究观察，包括阴蒂头在内的整个阴蒂的缺失并不妨碍多数女性以后的性生活。事实上，许多外阴完全切除的患者在没有阴蒂的情况下都达到了令人满意的性高潮[3]。相反，由于阴蒂头的血管始终很脆弱，任何需要将阴蒂头与体分离的技术都存在神经血管损伤的风险。因此，在几乎所有的手术中，术后阴蒂感觉都会减弱[4]。因此，简单的阴蒂切断术即可解决问题，而且不会给患者带来更多的手术并发症。

阴蒂扩大切除术

• 用 Allis 钳夹住阴蒂头。

• 在阴蒂底部一侧做一个斜楔形切口（图 52-4）。

• 切口深度：如果阴蒂底部的直径为 2 cm，则一侧的基底部深度为 1 cm。故要在距基底 0.5 cm 深的地方停止切割。

• 用同样的方法在另一侧基底部切开。基底部以同样的方式切割。阴蒂背面切口要比侧壁切口浅，因为阴蒂背静脉是一条大血管，应避免损伤后难以止血。现基底部有 5 ～ 7 mm 宽度的阴蒂体留在基底部。这样的宽度将确保阴蒂的所有主要血管的血供（图 52-5，图 52-6）。

• 在阴蒂中心的底部用 00 聚乳酸缝合线进行缝扎止血。缝合线尾端稍长，血管钳固定（图 52-7）。

• 将阴蒂在缝合线正上方横断（图 52-8）。

• 做斜楔形切口直接指向基底的中心（呈鱼嘴状）（图 52-9）。

• 检查基底有无出血，可缝合止血。

• 如果出血点不易找到，则可能是静脉窦出血所致。然而并不可能缝合所有静脉窦，可以缝合后先不打结，收紧缝线，若血止，则可以打结。

• 止血后，伤口分层闭合。

• 分层闭合也有助于止血。最后一层是皮下组织（图 52-10）。

注意：必须进行恰当的止血，否则可能导致外阴血肿。术后即刻用绷带（T 形绷带）严密包扎，防止血肿形成。

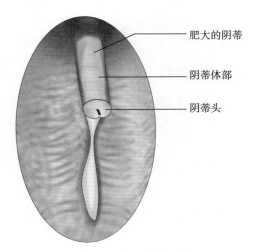

肥大的阴蒂

阴蒂体部

阴蒂头

图 52-3 阴蒂肥大

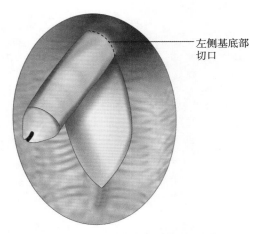

左侧基底部
切口

图 52-4 阴蒂基底部斜切口（左侧）

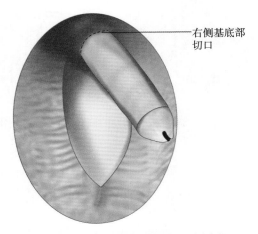

右侧基底部
切口

图 52-5 阴蒂基底部斜切口（右侧）

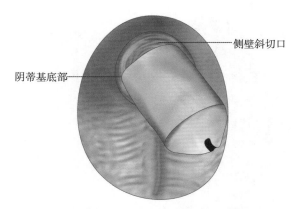

图 52-6 已行侧壁斜切口，部分游离阴蒂，中心部尚未切断

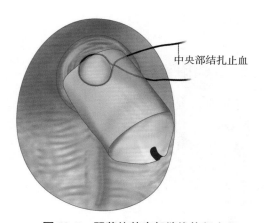

图 52-7 阴蒂体基底部缝线扎紧止血

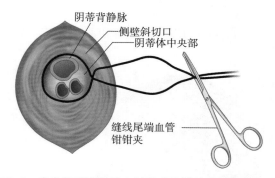

图 52-8 完全切除阴蒂体，结扎止血缝线尾端血管钳钳夹

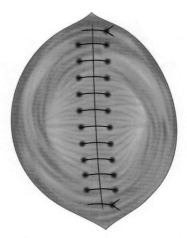

图 52-9　分层缝合阴蒂基底部侧壁斜切口，第一层为锁边缝合

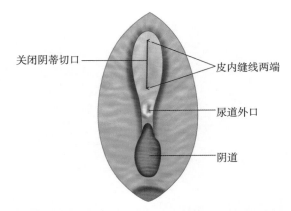

关闭阴蒂切口 —— 皮内缝线两端

尿道外口

阴道

图 52-10　根据创面深度决定缝合层数，通常缝合两层，最后一层为皮内缝合

参考文献
（遵从原版图书著录格式）

1. Kutlu HA，Akbiyik F. Clitoral length in female newborns：a new approach to the assessment of clitoromegaly. Turk J Med Sci. 2011；41：495-99.

2. https：//science.nichd.nih.gov/confluence/display/pe/Female+Virilization+-+AG+Ratio+and+Clitoromegaly retrieved on 01.03.'15.

3. Wheeless CR Jr，Roenneburg ML. Excision of hypertrophied clitoris. In：Atlas of pelvic surgery on-line edition. http：//www.atlasofpelvicsurgery.com/1VulvaandIntroitus/17hyper trophiedclitoris/

chap1sec17.html retrieved on 28.02.'15.

4. Crouch NS，Minto CL，Laio KLM，Woodhouse CR，Creighton SM. Genital sensation after feminizing genitoplasty for congenital adrenal hyperplasia：a pilot study. BJU Int. 2004；93：135-8.

（王小菊 译　常悦 校）

第53章 阴道成形术（构建新阴道）

Manidop Pal

主题词

◆ 羊膜移植	◆ McIndoe 阴道成形术	◆ 直肠镜
◆ 剖宫产术	◆ 模具	◆ 皮肤移植
◆ 避孕套	◆ 黏膜与皮肤交接	◆ 阴道发育不全
◆ 阴道盲端	◆ 新阴道	
◆ Humbe 皮刀	◆ 聚乙二醇	

摘 要

阴道发育不全矫正手术。McIndoe 阴道成形术是最常用的手术。在黏膜皮肤交界处做椭圆形切口。将闭合的剪刀从切口中央向内推，使剪刀片打开，这样就产生了一些空间。在中央部的两边重复这个过程，随着深度的增加就会创造出新的阴道空间，采用羊膜移植或浅表皮肤移植。准备一个安全套模具，将移植物戴在上面并缝合，一并插入新阴道。移植物的下缘与新阴道外缘缝合。术后新阴道扩张从 21 天开始，持续到 6 个月。

这个手术是在阴道发育不全的情况下进行的，可以是完全没有阴道或仅有阴道盲端。做这种手术的目的是为了使患者能够拥有性生活。但是如果没有功能良好的子宫就不存在生育的可能性，故在做该手术前应充分向患者告知。

手术时机的选择：以前的标准是结婚前 6 个月左右手术，但随着当今社会情况的改变，任何伴有该畸形的成年女性只要有性生活的打算都可以做这种手术。

术前辅导：术后应鼓励患者定期对新阴道进行扩张，否则会导致新阴道狭窄。

术前准备：应做充分的肠道准备，预防性应用口服抗生素。环丙沙星 500 mg 每日 2 次，每次 1 片，饭后服用，共 5 天；甲硝唑 400 mg，每日 3 次，饭后服用，共 5 天。手术前一天中午 12 点吃午餐，午餐后不允许再吃固体食物。用 1 ～ 2 L 水溶解 1 包 Peglec[（聚乙二醇＋电解质；（印度，金奈）]，下午 6 点开始饮用，1 小时内服完。接下来的两小时内患者会多次排便，最后排出水样便表示肠道已完全清空。晚餐只能进食牛奶或类似流食。果汁是不允许的，也就是说含有颗粒的液体食物是不允许的。晚饭后应禁食直到手术。

■ McINDOE 阴道成形术

患者取膀胱截石位，分开外阴（大阴唇和小阴唇）后从上向下可以看到以下结构：尿道外口、平坦的粉红色黏膜（阴道盲端）、黏膜皮肤连接、会阴皮肤和肛门（图 53-1）。

黏膜 - 皮肤交界处是位于膀胱阴道隔和直肠阴道隔之间的疏松黏膜组织 / 结缔组织平面。该区域用两把 Allis 钳固定，一把在右侧，另一把在左侧。在黏膜皮肤交界处做横切或椭圆形切口（图 53-2 至图 53-4）。

将闭合的组织剪从切口中央向内推，再张开组织剪，这样就产生了空间（图 53-5）。在任何一边随着剪刀再次闭合、打开，新空间被重新创建（图 53-6）。如果需要可以将中间的组织剥离。完成一个平面后向内进入下一个平面。这是一个钝锐性分离相结合的过程，以此方式一直到阴道盲端未打开的那一层。如果在到达阴道盲端前已经分离出了约 10 cm 的长度，那么就不需要再继续分离了。任何出血点都应彻底止血。可以用生理盐水清洗以清除组织碎片。

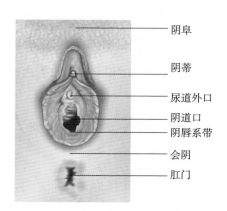

图 53-1　正常女性外阴及阴道外观

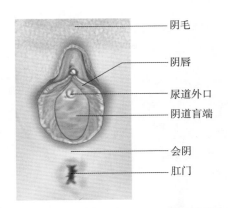

阴毛

阴唇

尿道外口

阴道盲端

会阴

肛门

图 53-2　阴道发育不全（可见阴道盲端）

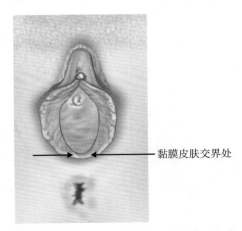

黏膜皮肤交界处

图 53-3　黏膜皮肤交界处（阴道黏膜的末端与会阴皮肤起始部交界处）

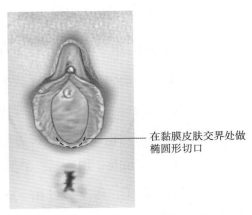

在黏膜皮肤交界处做
椭圆形切口

图 53-4　在黏膜皮肤交界处做椭圆形切口或横切口

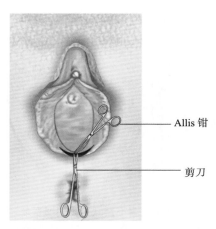

图 53-5　Allis 钳钳夹皮肤交界处椭圆形切口的上缘（用组织剪分离出阴道黏膜与会阴皮肤之间的空间）

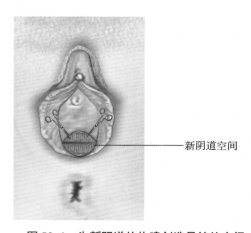

图 53-6　为新阴道的构建创造足够的空间

　　准备移植物：羊膜移植是一个很好的选择，可以从同时进行的选择性剖宫产手术中获取。取适当大小的羊膜 15 cm × 10 cm 在生理盐水中浸泡直至使用。此外，还可采用皮肤移植（浅表厚度）。本例中，移植物由 Humbe 皮刀从大腿前外侧取出，可以在整形外科医生的帮助下进行植皮手术。将移植物浸泡在生理盐水中直至使用。供体区用 sofra-tulle（用石蜡、新霉素、羊毛脂浸渍的敷料；Hoechst Marion Roussel Ltd，孟买，印度）包扎。皮肤移植缺点在于供体区的愈合问题。

用男用避孕套制作模具（图 53-7）。将纱布片插入避孕套内，用丝线将避孕套口扎紧。避孕套模具的长度等于新阴道的长度，直径在 3 ～ 4 cm。然后将移植物包裹在模具上。在羊膜移植的情况下，蜕膜附着面应位于外表面；在皮肤移植的情况下，皮下面应位于外表面。包裹模具后，将其重叠区域全部切除，并将模具表面移植物纵向边缘相互缝合，顶部边缘也相互缝合，下边缘保持开放以便稍后与新阴道开口边缘缝合（图 53-8）。

现在避孕套和移植物一起被植入新阴道。移植物下缘与新阴道开口缘四周缝合。为了在术后保持模具的位置，可以使用一个紧绷的 T 形绷带固定。一些外科医生将双侧大阴唇在模具下方缝合（图 53-9 至图 53-11）。

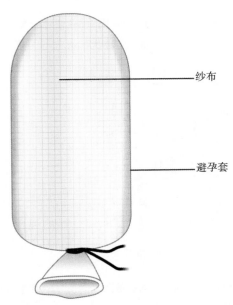

纱布

避孕套

图 53-7　准备避孕套模具 [避孕套内填置纱布，尽管在避孕套外面看不到纱布，但是为了便于理解图中亦展示纱布（可用海绵代替纱布），避孕套模具的长度等于构建的新阴道的长度，直径 3 ～ 4 cm，避孕套的口用线系紧]

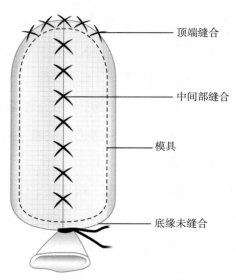

图 53-8　用虚线表示移植物与模具套叠在一起，在中间部移植物的两侧边缘相互缝合，顶部也缝合，底部保持开放

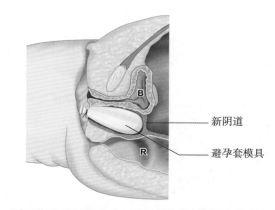

图 53-9　避孕套模具与移植物一同被放入新阴道（B= 膀胱；R= 直肠）

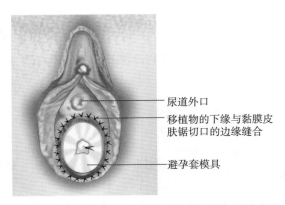

尿道外口

移植物的下缘与黏膜皮肤锯切口的边缘缝合

避孕套模具

图 53-10　移植物下缘与新阴道开口缘四周缝合

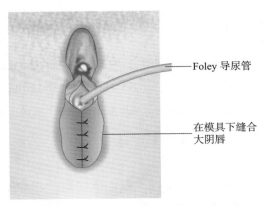

Foley 导尿管

在模具下缝合大阴唇

图 53-11　为了在术后固定模具一些外科医生将两侧大阴唇缝合在模具下面

应用皮瓣可以提高移植成功率。

术后建议：患者禁食、静脉输液 3 天，之后流食 2 天，接下来半流质饮食 2 天，此时可以开始应用缓泻药，之后可以进食高纤维饮食，缓泻药持续使用 2 ～ 3 周。术后 5 天取出 Foley 尿管及避孕套模具。

从取出模具到术后第 20 天，每日两次用生理盐水冲洗新阴道；从术后第 21 天开始，用机械扩张器对新阴道进行长达 6 个月的扩张。人工阴茎形式的机械扩张器可以在市场上买到。如果没有机械扩张器，可以使用直肠镜对新阴道进行扩张。患者可在 6 个月后进行性生活。

（万艳 **译**　常悦 **校**）

第54章　阴道隔

Manidop Pal

主题词

◆ 双宫颈　　　　　　　◆ 切开引流　　　　　　◆ 部分型阴道隔

◆ 完全型阴道隔　　　　◆ 阴道口　　　　　　　◆ 单宫颈

◆ 十字形　　　　　　　◆ 米勒管

━━━━━━━━━━　摘　要　━━━━━━━━━━

　　阴道隔有两种类型，横膈和纵隔。对于纵隔切除，可以用分离钳钳夹于阴道前壁纵隔附着处近端，在钳夹的下方切开并结扎，该系列动作可以切开从阴道前壁到阴道后壁的隔膜。对于横膈切除，可以从12点至6点处将横膈切为两半，随后从阴道壁切除隔膜，再通过缝合创面的近端和远端边缘来闭合创面。

　　阴道隔可以是横膈也可以是纵隔。纵向隔膜可能是完全型纵隔也可能是部分型纵隔（图54-1）。

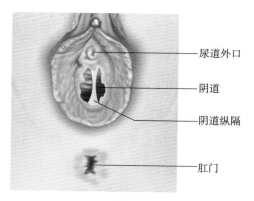

尿道外口

阴道

阴道纵隔

肛门

图 54-1　阴道纵隔（前后观）

隔膜切除术

阴道隔是有血管供应的，因此，手术切除时应注意止血。

■ 阴道纵隔

直血管钳钳夹阴道口靠近阴道前壁的隔膜（图54-2），在钳夹下方切开（图54-3），钳夹处上方的隔膜用00聚乳酸线缝合（图54-4）。松开动脉钳，再次钳夹附着于阴道前壁近端的纵隔，用同样的方法切开、缝合。像这样分离纵隔并缝扎到其最远端区域（图54-5，图54-6）。

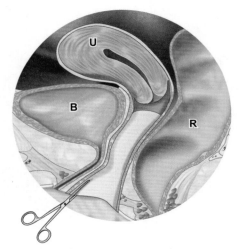

注：（第一把钳子夹钳靠近阴道前壁的纵隔上缘，B=膀胱；U=子宫，R=直肠）。

图54-2　阴道纵隔（矢状面）

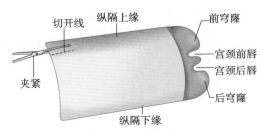

图54-3　在钳夹处下方的隔膜上做第一个切口

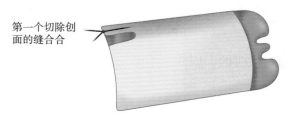

图 54-4　创面缝合结扎

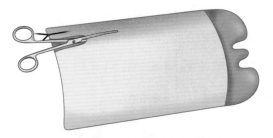

图 54-5　靠近阴道前壁纵隔的第二次钳夹

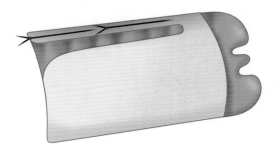

图 54-6　第二次钳夹区域的切开、结扎

　　同法切开、缝合附着于阴道后壁的隔膜。如果是双宫颈，就只剩下穹隆处的残余纵隔了。如果是单宫颈，阴道纵隔的内缘通常与穹隆处没有任何连接，在这种情况下，切除阴道前后壁的附着将移除整个纵隔（图 54-7 至图 54-9）。

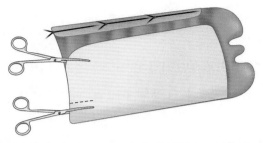

图 54-7　阴道前壁附着处的隔膜分离已完成，纵隔上缘用 Allis 钳固定。第一次夹钳附着于阴道
后壁的纵隔

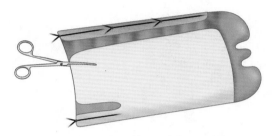

图 54-8　纵隔下缘第一次切开、缝合

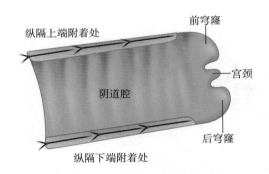

图 54-9　纵隔下部完全脱离阴道后壁，现在可以看到阴道全貌

　　在双宫颈中，不需要用血管钳钳夹即可切除缝扎纵隔内缘，此时用血管钳钳夹纵隔稍有困难。首先用 00 聚乳酸线从上端开始结扎，然后在缝合处下方切开，没必要一次结扎整个纵隔，较为理想的处理方法应是根据该区域长度分 3～4 次结扎，最后检查并确保充分止血。

■ 阴道横膈

阴道横膈通常位于阴道的上 1/3 和下 2/3 之间（图 54-10，图 54-11），阴道上 1/3 来自米勒管，下 2/3 来自泌尿生殖窦。阴道横膈有两种类型：完全型和部分型。

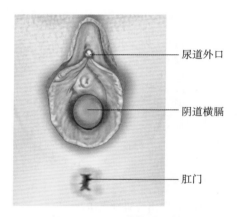

尿道外口

阴道横膈

肛门

图 54-10　阴道横膈（前后观）

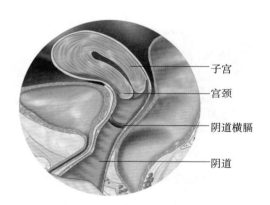

子宫

宫颈

阴道横膈

阴道

图 54-11　阴道横膈（矢状面）

手术时机：阴道完全横膈的患者来就诊时通常在横膈后方存在大量经血不能流出，所以首要进行切开和引流。可临时在隔膜中央做一个切口，充分引流存留的经血，待 6 ～ 8 周后再行阴道横膈切除术。

手术步骤：如果是部分型横膈，则在 12 点到 6 点之间做切口。如果是已切开引流的完全型横膈，则用 Allis 钳钳夹住切口边缘，向上延伸至阴道壁的

12 点位置，向下延伸至 6 点位置（图 54-12，图 54-13）。

　　用手术刀从阴道壁切除隔膜，或可电刀切除。横膈切除后可以清楚地看到其后的子宫颈（图 54-14 至图 54-17）。

　　阴道壁四周的创面可以用 2-0 聚乳酸线缝合（图 54-18）。

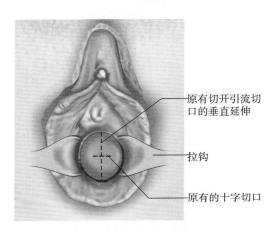

图 54-12　将拉钩侧向放置以暴露阴道横膈（在完全型阴道横膈中，做与原有切开引流切口相垂直的十字切口，从 12 点到 6 点方向延伸将横膈平分为左右两部分）

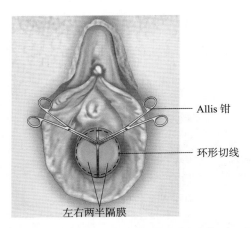

图 54-13　用两把 Allis 钳钳夹左右两半隔膜，用手术刀从 12 点到 6 点方向将隔膜从阴道附着处分离

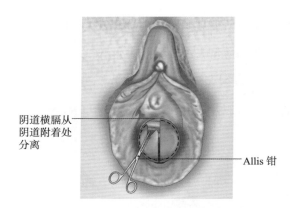

图 54-14 阴道横膈从阴道附着处分离

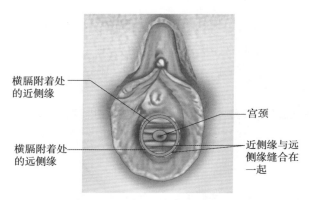

图 54-15 自阴道壁附着处切除横膈，横膈切除后可以清晰地看到位于其后方的子宫颈，缝合切缘的近端和远端

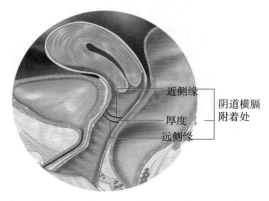

图 54-16 阴道横膈切除后的矢状面（由于阴道隔膜被切除，需要充分止血并封闭周围的创面）

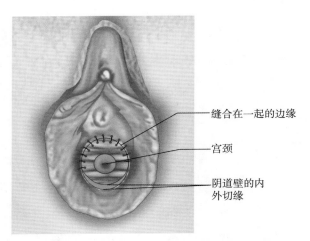

缝合在一起的边缘

宫颈

阴道壁的内
外切缘

图54-17　阴道的创面缝合，部分区域已经缝合，子宫颈清晰可见

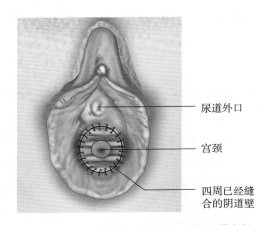

尿道外口

宫颈

四周已经缝
合的阴道壁

图54-18　阴道创面完全闭合后的阴道全长

（万艳 译　常悦 校）

第55章　泌尿生殖窦

Manidop Pal

主题词

◆ 骨形态发生蛋白 4	◆ 副中肾管	◆ 失盐型
◆ 阴蒂肥大	◆ 小儿 Foley 导管	◆ 阴道窦球
◆ 汇合处	◆ 会阴牵引	◆ 肛门括约肌上
◆ 生殖器造影	◆ 阴茎	◆ 阴道板
◆ 肛门括约肌下	◆ 后皮瓣技术	◆ 阴道窦球连接处
◆ 米勒管	◆ Prader 分类	◆ Wolfian 导管
	◆ PVE 分类	

摘　要

先天性泌尿生殖窦畸形是指阴道窦球与米勒管尾端存在融合缺损。PVE 分类很好地显示了生殖器官模糊和泌尿生殖窦异常。另一种分类方法将先天性异常分为肛门括约肌上异常和肛门括约肌下泌尿生殖窦异常。可以通过做逆行性生殖器造影来诊断。可在小儿 Foley 导管指导下切开泌尿生殖窦。阴道区域在下半部分被打开，然后缝合创面。当我们发现将阴道从它的下层结构中分离出来并下移困难的时候，可以使用后瓣技术。如遇肛门括约肌上泌尿生殖窦异常，需行经会阴牵引阴道成形术。

尿道由 Wolfian 导管发展而来，生殖道由其邻近的米勒管发展而来。Wolfian 导管尾部形成尿道，经尿道外口与外界环境相通。米勒管尾端形成阴道的上 1/3，阴道的下 2/3 由阴道窦球（泌尿生殖窦的衍生物）形成。当融合的米勒管的实性尖端部分接触泌尿生殖窦时，2 个实性部分从泌尿生殖窦向米勒管伸出，这就是所谓的阴道窦球。阴道窦球增殖并形成实性阴道板。至妊娠 20 周时，整个阴道板形成管道，故而形成中空的阴道（图 55-1 至图 55-3）[1]。

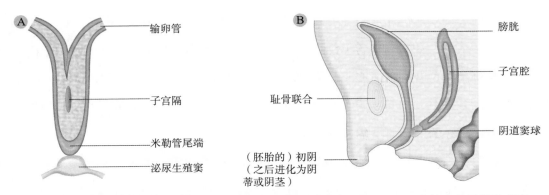

图 55-1 副中肾管尾端（米勒管）触及泌尿生殖窦（妊娠 9 周胎儿），在触点处阴道窦球开始发育（A：冠状面；B：矢状面）

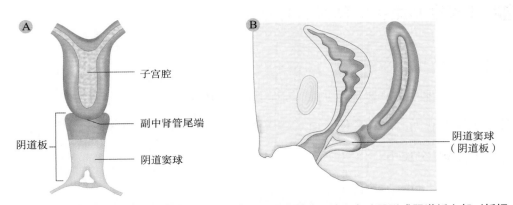

图 55-2 阴道窦球进化形成阴道板，副中肾管尾端同样进化并且有助于形成阴道板上部（妊娠 12 周胎儿）（A：冠状面；B：矢状面）

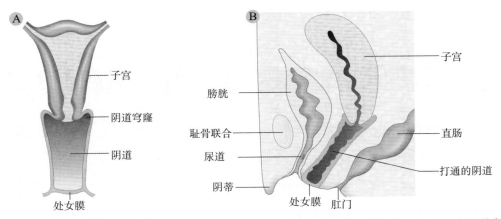

图 55-3 阴道板形成管状，可见阴道全长，阴道上 1/3 由副中肾管尾端形成；下 1/3 由阴道窦球（泌尿生殖窦）形成（新生胎儿，A：冠状面；B：矢状面）

目前，由于基因组和分子在啮齿动物模型中的发现，阴道的双重起源受到了挑战，认为全阴道源自米勒管。（骨形态发生蛋白 4BMP4）重塑中胚层来源的米勒管使其进入阴道原基。因此，阴道表现出与子宫不同的特征，包括分层的鳞状上皮以及对抗米勒管激素的不敏感性。阴道窦（阴道下 1/3）是由体外 BMP4 介导的米勒管尾侧延伸形成的 [2]。

我们在临床上有时会遇到一些先天性异常：尿道和阴道的末端是一个通道，而不是尿道外口和阴道口各自独立，不管有何争议，这种情况均被称为泌尿生殖窦异常。

■ 先天性泌尿生殖窦畸形的分类

PVE 分类 [3]

对生殖器模糊和泌尿生殖窦畸形的理想描述应包括男性化程度、阴茎大小、外生殖器外观和阴道融合处相对于膀胱颈和会阴裂孔的实际位置。

在 PVE 分类中：

P →拉伸的阴茎的长度和宽度。

V →根据膀胱颈到阴道的距离和阴道到会阴裂孔的距离判断阴道的实际位置。

E →外生殖器外观或 Prader 分类。

表 55-1 Prader 分类 [4]

级别	特征
I	阴蒂肥大及正常女性外生殖器外观
II	阴蒂肥大伴泌尿生殖窦
III	阴蒂肥大伴深且窄的泌尿生殖窦和高位的尿道阴道融合
IV	出现阴茎和较小的泌尿生殖道开口
V	正常的男性外生殖器外观

其他的分类

低位融合性泌尿生殖窦异常（肛门括约肌下方）：共同通道较短。

· 尿道开口靠近其正常位置。

· 阴道长度基本正常。

· 阴道与括约肌下方的尿道相通。

· 高位融合性泌尿生殖窦异常（肛门括约肌上方）：共同通道较长。

· 尿道开口在阴道内部。

· 阴道相当短。

· 阴道与括约肌上方的尿道相连（图55-4）。

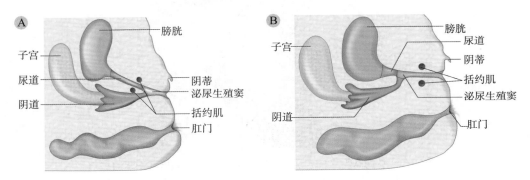

注：A：低位汇合性泌尿生殖窦异常；B：高位汇合性泌尿生殖窦异常。

图55-4　泌尿生殖窦异常

诊断

临床检查：通常在婴儿期诊断出异常（图55-5）。

生殖器造影（图55-6，图55-7）：

· X线评估内部生殖器官。

· 通常要做逆行性生殖器造影。

· 造影剂通过Foley导管从常规开口注入，随后进行X光检查。

· 根据膀胱颈到阴道的距离、阴道到会阴裂孔的距离可以得到阴道的实际位置。

　　内窥镜检查：膀胱尿道镜、宫腔镜等可以直观地显示出异常形态，在插入 Foley 导管困难时也可辅助评估。

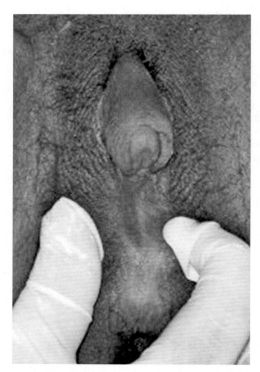

图 55-5　伴阴蒂肥大的泌尿生殖窦，手指分开阴唇显示无阴道口

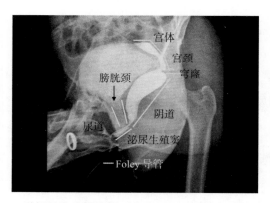

图 55-6　逆行性生殖器造影（小儿 Foley 导管尖端在阴道内）

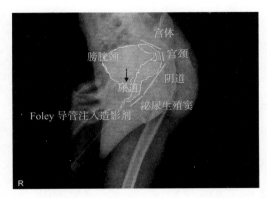

图 55-7　逆行性生殖器造影（小儿 Foley 导管用黄线标记）

治疗

　　可以选择手术矫正进行治疗。在矫正之前必须进行详尽的咨询，解释手术的优点和缺点，以及判断他们的社会心理影响力；同时要告知可能需要在青春期后期进行二次手术矫正。对于失盐型先天性肾上腺皮质增生症患者，术前需进行电解质（Na^+、K^+、Ca^{2+}、HCO_3^- 等）评估。

手术矫正泌尿生殖窦

　　• 用 Allis 钳将阴蒂提起，也可以用 Allis 钳固定泌尿生殖窦开口的外侧（图 55-8）。

　　• 通过泌尿生殖窦插入小儿 Foley 导管至膀胱，然后给球囊充气。

　　• 在泌尿生殖窦处做中线切口（图 55-9）。

　　• 暴露泌尿生殖窦后，可以清晰地看到尿道腔和阴道腔由结缔组织分隔开。

　　• 小儿导尿管位于尿道内，经阴道置入一小片波纹橡胶片，确认阴道开放（图 55-10）。

　　• 用 Allis 钳钳夹阴道边缘，使阴道与下层组织游离，这样做是为了使最终的阴道无张力缝合，因此应确保阴道与底层组织充分分离（图 55-11）。

　　• 现在形成阴道瓣（图 55-12），该皮瓣被带到泌尿生殖窦的下缘，然后将阴道皮瓣边缘与泌尿生殖窦边缘缝合（图 55-13），这样就形成了一个漂亮的阴道口。

· 在上部可见泌尿生殖窦的切缘。在右侧，右外切缘与右内切缘缝合，左侧也做相同的处理（图 55-14）。这样就形成了一个漂亮的外阴，底部是阴道口，上面是尿道口（图 55-15，图 55-16）。

当发现将阴道与下层组织分离并将其下移有困难时，可以采用后皮瓣技术（Fortunoff and coworkers [5]）矫正泌尿生殖窦。

· 在会阴皮肤上做一个倒 U 形切口，切口的两端位于靠近直肠的会阴体两侧（图 55-17）。

· 从底层结构上剥离皮肤并向下延伸（图 55-18）。

· 切口应足够宽，以便在与阴道边缘缝合时有足够多的皮肤可用，这样缝合才不会产生张力。

· 从外部开口向下切开泌尿生殖窦（图 55-19），切口的长度取决于尿道和阴道之间的连接。

· 打开泌尿生殖窦，可以分别看到尿道腔和阴道腔，它们之间的组织也可见（图 55-20）。

· 将后皮瓣移近阴道边缘，这种移动不应产生任何张力，如果张力出现就应该分离更多的组织。皮肤边缘与阴道边缘进行缝合。

· 在上部可见泌尿生殖窦的原始边缘。在右侧，外切缘与内切缘缝合，左边进行同样的处理。现在形成了一个漂亮的外阴，底部是阴道口，上面是尿道口（图 55-21）。

若为高位融合性泌尿生殖窦异常，可以做经会阴牵引阴道成形术（Hendren 术 [6]）。

· 通过泌尿生殖窦将小儿 Foley 导管插入阴道腔，气囊充气（图 55-22）。如置管有困难，可在膀胱镜引导下插入。

· 在泌尿生殖窦开口处纵向做小切口，一定程度暴露泌尿生殖窦，使尿道外括约肌恢复正常位置。

• 在会阴可触及导管管球囊的区域做一个倒 U 形切口，对 Foley 导管进行牵引，以正确感觉阴道窦连接处的位置（图 55-23）。

• 将皮肤从底层结构上分离，上下皮瓣均分离。

• 在后侧沿直肠前壁剥离，直至发现阴道；阴道可以通过 Foley 导管球囊的感觉来感知（图 55-24）。

• 在 Foley 导管球囊上方的阴道上做一个切口，一旦看到球囊则证实为阴道腔（图 55-25）。

• 阴道腔未完全横切，只切开前壁。

• 为了自由进入阴道后壁，用直角钳缓慢通过阴道后壁对其进行钝性剥离（图 55-26）。直角钳穿过阴道后部的整个宽度后打开它的尖端，以构建更多的空间。

• 现在将吊带穿过后部空间，通过拉动吊带阴道可被抬高（图 55-27）。

• 界限分明的阴道被完全横切。

• 用两把 Allis 钳钳夹住阴道边缘（图 55-28）。

• 尿道的间隙用 000 聚乳酸线闭合。

• 用 Allis 钳向下拉阴道，在阴道和膀胱之间进行分离。将膀胱颈与阴道分开一段相当长的距离，使尿道闭合和阴道闭合均保持无张力（图 55-29）。

• 将后皮瓣缝合到阴道边缘（图 55-30），阴道旁保留引流通道。

• 移走拉钩，为减小张力在前皮瓣的两侧进行切口（图 55-31，图 55-32）。

• 现在将顶端和中间皮瓣的邻近区域缝合到阴道前缘（图 55-33）。

• 接下来将剩余的边缘与相应的创面缝合（图 55-34）。

• 在关闭所有皮肤缺损后，可以看到阴道口成形，尿道也与其分开。

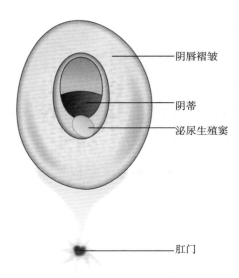

图 55-8　泌尿生殖窦（正面观）

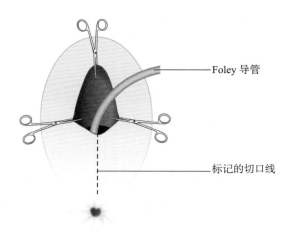

图 55-9　Foley 导管通过泌尿生殖窦插入膀胱；建议切口从泌尿生殖窦边缘开始向下以显露内尿道

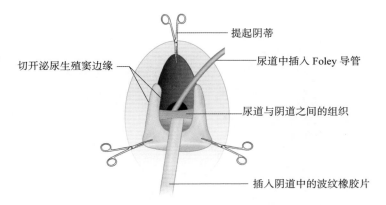

提起阴蒂

切开泌尿生殖窦边缘

尿道中插入 Foley 导管

尿道与阴道之间的组织

插入阴道中的波纹橡胶片

图 55-10　小儿导尿管在尿道中，将一块波纹橡胶片插入阴道

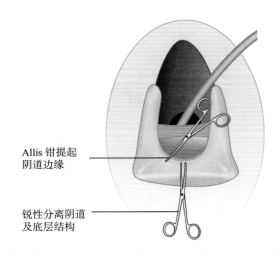

Allis 钳提起
阴道边缘

锐性分离阴道
及底层结构

图 55-11　暴露的阴道边缘用 Allis 钳提起，然后锐性分离阴道及底层结构

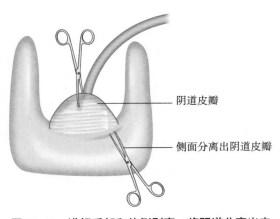

阴道皮瓣

侧面分离出阴道皮瓣

图 55-12　进行后部和外侧剥离，将阴道分离出来

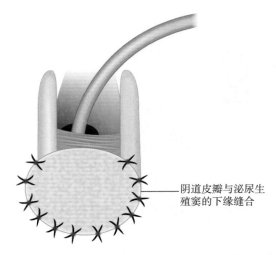

图 55-13　然后将分离出的阴道皮瓣与泌尿生殖窦的下缘缝合

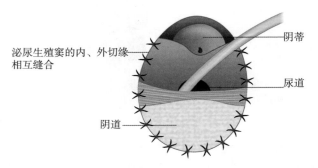

图 55-14　在上部，泌尿生殖窦的内、外切缘相互缝合，另一边也做相同的处理

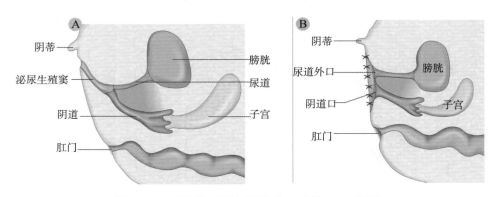

图 55-15　泌尿生殖窦矢状面（A：术前；B：术后）

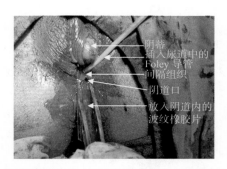

图 55-16　泌尿生殖窦异常重建（现在可以看到已分离开的尿道口和阴道口）

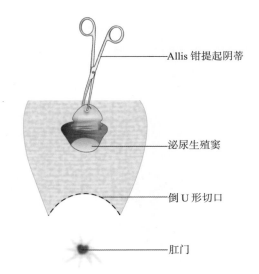

图 55-17　阴蒂被 Allis 钳提起，阴蒂下方可见泌尿生殖窦，在会阴皮肤上做一个倒 U 形切口，切口的末端在靠近直肠的会阴体两侧

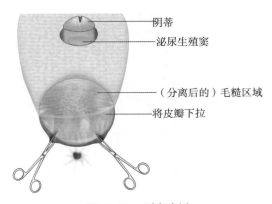

图 55-18　剥离皮瓣

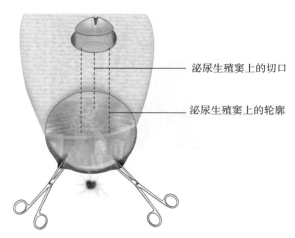

图 55-19　从泌尿生殖窦开口向下做纵行切口以暴露尿道和阴道口

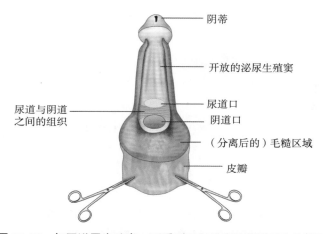

图 55-20　打开泌尿生殖窦，可看到已经分离的尿道腔和阴道腔

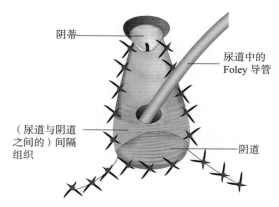

图 55-21　后侧皮瓣拉近阴道边缘相互缝合，从而形成一个正常的阴道口；泌尿生殖窦的上切缘
在两边相互缝合

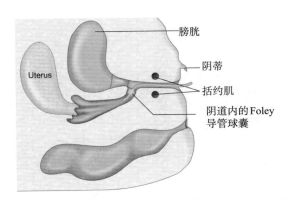

图 55-22　小儿 Foley 导管通过泌尿生殖窦插入阴道，气囊充气

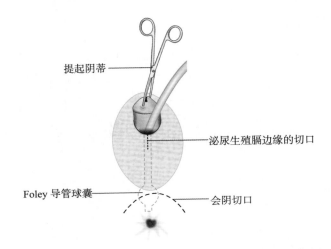

图 55-23　在泌尿生殖窦开口处做纵向小切口，在一定程度上暴露泌尿生殖窦

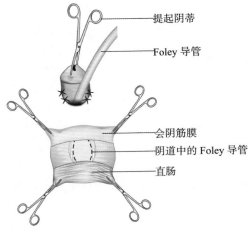

图 55-24　暴露切开区域以到达 Foley 导管球囊区，即阴道腔区

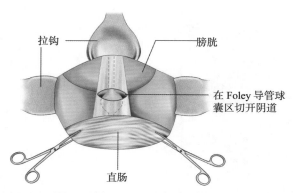

图 55-25　上面的拉钩拉开阴道筋膜从而暴露膀胱颈，在 Foley 导管球囊区切开阴道

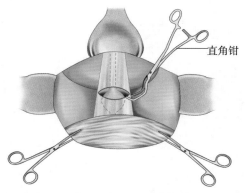

图 55-26　用直角钳打开阴道后侧进入阴道后壁，从而扩大分离面积直角钳

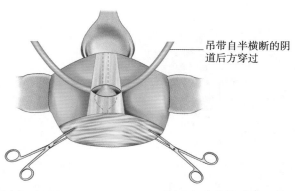

图 55-27　自阴道后方间隙内穿过一条吊带，通过提拉吊带可充分暴露阴道边界以便完全横断阴道

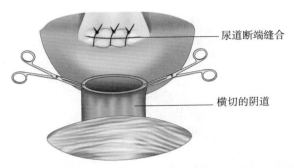

尿道断端缝合

横切的阴道

图 55-28 阴道完全横切，用两把 Allis 钳钳夹阴道切缘

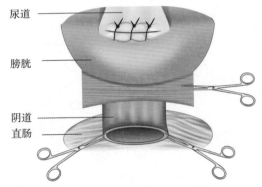

尿道

膀胱

阴道
直肠

图 55-29 将阴道与膀胱分离出足够距离，使膀胱颈、尿道封闭区、阴道封闭区全部无张力

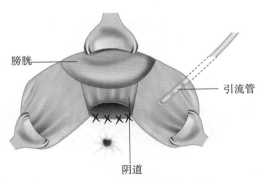

膀胱

引流管

阴道

图 55-30 后皮瓣与一侧阴道边缘缝合

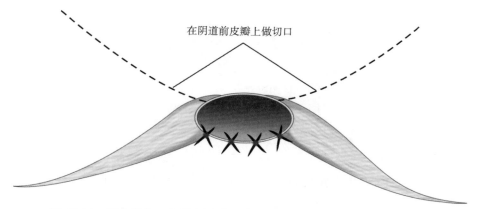

在阴道前皮瓣上做切口

图 55-31　移走拉钩，在前皮瓣的两侧切开，这样是为了使闭合减小张力

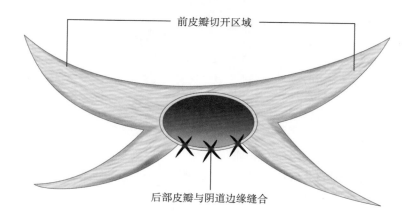

前皮瓣切开区域

后部皮瓣与阴道边缘缝合

图 55-32　在两侧切开前部皮肤

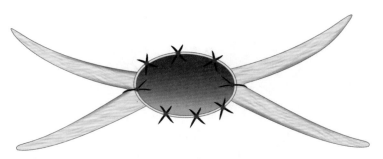

图 55-33　前皮瓣与阴道上缘缝合，侧皮瓣尖端也缝合在阴道边缘

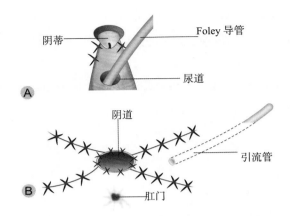

图 55-34　最终的结果（阴道被分离，拥有独立阴道口；尿道外口与尿道也已成为独立的整体）

术后护理

• 保留 Foley 导管数天直到周围水肿消退。如为"经会阴牵引阴道成形术"，则留置导管 2 周。

• 外阴压迫 24 小时以减少切口血肿的发生率。

• 严格监测排尿情况，特别是在失盐型的各种先天性肾上腺皮质增生症的情况下。

• 必须进行电解质（Na^+、K^+、Ca^{2+}、HCO_3^- 等）的评估。

参考文献
（遵从原版图书著录格式）

1. Sadler TW. Urogenital system. In：Langman's Medical Embryology. 11th edn. New Delhi：Wolters Kluwer（India）Pvt. Ltd. 2010；235-63.

2. Cai Y. Revisiting old vaginal topics：conversion of the Müllerian vagina and origin of the "sinus" vagina. Int J Dev Biol. 2009；53：925-34.

3. Rink RC，Adams MC，Misseri R. A new classification for genital ambiguity and urogenital sinus anomalies. BJU Int. 2005；95：638-42.

4. Grady. Intersex conditions. In：Urological emergencies：a practical guide Wessells H，McAninch JW.（ed.）2008 Springer. p344.

5. Dominguez CE，Rock JA，Horowitz IR. Surgical conditions of the vagina and urethra. In：Rock JA，Jones HW Ⅱ I（ed.）. Te Linde's operative gynecology，10th edn Philadelphia：Lippincott Williams & Wilkins. 2008；508-38.

6. Hendren WH. Reconstructive problems of the vagina and female urethra. Clin Plast Surg. 1980；7：207-34.

（万艳 译　常悦 校）

第56章 子宫畸形

Manidip Pal

主题词

- 弓形
- 双角子宫
- CONUTA 分类法
- 宫角
- 乙菧酚药物相关
- 地塞米松
- 双子宫
- 子宫内膜
- 宫底
- 发育不全 / 不发育
- 子宫输卵管造影
- 宫内节育器
- 子宫肌层
- 直肠膀胱韧带
- 纵隔
- Strassmann 子宫成形术
- 单角子宫

摘 要

美国生殖医学会的米勒管发育不全分类法已被广泛接受。现在，一种新的分类法（CONUTA）也在应用。子宫输卵管造影、子宫输卵管镜检查能很好地诊断出不同的异常情况。宫腔镜下子宫纵隔切除术是标准的处理方案。

Strassmann 子宫成形术可用来处理双角子宫。如果可见直肠膀胱韧带，则先行切除，将子宫内侧缘切开直到宫腔，两侧切口在宫颈处汇合。从后壁开始缝合，首先在宫颈水平将右侧深肌层和左侧深肌层缝合，避免缝合子宫内膜。然后缝合浅肌层和浆膜层，从宫颈到宫底处闭合。同样的方法缝合前壁。在宫底将前后壁缝线打结，从而形成单子宫腔。

子宫畸形种类繁多。美国生殖医学会（Fertil Steril 1988；49：944-55）提出的米勒管异常的分类已被广泛接受：

I.发育不全 / 不发育

a.阴道。

b.宫颈。

c.宫底。

d.输卵管。

e.混合型。

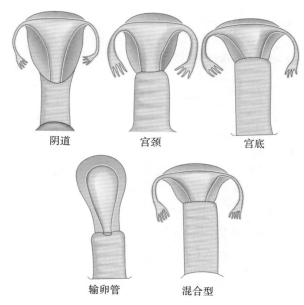

阴道　　　　　　宫颈　　　　　　宫底

输卵管　　　　　　混合型

Ⅱ. 单角子宫

a. 两侧子宫腔相互连通。

b. 两侧子宫腔不连通。

c. 残迹子宫无内膜腔。

d. 无残迹子宫的单角子宫。

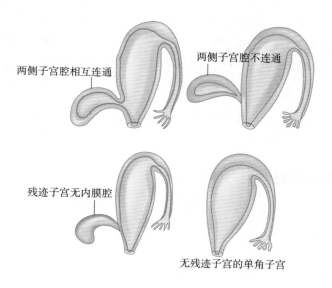

两侧子宫腔相互连通　　　　　两侧子宫腔不连通

残迹子宫无内膜腔

无残迹子宫的单角子宫

Ⅲ. 双子宫

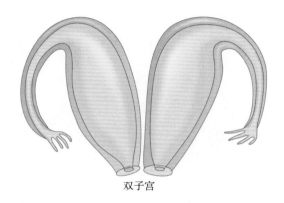

双子宫

Ⅳ. 双角子宫

a. 完全性。

b. 部分性。

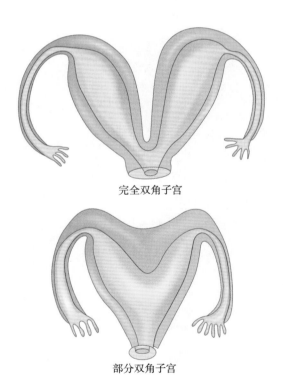

完全双角子宫

部分双角子宫

Ⅴ. 中隔子宫

a. 完全性。

b. 部分性。

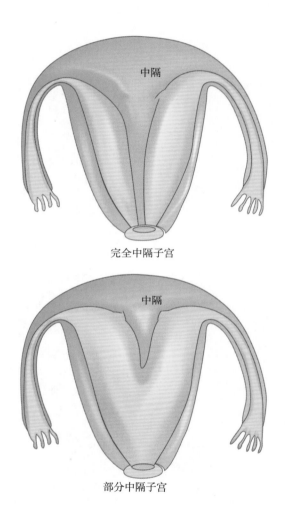

完全中隔子宫

部分中隔子宫

Ⅵ.弓形子宫

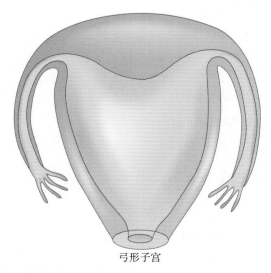

弓形子宫

Ⅶ.乙蔗酚药物相关子宫

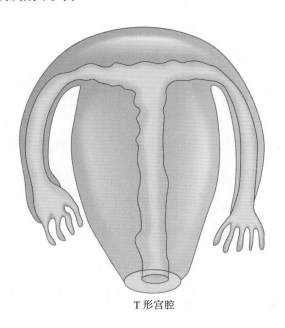

T形宫腔

欧洲生殖与胚胎学会（ESHRE）和欧洲妇科内镜学会（ESGE）[1]联合提出的另一个**新的分类方法**是先天性子宫异常（CONgenital UTerine Anomaly，CONUTA）：

0型：正常子宫。

Ⅰ型：异常形态子宫：

Ⅰa：T形子宫。

Ⅰb：幼稚子宫。

Ⅱ型：中隔子宫：

Ⅱa：部分性中隔子宫。

Ⅱb：完全性中隔子宫。

Ⅲ型：融合不全子宫：

Ⅲa：部分性融合不全子宫。

Ⅲb：完全性融合不全子宫。

Ⅳ型：单侧子宫（既往称为单角子宫）：

Ⅳa：有残迹宫腔（残角残迹宫腔与宫腔连通或者不连通）。

Ⅳb：残角子宫无宫腔或者无残角。

Ⅴ型：发育不全 / 发育不良的子宫：

Ⅴa：双侧或者单侧残角有残迹宫腔。

Ⅴb：双侧或者单侧残角无残迹宫腔或者发育不良的子宫。

Ⅵ型：未分型。

子宫畸形最好的诊断方法是子宫输卵管造影。腹腔镜和宫腔镜也可以用来诊断子宫畸形。子宫畸形的发生率在育龄期女性为 4.3%，不孕女性为 3.5%，复发性流产患者为 13%。子宫中隔最常见（35%），其次为双角子宫（25%）和弓形子宫（20%）[2]。不同类型子宫畸形的处理如表 56-1 所示。

表 56-1　不同类型子宫畸形的处理

子宫畸形类型	处理
弓形子宫	无须处理
•子宫中隔	宫腔镜下子宫中隔切除术
双角子宫	子宫成形术
•双子宫	生殖潜能可能正常，无须干预

续表

子宫畸形类型	处理
单角子宫	
• 残角子宫无宫腔	无须处理
• 残角残迹宫腔与宫腔不连通	单纯切除，残端结扎
• 残角残迹宫腔与宫腔连通	单纯切除，残端结扎

Strassmann 子宫成形术

可以通过开腹、腹腔镜或机器人手术来完成。通过纱垫包裹肠管上推或者采取头低脚高位的方式充分暴露术野。助手托起并固定两个子宫角。如果探查发现直肠膀胱韧带，先行切除。直肠膀胱韧带是一条宽大的腹膜带，与膀胱、子宫角内侧、直肠前壁和乙状结肠相连。两个角的内侧边界被确定。在右侧宫角内侧缘从子宫底部切至宫颈交界处，切口深度达到子宫内膜腔，左侧角内缘做同样的切口，两侧切口线在宫颈处相遇。在宫底要小心不要离输卵管太近，否则输卵管间质部会受到损伤。检视双侧子宫内膜腔（图 56-1 至图 56-5）。

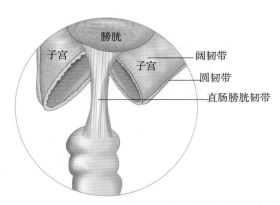

图 56-1　骨盆的解剖结构已经确定，可以看到双宫角，如果有直肠膀胱韧带，先行切除，它是一条宽的腹膜带，与膀胱、子宫角内侧、直肠前壁和乙状结肠相连

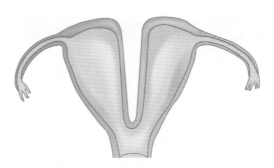

图 56-2　直肠膀胱韧带切除后，冠状面双角子宫

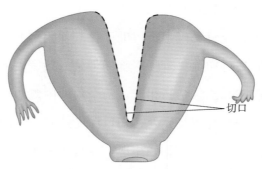

图 56-3　在右侧宫角内侧缘从宫底切至宫颈交界处，切口的深度达到宫腔，左侧宫角内侧缘做
同样的切口，两侧切口在宫颈处汇合

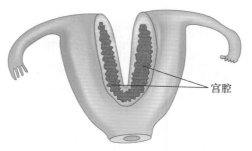

图 56-4　两个子宫内膜腔都是开放的，并在宫颈水平连接起来

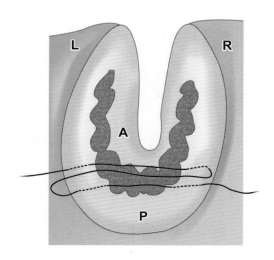

注：先缝合子宫后壁，后缝合子宫前壁。右侧宫角后部与左侧宫角后部在切口处缝合。从宫颈开始，向上至宫底，分两层进行缝合，第一层缝合深肌（8 字形缝合）（L= 左宫角；R= 右宫角；A= 宫角前壁；P= 宫角后壁）。

图 56-5　开始缝合

接下来要进行统一缝合，用 2-0 聚乳酸线缝合。先缝合后壁，右后宫角与左后宫角在切口处缝合。缝合从子宫颈下方开始，向上缝合至宫底，共缝合两层，不缝合子宫内膜层。第一层，间断缝合两侧深肌层，共缝合 8 针。第二层连续缝合浅肌层和浆膜层，可连续简单缝合或连续锁边缝合。到达宫底后，停止缝合，并用血管钳固定线尾（图 56-6 至图 56-12）。

然后从宫颈向宫底方向缝合左右宫角前壁。遵循相同的步骤，前后壁缝线尾端在宫底打结，一个完美的单子宫就成形了（图 56-13，图 56-14）。

手术的问题

1. 出血：切口处出血是个大问题。在切开之前，可在手术部位注射稀释的血管加压素（1 安瓿 +100 mL 生理盐水），可以减少术中的血流量。

2. 血管加压素是短效的。因此，为了**防止术后出血**，"速即纱"（可吸收止材料，Ethicon，Somerville，NJ，USA）可以从前到后放置在整个缝合区域。取两块速即纱，分别放置在第一针的下端，以保持它在所需的位置。应该在缝合第二层第一针前放置于子宫前后壁相应位置，快完成宫底最后一针时将两块速即纱纳入尾端缝合线固定在宫底。

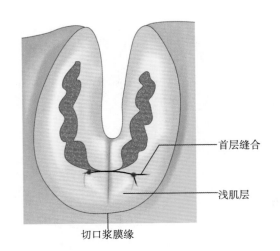

首层缝合

浅肌层

切口浆膜缘

图 56-6　深肌层缝合（第一针）

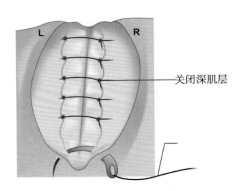

关闭深肌层

图 56-7　子宫后壁第一层缝合完成，现在开始缝合第二层（浅肌层和浆膜层）

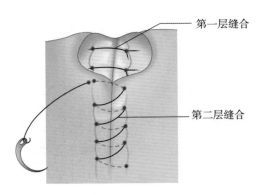

第一层缝合

第二层缝合

图 56-8　正在关闭第二层

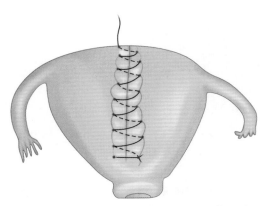

图 56-9　关闭子宫后表面第二层，到达宫底后，不打结，用血管钳固定线尾

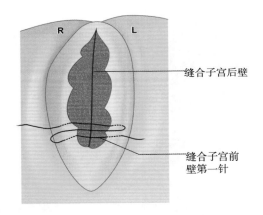

缝合子宫后壁

缝合子宫前壁第一针

图 56-10　子宫后壁缝合完成后，再缝合子宫前壁，先缝合深肌层（图 56-8 示）

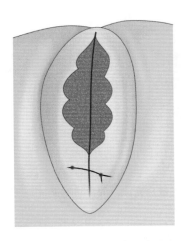

图 56-11　前壁第一个 8 字形缝线要收紧

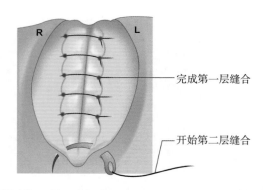

图 56-12　完成前壁第一层（深肌层）缝合，进行第二层（浅肌层和浆膜层）缝合

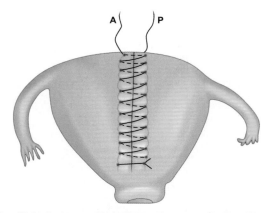

图 56-13　子宫前壁第二层完成（以 A= 前壁缝线尾端、P= 后壁缝线尾端为标记的两个缝线尾端用两把血管钳固定）

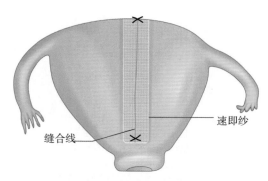

图 56-14　缝合完成，放置防粘连材料（速即纱）

3.术中注射。氨甲环酸(抗纤维蛋白溶解剂)静脉注射1 g。在术后的前2天，可以继续予氨甲环酸500 mg静脉注射每8小时1次。

4.第二大问题是**术后宫腔粘连**。为了预防宫腔粘连，有几种治疗方法可供选择：

i.小儿Foley 8 Fr**导管**，气囊中注射3 mL无菌水插入宫腔，手术后7～10天取出。

ii.**置入宫内节育器**。可在1～3个月后取出。最好应用惰性节育器，如利普斯节育环。

iii.**口服结合雌激素**1.25～2.5 mg/d，持续10～30天。如果给予30天治疗，最后10天给予醋酸甲羟孕酮10 mg/d。

5.应用地塞米松可预防腹膜粘连。剂量为术前2小时肌内注射地塞米松20 mg→手术结束时腹腔内灌注20 mg→术后4小时每4小时肌内注射20 mg×12次[3]。

参考文献
（遵从原版图书著录格式）

1. Grimbizis GF，Campo R. Clinical approach for the classification of congenital uterine malformations. Gynecol Surg. 2012；9：119–29.

2. Grimbizis GF，Camus M，Tarlatzis BC，Bontis JN，Devroey P. Clinical implications of uterine malformations and hysteroscopic treatment results. Hum Reprod Update. 2001；7：161-74.

3. Newton JR. Operations for the correction of infertility. In：Monaghan JM（ed.）Bonney's Gynaecological Surgery 9th edn，London：Bailliere Tindall；1992. 149-167.

（蔡晓辉 **译** 刘芸 常悦 **校**）

第 57 章　输卵管重建手术：输卵管吻合术

Ch. Manglem Singh，*N. Jitendra Singh*，*Manidip Pal*

主题词

◆ 壶腹部	◆ X 射线透视	◆ 亚甲蓝
◆ 地塞米松	◆ 子宫输卵管造影	◆ 输卵管造口术
◆ Fallope 环	◆ 宫腔镜导管插入	◆ 不孕
◆ Filshie 夹	◆ 导管	◆ 卵巢固有韧带
◆ 伞端	◆ 输卵管系膜	

摘　要

输卵管重建手术目前只在输卵管绝育复通的情况下进行。输卵管吻合术是在子宫侧尚留有一定有效长度的输卵管时进行的。通过连续切除输卵管的近侧和远侧的梗阻部位，进行输卵管吻合术。先缝合输卵管系膜缺损。输卵管吻合时先缝合 6 点区域，然后是 3 点和 9 点，最后是 12 点，不要缝合黏膜层。

输卵管因素占女性不孕的 25% ～ 35%。有可能是输卵管近端的问题，目前常用宫腔镜导管插入治疗。在 X 射线透视引导下（选择性输卵管造影），子宫输卵管造影（HSG）时也可以进行插管。

输卵管远端梗阻（伞端梗阻），主要是由于盆腔炎性疾病（PID）、子宫内膜异位症及手术后粘连等造成的。对于卵巢储备正常的年轻患者（＜ 35 岁），可通过输卵管造口术治疗输卵管远端梗阻。

随着体外受精（in-vitro-fertilization，IVF）技术的发展，目前输卵管显微外科的应用不多，IVF 技术成为首选。年轻女性输卵管绝育再通时主要考虑输卵管重建手术。Filshie 夹、Fallope 环对输卵管的损伤较小，是重建手术的理想选择。输卵管重建手术成功的另一个问题是重建后输卵管总的有效长度，最小应为 4 cm。术前子宫输卵管造影（HSG）可显示梗阻的情况。根据梗阻部位，建议选择不同的手术方式：

1. 输卵管吻合术：输卵管有效长度靠向子宫侧。

2. 子宫输卵管后角植入术：子宫侧缺少有效长度的输卵管。

输卵管吻合术：切除输卵管梗阻部位，进行端 – 端吻合。将 Lynch-Wilkinson 套管或 Rubin 套管插入宫颈口并注射亚甲蓝。20/22 G 光滑的静脉导管通过伞端插入输卵管评估阻塞程度（图 57-1）。输卵管内腔被支撑起来，梗阻的部位切开，那么从伞端开始的这段长度的输卵管是可用的。导管的尖端在开放的输卵管内侧端之外（图 57-2）。

从切除端到中间端一段一段的切开输卵管，直到看到被亚甲蓝染色的输卵管腔。一旦看到蓝色，这意味着输卵管的其他部分是通畅的。输卵管系膜结扎止血后切除该梗阻部分（图 57-3，图 57-4）。

这两个输卵管断端（内侧和外侧部分）用 Babcock 钳固定在一起。缝合输卵管系膜的间隙。输卵管内导管的尖端（先前通过伞端插入）穿过输卵管开放的内侧段管腔。如果导管长度不能连接两段输卵管，则可通过伞端插入 4 Fr 或 5 Fr 的婴儿喂养管，并将两段插入套管，在其上进行吻合缝合。

在输卵管的浆膜面缝合 4 针。这些缝线需避开输卵管黏膜，也就是输卵管黏膜不予缝合。第一针是在 6 点的位置，吻合管的内侧和外侧段的下端，接下来吻合 3 点和 9 点，最后是 12 点。在导管上进行缝合有助于保持吻合端的对齐，同时也可以提示不会缝到黏膜。即针在碰到导管时，意味着黏膜被缝合在内，应退出缝针重新缝合（图 57-5 至图 57-7）。

吻合结束后，取出导管。整个手术过程中，用生理盐水冲洗视野，保持手术区清洁，避免擦拭创面。最后再次注射亚甲蓝，通过观察亚甲蓝从输卵管伞端溢出的情况，测试输卵管至输卵管伞端的通畅性。

缝合材料：避免应用 000 或 0000 聚乳酸缝线。

缝合器械：用显微外科器械和放大眼镜（图 57-8 至图 57-11）。

防止术后粘连：可使用类固醇（地塞米松）。剂量如下：术前 2 小时肌内注射 20 mg →手术结束时腹腔内放置 20 mg →术后 4 小时开始每 4 小时肌内注射 20 mg×12 次[1]。

有时可能出现这样的情况：一侧只有一部分输卵管可用，如右侧峡部和左侧壶腹部。这种情况下，这两部分的输卵管是在子宫后方相互吻合的。为了保持这种吻合部位无张力，并与卵巢表面保持良好的附着，以便将来取卵，两个卵巢也通过将两个卵巢固有韧带结合在一起而放置在子宫后方（图 57-12 至图 57-14）。

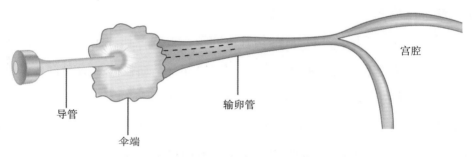

图 57-1　20/22 G 光滑的静脉导管通过伞端插入输卵管评估阻塞程度

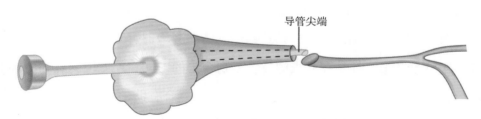

图 57-2　导管的尖端在输卵管未闭的内侧端之外

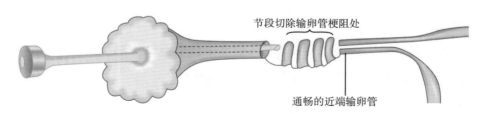

图 57-3　从切开处向中间节段切除梗阻输卵管，持续切除直到看到亚甲蓝自输卵管腔流出，意味着此处为通畅的输卵管即有效输卵管

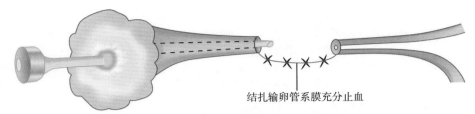

结扎输卵管系膜充分止血

图 57-4　切除梗阻段，结扎输卵管系膜，充分止血

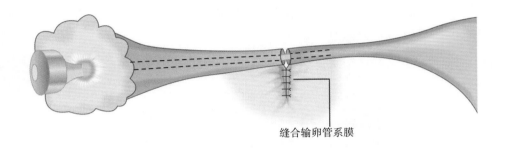

缝合输卵管系膜

图 57-5　导管穿过两段输卵管，缝合输卵管系膜，保持吻合口无张力

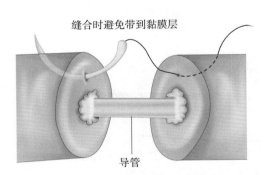

缝合时避免带到黏膜层

导管

图 57-6　缝合输卵管的两个断端，注意不要缝到黏膜

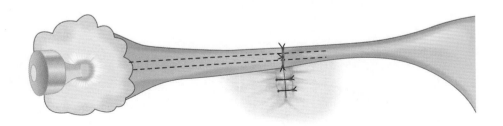

图 57-7　输卵管两端在导管引导下吻合，缝合输卵管系膜

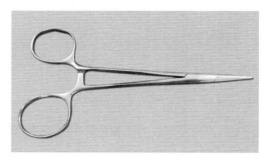

图 57-8　直蚊式钳

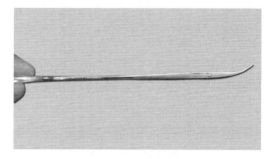

图 57-9　弯蚊式钳

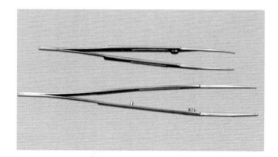

图 57-10　无齿显微镊

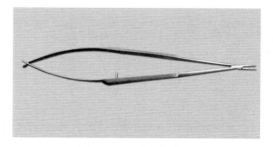

图 57-11　显微持针钳

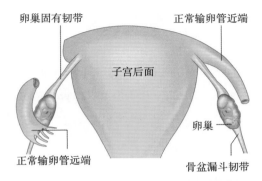

卵巢固有韧带　　　　　　正常输卵管近端

子宫后面

卵巢

正常输卵管远端　　　　　骨盆漏斗韧带

图 57-12　左侧输卵管远端正常，右侧输卵管近端正常

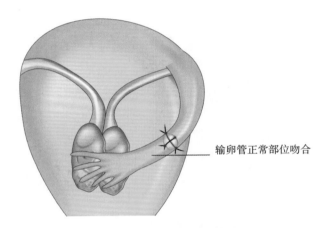

输卵管正常部位吻合

图 57-13　两侧输卵管正常部位吻合

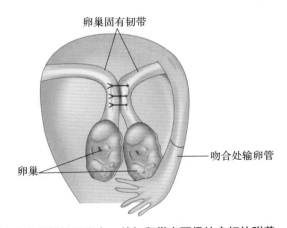

卵巢固有韧带

吻合处输卵管

卵巢

图 57-14　为了保持这个吻合部位无张力，并与卵巢表面保持良好的附着，以便将来取卵，两个卵巢通过将两条卵巢固有韧带连接在一起而被放置到子宫后方

参考文献
（遵从原版图书著录格式）

1. Newton JR. Operations for the correction of infertility. In：Bonney's Gynaecological Surgery. Monaghan JM，9th edn. London：Brailliere Tindall，1992，pp149-167.

（蔡晓辉 译　刘芸　常悦 校）

第58章　子宫角后方输卵管植入术

Ch. Manglem Singh，*N. Jitendra Singh*，*Manidip Pal*

主题词

◆ 动脉瘤针	◆ 鱼嘴	◆ 输尿管导管
◆ 插管	◆ Kobbler 钩	◆ 子宫钻孔器
◆ 地塞米松	◆ 输卵管系膜	◆ 血管加压素
◆ 子宫内膜	◆ 亚甲蓝	◆ 静脉切断
◆ 输卵管伞端	◆ 卵巢韧带	

摘　要

　　当输卵管的子宫侧功能丧失时可行子宫角后方的输卵管子宫移植。为保证术后输卵管功能正常，要求从输卵管伞端开始测量的正常输卵管至少长 4 cm。小心止血，于有效输卵管内侧分离其系膜 1～1.5 cm。有效输卵管内侧端约 0.5 cm 处将管腔横等分，使输卵管形成前后瓣，呈鱼嘴状。在子宫后外侧表面卵巢韧带插入处及其内侧 1 cm 处标记一块区域，用于移植。在此处注射稀释后的血管加压素。用子宫钻孔器在子宫处开一个直径为 7 mm 的小孔直达宫腔。4-0 缝线穿过平分的输卵管的前半瓣，从浆膜到黏膜，再回到浆膜。后半瓣重复同样的操作。之后用 Kobbler 钩从距离所钻子宫孔边缘 5 mm 的子宫浆膜穿向子宫腔，钩的尖端带到子宫孔区域。前半瓣缝合线的第一个线尾端送入钩内并退出至浆膜层。前半瓣缝合线的另一个尾端在离第一条线尾端 5 mm 远处重复该操作。对于后半瓣的两个尾端缝线重复相同的步骤。所有的线尾端都拉紧，这样输卵管就能很好地移植入子宫腔内。前半瓣缝线俩尾端打结，后半瓣重复同样操作。

　　当输卵管的子宫侧失去有效长度，即堵塞或损坏时，可进行子宫角后方输卵管植入术。为使术后功能正常，距离伞端须有至少 4 cm 的正常输卵管长度。采用与输卵管吻合术相同的方法确定从输卵管伞端起的通畅输卵管的长度。自输卵管伞端向输卵管内侧端注入亚甲蓝。用 Babcock 钳固定输卵管的内侧端。在该操作前，应将亚甲蓝通过宫颈口注入子宫腔内。

通过亚甲蓝染色确定输卵管内侧端的开放部分。输卵管从内侧到外侧依次切成小片，直到亚甲蓝流出。小心止血，于有效输卵管内侧分离其系膜 1～1.5 cm（图 58-1）。在有效输卵管内侧端约 0.5 cm 处将其横等分，形成前后瓣，呈鱼嘴状。为了更容易地进行等分，笔者制作了一种专门的工具，一个非常尖的细（直）剪（图 58-2）。静脉切开用套管（图 58-3）或导管通过伞端进入开放的输卵管的内侧端（图 58-4）。

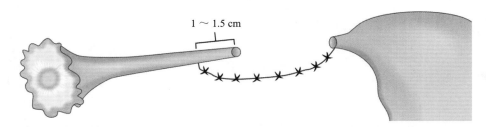

图 58-1　小心止血，分离有效输卵管内侧端 1～1.5 cm 长的输卵管系膜

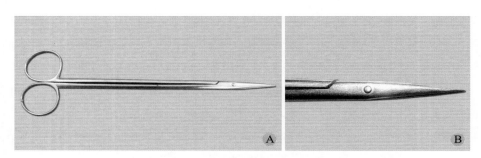

注：A：尖细剪刀（侧面观）；B：尖细剪刀头。

图 58-2　自制工具

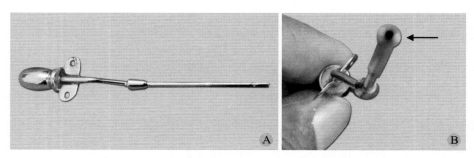

注：A：侧面观；B：箭头显示导管末端的小洞，其内可以通过非常尖的细剪刀的刀刃。

图 58-3　静脉切开导管

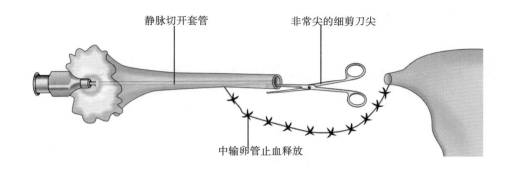

图 58-4　静脉切开导管自输卵管伞端插入至有效输卵管的内侧（一个非常尖的细剪刀的一片刀刃插入到导管的洞内，合上剪刀，可剪开输卵管一侧 5 mm，将剪刀转至相反的方向，输卵管的另一侧也被剪开，如此，输卵管就被横切了 5 mm，形成鱼嘴状结构）

可以从有效输卵管的内侧端处看到导管的尖端和孔。剪刀的一片刀刃的尖端穿进套管的孔，另一片刀刃的尖端在导管的外面。闭合剪刀，很容易将内侧端的输卵管一侧切开 5 mm。将剪刀转向另一侧→闭合刀片→输卵管的另一侧也被切开了 5 mm。从插管上取下剪刀，撤出套管。输卵管被等分，做出理想的鱼嘴状（图 58-5，图 58-6）。

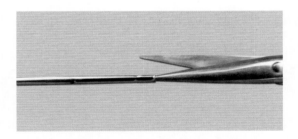

图 58-5　尖细剪刀的一片刀刃插入导管末端的小洞内

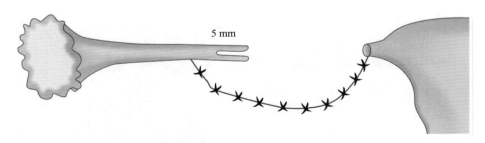

图 58-6　有效输卵管内侧端被横切了 5 mm，末端呈鱼嘴状

子宫移植部位的准备： 选择与卵巢固有韧带插入水平，其内侧 1 cm 处区域的子宫后外侧表面（图 58-7）。用 100 mL 生理盐水稀释 1 安瓿的注射用血管加压素。在此区域注射 5 ~ 7 mL 稀释的血管加压素直到子宫表面变白。

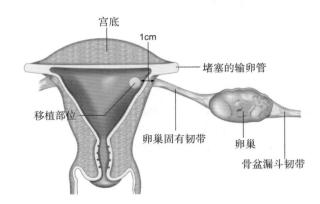

图 58-7　选择与卵巢固有韧带插入水平，其内侧 1 cm 处区域的子宫后外侧表面

本书第一作者发明了两种专用器械，以便进行这项操作。一种是"子宫钻孔器"，用于在移植部位的子宫上钻孔。另一种是"Kobbler 钩"，用于将缝线从子宫孔取出到子宫浆膜外表面。

子宫钻孔器是一种一端锋利的空心管状器械（图 58-8，图 58-9），长约 10 cm，直径 0.7 cm，由不锈钢做成，内表面光滑。

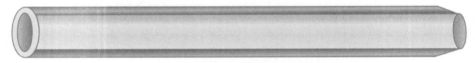

图 58-8　子宫钻孔器（一端锋利）

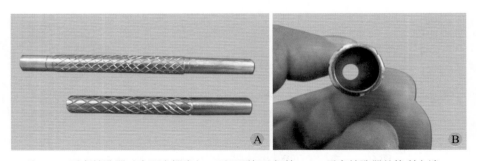

注：A：子宫钻孔器（表面有锯齿），可以更好地把持；B：子宫钻孔器的锋利末端。

图 58-9　子宫钻孔器

选定区域注射加压素后，将子宫钻孔器的尖端拧在子宫上（图58-10，图58-11），朝向子宫腔旋转，直到阻力突然消失，意味着已经到达子宫腔，停止旋转子宫钻孔器。然后慢慢撤回子宫钻孔器。这样子宫后角区形成了一个漂亮的孔，与宫腔相通。在子宫钻孔器腔内可以看到柱形切除的子宫组织，可以将其取出，若该组织观察到被亚甲蓝染色的子宫内膜组织可证实钻入宫腔。血管加压素可避免出血。

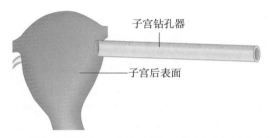

图 58-10　操作中的子宫钻孔器（通过螺旋运动在子宫上钻孔）

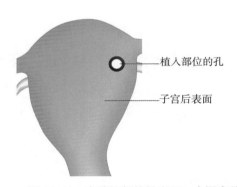

图 58-11　在移植部位做出了一个漂亮的孔

随后使用4-0可吸收外科缝线或4-0铬制肠线穿过等分的输卵管端的一瓣。第一作者倾向于使用 4-0 无损伤铬制肠线。方向是从输卵管外侧到黏膜侧，再回到外侧。缝合区域靠近鱼嘴状输卵管的内侧边缘。缝合线的末端留长，用一把直蚊式钳固定在前侧。等分的另一半输卵管端进行相同操作，其缝合线末端用弯蚊式钳固定（后侧）（图58-12）。

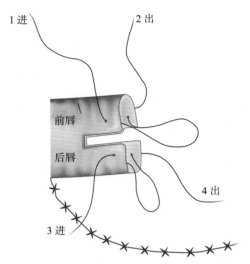

图 58-12　两条缝线穿过准备的输卵管内侧端的两瓣（前瓣和后瓣）（方向是从输卵管外侧进入黏膜侧，再返回外侧。通过的区域靠近鱼嘴状输卵管的内侧边缘。缝合线的末端留长，用一只直蚊式钳固定在前侧。等分的输卵管另一瓣进行相同操作，其缝合线尾端是弯蚊式钳固定（后侧）。为了更好地理解，图中等分的输卵管前瓣缝线的两尾端分别标为 1 和 2，实际上这两个线尾是用直蚊式钳夹在一起的。后瓣是同样操作，缝线两端用弯蚊式钳夹在一起）

现在用 Kobbler 钩（图 58-13）将准备好的输卵管一端移植入子宫孔。它也是一种专门设计的工具。它看起来像动脉瘤针，唯一的区别是它在顶端没有针眼。在尖端表面上，有一个钩，这个钩有助于从子宫孔中取出缝合线。Kobbler 钩工作原理类似于将线从鞋的一个表面穿到另一个表面（图 58-14，图 58-15）。

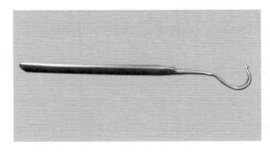

图 58-13　Kobbler 钩

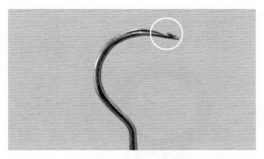

图 58-14　Kobbler 钩的尖端（白色圆圈圈注区域）

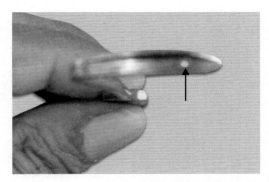

图 58-15　动脉瘤针（其末端有个针眼。注意 Kobbler 钩和动脉瘤针的区别）

　　Kobbler 钩从子宫浆膜上距离孔的上缘约 5 mm 处穿过。刺穿子宫腔后，钩的尖端从孔中出来（图 58-16）。松开直蚊式钳标记的缝线的尾端，将其钩在 Kobbler 钩顶端表面上的 C 环内从而穿过子宫孔区域。助手将缝线与钩紧紧地缠在一起。原路撤出 Kobbler 钩，带出缝合线（线尾 1）。松开直蚊式钳内的前瓣缝线的另一端（线尾 2），用直蚊式钳夹住子宫外侧的缝线（线尾 1）末端。取距离孔上端边缘区域第一个缝线回收点约 5 mm 的点做标记，再次用 Kobbler 钩刺穿。输卵管前瓣的另一个缝线尾端（线尾 2）通过这个点取出，这两个线尾部用直蚊式钳夹住。在子宫孔区域的下侧以同样的方式标记两个点，并以类似的方法取出线尾 3 和线尾 4（图 58-17）。这两个线尾用弯蚊式钳夹住。

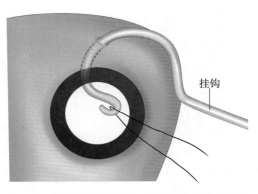

图 58-16　Kobbler 钩刺破子宫，达到子宫孔区域，缝线被紧紧地钩住，从而可以拉至子宫浆膜层外

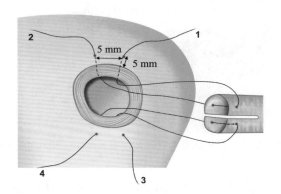

图 58-17　前后两瓣的缝线均被牵拉至子宫的浆膜层外侧（1、2 靠近孔边缘的上端，3、4 靠近孔边缘的下端）进针和出针的位置在孔边缘上内外侧的距离都是 5 mm

　　准备一根 3 Fr/4 Fr 输尿管导管或 4 Fr/5 Fr 婴儿喂养管，将其插入输卵管管腔内，就像引流管一样。现在已经将导尿管 / 喂养管从输卵管伞端插入输卵管。导管 / 喂养管的尖端在输卵管鱼嘴端外向前推进约 1 cm。缝线标记导管 / 喂养管的输卵管伞端的具体位置（该标记缝线在关腹前取下）。标记完成后，将导管 / 喂养管往回收至鱼嘴的水平处（图 58-18）。导管 / 喂养管有助于保持输卵管通畅，愈合过程中不会阻塞（放置导管 / 喂养管的一个问题是，这可能会对输卵管的纤毛造成损害，因此许多医生不用导管 / 喂养管）。

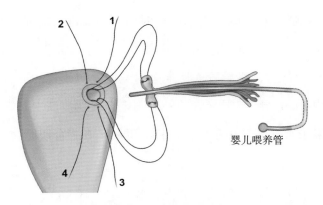

婴儿喂养管

图 58-18 从输卵管伞端置入一根婴儿用喂养管到输卵管管腔内，直至管外露出鱼嘴外

然后用无齿钳将鱼嘴端输卵管轻轻推入子宫孔内；同时轻轻牵拉缝线，使输卵管移植入宫腔内，如同将输尿管置入膀胱内，呈鱼嘴状。现在轻轻拉起这些缝线，使输卵管慢慢地进入子宫孔内。如此，输卵管被移植到靠近子宫角后侧的子宫腔内。

为了保证移植的牢固性，用直蚊式钳夹住的两条缝线，在子宫孔上端打结。用弯蚊式钳夹住的两条缝线端在子宫孔下端打结（图 58-19）。

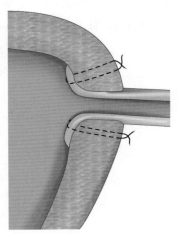

图 58-19 输卵管被移植入子宫腔内（前瓣的两条缝线末端打结，同法，后瓣的两条缝线末端打结）

如果另一侧输卵管存在相同类型的阻塞，则对另一侧输卵管进行同样的操作。整个手术过程中，为保持术野的清洁，用生理盐水持续冲洗。如果未插入

输尿管导管 / 婴儿喂养管，则在手术结束时用亚甲蓝进行输卵管通畅染色试验，观察到造影剂通过输卵管伞端溢出证实输卵管通畅。如果插入导管 / 喂养管，则在将子宫放至骨盆后，将导管 / 喂养管调整到最初放置的缝合标记处，使尖端留在子宫腔内 1 cm。导管/喂养管的外端固定在腹部皮肤上。移除标记缝合线。

最后，如果子宫孔区域出现任何间隙，可用 4-0 缝合线缝合，每侧 1 ~ 2 针就足够了。

可采用与输卵管吻合术后相同的方法防止粘连形成[1]。另一方案是肌内注射地塞米松 12 mg、异丙嗪 25 mg，每 6 小时一次，至术后 48 小时。

如果原位保留了输尿管导管 / 婴儿喂养管，则术后可通过该导管注射类固醇、异丙嗪、抗生素等。7 ~ 10 天后拔出输尿管导管 / 婴儿喂养管。

术后 1 个月经周期后可以尝试怀孕。

参考文献
（遵从原版图书著录格式）

1. Newton JR. Operations for the correction of infertility. In：Bonney's Gynaecological Surgery. Monaghan JM，9th edn. London：Brailliere Tindall. 1992：149-67.

（朱夏琴 **译** 贺昕红 常悦 **校**）

第十一篇

妊娠相关疾病

章节大纲

★ 妊娠合并盆腔脏器脱垂

★ 妊娠合并尿失禁

第59章 妊娠合并盆腔脏器脱垂

Manidip Pal

主题词

- 流产
- 肢端肥大症
- 产前
- 剖宫产
- Duhrssen 切口
- 难产

- 会阴切开术
- 产时
- 分娩
- 多产
- 子宫托
- 产后

- 早产
- 产程延长
- 子宫复旧不良
- 妊娠分期

摘 要

盆腔脏器脱垂可增加妊娠期自发性流产、早产、难产、子宫复旧不良等风险，妊娠也可加重脱垂、嵌顿，子宫托是妊娠合并 POP 的有效治疗方法之一。

妊娠合并子宫脱垂较为罕见，主要发生于经产妇的妊娠早中期[1]。

■ 盆腔脏器脱垂对妊娠期间影响 [2, 3]

产前

- 轻微宫颈感染。

- 自然流产。

- 早产。

- 胎膜早破（premature rupture of membranes，PROM）。

- 绒毛膜羊膜炎。

产时

- 难产。

- 产程延长。

- 胎膜早破。

产后

- 子宫复旧不良。

- 产褥期脓毒症。

所有这些都可导致孕产妇发病率和死亡率增加，同时也增加围产期发病率和死亡率[2]。

■ 妊娠对盆腔脏器脱垂的影响 [2, 3]

- 急性尿潴留。

- 尿路感染。

- POP 分期的加重。

- 嵌顿，如果孕早期发生盆腔脏器脱垂，孕 16 周后子宫不能上升到骨盆以上。

- 宫颈明显肥大和水肿。

- 大量阴道分泌物。

■ 处理

子宫托适用于治疗妊娠合并盆腔脏器脱垂。18 ～ 20 周后，当妊娠子宫升到骨盆以上并成为腹部器官时，可以取出子宫托。骨盆（入口）边缘可作为妊娠子宫的支撑。然而，如果由于阴道极度松弛，子宫托也不能承托妊娠子宫，那么患者可以持续卧床，脚端抬高，直到 18 ～ 20 周。如有不可回纳性脱垂，可考虑终止妊娠。

如果在分娩期间出现这种情况，那么处理包括：

· 胎头高浮、宫颈评分低：剖宫产。

· 胎头低、宫颈条件欠佳（宫颈小但宫口未开）：于宫颈 2 点钟和 10 点钟位置行 Duhrssen 切口→器械分娩（胎头吸引或产钳助产）。

产后最好使用环形子宫托至产后 6 周，以防并发症发生。

阴道分娩与盆腔脏器脱垂之间没有直接的因果关系。因此，不推荐通过选择性剖宫产来预防盆腔脏器脱垂。常规使用的会阴切开术也不推荐。目前认为应该根据分娩的具体情况个体化应用会阴切开术。如果做了会阴切开术，那么最好做中侧方会阴切开术[4]。

一项有趣的观察性研究发现，肢端肥大症妇女较健康对照组更容易发生盆腔脏器脱垂（53% *vs.* 15%，P=0.003）。此外，在有阴道分娩史的病例中，60% 的肢端肥大症患者和 24% 的健康对照组患者存在盆腔脏器脱垂（P=0.02）[5]。

参考文献
（遵从原版图书著录格式）

1. Ishida H，Takahashi K，Kurachi H. Uterine prolapse during late pregnancy in a nulliparous woman. Int Urogynecol J.2014；25：1739-40.

2. Tsikouras P，Dafopoulos A，Vrachnis N，Iliodromiti Z，Bouchlariotou S，Pinidis P，et al. Uterine prolapse in pregnancy：risk factors，complications and management. J Matern Fetal Neonatal Med. 2014；27：297-302.

3. Dutta DC. Gynaecological disorders in pregnancy. In：Konar H （Ed.）. Textbook of Obstetrics 7th edn. Kolkata：New Central Book Agency （P）Ltd. 2011，306-13.

4. Bozkurt M，Yumru AE，Sahin L. Pelvic floor dysfunction，and effects of pregnancy and mode of delivery on pelvic floor. Taiwan J Obstet Gynecol. 2014；53：452-8.

5. Celik O，Akhan SE，Hatipoglu E，Kadioglu P. Increased incidence of pelvic organ prolapse in women with acromegaly. Eur J Obstet Gynecol Reprod Biol. 2014；183：44-7.

（朱夏琴 译 贺昕红 常悦 校）

第 60 章　妊娠合并尿失禁

Manidip Pal

主题词

- ◆ 剖宫产
- ◆ 排尿困难
- ◆ 尿频
- ◆ 尿不尽
- ◆ 经产妇
- ◆ 初产妇
- ◆ 盆底肌肉训练（PFMT）
- ◆ 初产妇
- ◆ 压力性尿失禁（SUI）
- ◆ 急迫性尿失禁
- ◆ 阴道分娩

摘　要

初产妇和经产妇在怀孕期间最常见的下尿路症状（LUTS）是白天和夜间排尿次数增加。压力性尿失禁和尿急在一定程度上也可能发生。在妊娠早期和产后早期残余尿增加。产前和产后理疗有助于减少此类症状。

妊娠可能影响下尿路功能。初产妇和经产妇怀孕期间最常见的下尿路症状（lower urinary tract symptoms，LUTS）是排尿次数增加和夜尿症。

尿频：发病率 77%[1, 2]。

夜尿症：发病率 75%[1, 2]。

排空不完全：发病率 44%。

压力性尿失禁（SUI）：发病率 51%；经产妇（68%）高于初产妇（40%）[1]。与初产妇相比，约 20% 的压力性尿失禁经产妇患者孕早期可在 MRI 上发现肛提肌缺陷[3]。前次妊娠阴道分娩所致的盆底损伤导致的尿道支撑不良可能是经产妇压力性尿失禁发病率更高的原因[4]。一些研究还表明，初产妇在一次怀孕后遭受的肛提肌损伤的可能性为 15% ～ 36%[5～7]。约有 1/3 的阴道分娩妇女会发生肛提肌内侧下段撕脱，并与产后 3 个月的压力性尿失禁有关[7]。正常阴道分娩、胎头吸引和产钳分娩后的损伤率分别为 15.4%、33.3% 和

· 565 ·

71.4%[6]。

急迫性尿失禁：发生率 10%[1, 8]；经产妇（17%）发生率高于初产妇（6%）[1]。在一项动物研究中，膀胱 M3 受体的 mRNA 水平在严重的分娩创伤后增加。这可能部分解释了经产妇女膀胱过度活动症发病率增加的原因[9]。

排尿困难：发生率 18%[1]。

残余尿量：残留尿主要在妊娠前三个月增加，在分娩后达到峰值[10]。在分娩后 48 小时，或拔除导尿管（如果在分娩过程中插入留置导尿管）后测量残余尿量，结果发现约 37% 的患者术后膀胱残余尿量＞ 150 mL，26% 的患者残余尿量为 151 ～ 200 mL，11% 的患者残余尿量＞ 200 mL。残余尿量与分娩后时间、拔除尿管时间、留置尿管时间、应用区域阻滞麻醉或分娩方式无关。这表明，隐匿性尿潴留影响了较大比例的分娩后患者，这就要求主治医生重视追问患者分娩后尿潴留的情况[11]。

尿流率测定：最大流速和平均流速随着孕龄的增加而持续增加。平均排空量在妊娠晚期下降[2]。有尿失禁病史的年龄较大的孕妇在怀孕早期更容易发生尿失禁[12]。在评估盆底肌电图活动时，发现（剖宫产组和阴道分娩组）初产妇妊娠期及产后的肌电图活动均高于绝经后组。事实上，盆底肌电图活动与年龄、孕产次、是否存在尿路症状和其严重程度呈负相关。产前盆底肌肉锻炼可能会降低膀胱颈部的活动度，并在分娩 6 个月后依然明显。因此，建议在怀孕期间和分娩后进行盆底肌肉训练(PFMT)，以预防和治疗下尿路症状(LUTS)。

参考文献
（遵从原版图书著录格式）

1. Lin KL，Shen CJ，Wu MP，Long CY，Wu CH，Wang CL. Comparison of low urinary tract symptoms during pregnancy between primiparous and multiparous women. Biomed Res Int 2014；303697.

2. Wanichsetakul P，Lekskulchai O. Effect of pregnancy on urinary functions in Thai nulliparous

pregnant women. J Med Assoc Thai. 2014; 97 Suppl 8: 164-70.

3. Panayi DC, Khullar V. Urogynaecological problems in pregnancy and postpartum sequelae. Current Opinion Obstet Gynecol. 2009; 21: 97-100.

4. Dietz HP. Pelvic floor trauma following vaginal delivery. Current Opinion Obstet Gynecol. 2006; 18: 528-37.

5. Cutner A, Cardozo LD, Benness CJ. Assessment of urinary symptoms in early pregnancy. Br J Obstet Gynaecol. 1991; 98: 1283-86.

6. Long CY, Wu CH, Liu CM, Chen YH, Wang CL, Tsai EM. The impact of simulated birth trauma and ovariectomy on the gene expression of detrusor muscarinic receptors in female rats. Int Urogyn J Pelvic floor Dysfunc. 2010; 21: 1163-68.

7. Stricker D, Karl C, Funk A, Hübner F. Uroflowmetry and ultrasound residual urine determination in pregnancy and postpartum. Z Geburtshilfe Perinatol. 1993; 197: 123-8.

8. Ismail SI, Emery SJ. The prevalence of silent postpartum retention of urine in a heterogeneous cohort. J Obstet Gynaecol. 2008; 28: 504-7.

9. Riesco ML, Fernandes-Trevisan K, Leister N, Cruz Cda S, Caroci Ade S, Zanetti MR. Urinary incontinence related to perineal muscle strength in the first trimester of pregnancy: cross-sectional study. Rev Esc Enferm USP. 2014; 48: 32-8.

10. Pereira LC, Botelho S, Marques J, Adami DB, Alves FK, Palma P, et al. Electromyographic pelvic floor activity: Is there impact during the female lifecycle? Neurourol Urodyn. 2014.

11. Lekskulchai O, Wanichsetakul P. Effect of pelvic floor muscle training (PFMT) during pregnancy on bladder neck descend and delivery. J Med Assoc Thai. 2014; 97 Suppl 8: 156-63.

12. Mørkved S, Bø K. Effect of pelvic floor muscle training during pregnancy and after childbirth on prevention and treatment of urinary incontinence: a systematic review. Br J Sports Med. 2014; 48: 299-310.

（朱夏琴 译 贺昕红 常悦 校）

第十二篇

其他方面

章节大纲

第61章　网片在妇科泌尿学中的应用

Manidip Pal

主题词

◆ 生物相容性	◆ 异物反应（FBR）	◆ 假体
◆ 生物材料	◆ 大孔径	◆ 血肿
◆ 网片挛缩	◆ 微孔径	◆ 可消毒灭菌
◆ 定制网片	◆ 补片移位	◆ 亚微粒的气溶胶
◆ 性交困难	◆ 多丝的	◆ 梯形网片
◆ 侵蚀	◆ 柔顺性好	◆ 超轻网片
◆ 美国食品药品监督管理局（FDA）	◆ 孔径	

摘　要

应用于人体的网片应具有良好的生物相容性。根据孔径、重量和生物材料成分对网片进行分类。其中单丝、大孔、轻质网片（聚丙烯网）适用于盆底治疗。目前，网片主要用于抗尿失禁手术、阴道骶骨固定术及子宫骶骨固定术（图61-1）。个体化的网片可提高成本效益。网片植入后感染是最常见的并发症，而侵蚀是较为危险的并发症。除了上面提到的适用补片的手术外，FDA已就网片在脱垂手术中的过度应用提出了警告。

网片字面意思是指由丝或线组成的网状材料。若在人体内应用，网片需要有良好的生物相容性。生物相容性的含义是能够与活体组织相接触而不产生不利影响[1]。

网片的分类

Amid PK[2]（1997）在关于疝手术的著名文章中，基于网片孔径大小，首次对生物网片进行了分类。孔径大小的重要性在于，网片若要作为人体自身的材料被机体接受，需要经过巨噬细胞的进入、纤维组织形成、血管生成、胶原纤维的生长等过程。因此，孔隙大小应足以允许上述组织细胞的渗透。网片的最佳孔径应 > 90 μm，但 < 5 mm [3]。

» 注 1：合成网片的理想特性应该包括

1. 理化惰性。

2. 无致敏性。

3. 无致炎性。

4. 不致癌。

5. 不易感染。

6. 不可降解。

7. 足够强度。

8. 柔顺性好。

9. 可消毒灭菌。

10. 方便使用。

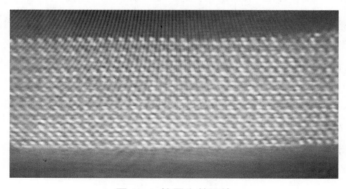

图 61-1 抗尿失禁网片

有四种类型的网片 [2]：

Ⅰ型：完全大孔径型，网片孔径均大于 75 μm，如 Atrium、Marlex、

Prolene、Trelex、Monarc、TVT 等。

Ⅱ型：完全小孔径型，网片孔径均小于 10 μm，如聚四氟乙烯（Goretex）、双网（Dual mesh）、Obtape 等。

Ⅲ型：大孔径的多丝材料或伴有小孔径部分（存在小于 10 μm 的间隙），如聚四氟乙烯（Teflon）、涤纶编织网（Mersilene）、聚丙烯编织网等。

Ⅳ型：超微孔径型，孔径均小于 1 μm，如硅橡胶、聚丙烯片材（cellgard）等。

另外一种网片的分类法是基于网片的重量及成分[4]。

重量

1. 超轻型＜ 35 g/m²。

2. 轻型 35 ～ 70 g/m²。

3. 标准型 70 ～ 140 g/m²。

4. 重型＞ 140 g/m²。

生物材料组分

1. 单纯型（由一种纯生物材料制成的网片）。

2. 复合型（由两层或两层以上不同材料制成的网片）。

3. 组合型（由两种材料编织或交织而成的网片）。

4. 生物型。

网片可以是单丝或多丝 / 复丝。多丝网片的异物含量较多，间隙小于 10 μm。因此，细菌可以穿透这个网眼，而细菌的消除者巨噬细胞和中性粒细胞因直径相对较大而不能穿透网眼。因此，多丝网片容易感染，如果发生感染，治疗需要去除网片。而对于单丝网片，如果发生感染，则通常不需要去除网片。泌尿外科最常用的网片是聚丙烯型的。聚丙烯网片是一种单丝、大孔、轻质的网片。

目前正在研究制造更适合患者的网片。如何减少网片的异物反应（foreign body response，FBR）最为重要。网片与宿主组织界面处的异物反应是终身存在的，因此研究的目标是使异物反应最小化。异物反应的过程应为蛋白吸收、细胞募集，最后是纤维包封和细胞外基质形成。每一个步骤都涉及复杂的级联免疫调节过程，包括可溶性介质和各种细胞类型。最近的研究集中在异物反应不同阶段的细胞和分子相互作用上，为改变治疗策略提供了新的依据[5]。

定制网片

所有网片都是商品化的网片植入系统，但价格较为昂贵。因此，在一些资源贫乏的地区进行网片定制。定制网片包括将合成网片切割到适当的大小和形状，并通过缝线将网片锚定到支持结构上[6]。定制网片所提供的对骨盆结构的支持与网片植入系统相同。失败率也是相当的。这里介绍一个用于修复膀胱膨出的定制网片例子。将聚丙烯网片剪切成梯形（膀胱-阴道隔的形状）。根据患者具体情况调整大小。例如，网片远端宽度比耻骨结节间径小约 1 cm，近端宽度比坐骨棘间距小 1 cm。网片的长度略小于盆筋膜腱弓的长度[6]。在梯形网片的 4 个角处扎 4 条聚丙烯缝线并留长尾线。手术分离暴露盆筋膜腱弓，并可触及坐骨棘和耻骨结节。网片放置于膀胱-阴道隔与阴道黏膜之间。梯形的短边朝向耻骨结节，四角的缝线将网片分别缝合在盆筋膜腱弓上-耻骨结节近端（右侧和左侧）和坐骨棘前方（右侧和左侧）。然后封闭阴道黏膜。网片的应用如表 61-1 所示。

表 61-1　网片的应用

治疗尿失禁的手术	脱垂手术
1.TVT（经阴道无张力悬吊术）	1. 阴道骶骨固定术
2.PVT（经皮阴道悬吊术）	2. 子宫骶骨固定术 / 子宫颈骶骨固定术
3.TOT（经闭孔悬吊术） 由外而内，由内而外	3. 膀胱膨出修复
	4. 直肠膨出修复
4. 迷你吊带	5. 全盆腔脱垂修复

网片的并发症

感染：多丝网片多见。多丝缝合材料也会导致感染。Ⅱ型和Ⅲ型网片的感染率为 9.6% ～ 50%[7]。Ⅰ型网片感染率非常低，若发生感染，一般病灶仅存在于缝合和弯曲的边缘处。它可以通过局部修整来处理。而在Ⅱ型和Ⅲ型网片感染的情况下，则需要将网片移除。尽管之前对Ⅲ型网片并发感染时提倡部分切除网片，但现在建议完全移除网片[8]。

血肿形成：这是由于宿主对异物（网片）的炎症反应形成。炎性渗出物聚集在网片和宿主组织之间的无效腔内。大孔径网片的孔内允许宿主的炎性渗出物迅速渗入并发生纤维素固定[9]。微孔网片的血肿形成率较高。

侵蚀：为较为危险的并发症。经阴道放置网片比经腹部放置网片更容易发生侵蚀（40% *vs.* 3.2%）[10]。应在术后 2 周、6 周时评估网片是否存在侵蚀，随后的 2 年内需每 6 个月评估一次。如果发现网片侵蚀的迹象，则开始使用雌激素霜治疗，进行 6 周的盆腔休息，以及基于门诊切除等。

降低网片侵蚀的风险措施包括：

1. 选用合适的网片：柔软、柔顺性好、大孔径的网片。

2. 恰当的手术技巧，比如，肌筋膜剥离技巧：

—保障无张力放置补片。

—选择强有力的附着点。

—避免补片折叠。

—妥善止血。

—缝合线无张力。

—阴道填纱压迫。

侵蚀率的增加与关闭阴道黏膜时应用锁边缝合相关[11]。

网片迁移：网片直接接触无浆膜覆盖的脏器如膀胱、直肠、小肠等时发生的严重并发症。

网片挛缩：植入人体后，网片会缩小 20%。这是网片的一个常见特征。在使用网片时，我们需要记住这一点，以避免过度矫正，从而导致其他新的并发症。

阴道疼痛。

性交困难。

■ FDA 警告

自被引入妇科泌尿领域后，网片得到了广泛的应用。但由于较高的并发症发生率，许多医生开始重新衡量网片的应用。在各种并发症中，侵蚀是最复杂的一种。手术路径、伴随手术、阴道黏膜闭合技术、网片类型、固定网片使用的缝合线材料等多种因素对网片侵蚀的形成起着重要作用。2008 年 FDA 对脱垂相关手术中使用网片发出警告。2011 年，FDA 再次就使用经阴道网片治疗阴道脱垂发出警告。FDA 表示，盆腔脏器脱垂的治疗中，经腹部放置网片（骶骨阴道固定术、骶骨子宫固定术）的并发症相对较少。因此，我们并未描述应用补片手术的具体过程。关于抗尿失禁手术中的网片使用，FDA 将继续对既往文献进行汇总统计评估，并将在日后做进一步报道 [12]。

参考文献
（遵从原版图书著录格式）

1. Vert M，Doi Y，Hellwich KH et al. Terminology for biorelated polymers and applications（IUPAC Recommendations 2012）. Pure Appl Chem 2012；84：377-410.

2. Amid PK. Classification of biomaterials and their related complications in abdominal wall hernia surgery. Hernia 1997；1：15-21.

3. Bobyn JD，Wilson GJ，McGregor DC et al. Effect of pore size on peel strength of attachment of fibrous tissue to porous-surfaced implants. J Biomed Mater Res 1975；181：728-34.

4. Coda A，Lamberti R，Martorana S. Classification of prosthetics used in hernia repair based on weight and biomaterial. Hernia 2012；16：9–20.

5. Junge K，Binnebösel M，von Trotha KT et al. Mesh biocompatibility：effects of cellular inflammation and tissue remodeling. Langenbecks Arch Surg 2012；397：255-70.

6. Ashok K，Wang A. Customised mesh. Current Women's Health Rev 2013；9：131-38.

7. Cervigni M，Natale F. Tension-free cystocele repair using prolene mesh. In：Raz S，Rodriguez LV（eds）Female Urology，3rd edn. Philadelphia：Saunders Elsevier，2008；662-672.

8. Zuvela M，MiliÜeviÜ M，Galun D et al. Infection in hernia surgery. Acta Chir Iugosl 2005；52：9-26.

9. Arnaud JP, Eloy R, Adloff M, Grenier JF. Critical evaluation of prosthetic materials in repair of abdominal wall hernias: new criteria of tolerance and resistance. Am J Surg 1977; 133: 338-45.

10. Visco AG, Weidener AC, Barber MD et al. Vaginal mesh erosion after abdominal sacral colpopexy. Am J Obstet Gynecol 2001; 184: 297-302.

11. Slack M. Synthetic materials for pelvic reconstructive surgery. In: Cardozo L, Staskin D (eds) Textbook of female urology and urogynecology, 2nd edn. Oxon: Informa Healthcare, 2006; 835-43.

12. http://www.fda.gov/MedicalDevices/Safety/ AlertsandNotices/ucm262435.htm

（朱夏琴 译　贺昕红　常悦 校）

第62章　手术方式的选择

Manidip Pal

主题词

◆ 麻醉	◆ 月经功能	◆ 盆腔手术
◆ 临床检查	◆ 患者意愿	◆ 性功能

摘　要

选择何种手术方式才能使一个特定患者得到最大获益是个关键的问题，可涉及多种因素。首先要明确患者的意愿，然后考虑其他因素，如检查结果、相关病理、一般健康状况等，才能明确哪种手术是最适合的。

治疗盆腔脏器脱垂有多种手术方式可供选择。针对某一特定患者，需要进行充分评估或者进行个体化评估选择合适的手术方式。以下因素将有助于病例的个体化评估：

1. 患者意愿：保守治疗或手术治疗。

2. 症状。

3. 检查结果、POP 脱垂程度。

4. 生育需求。

5. 是否希望维持月经功能。

6. 保留性功能的意愿。

7. 身体状况是否耐受手术。

8. 伴随疾病：尿失禁、大便失禁等。

9. 既往盆腔手术史。

10. 外科医生的经验。

患者的意愿：保守治疗还是手术。这是术前评估的第一点，也是最重要的一点。必须对患者进行全面适当的咨询并与其讨论主诉和检查结果。对可选择的治疗方案进行充分解释，然后由患者决定是要保守治疗还是手术治疗。

症状： 患者的主诉，也就是她来就诊的原因应该得到适当的评估。事实上，患者未诉的任何其他症状，若仅在例行检查中意外发现，如脱垂和（或）大小大便失禁，都不需要纠正。也就是说，没有症状则不需手术治疗。另一点是症状是否与盆腔脏器脱垂的临床表现相关。例如，患者主诉严重的骨盆疼痛，这可能不是由于脱垂引起的，可能是其他盆腔问题导致了疼痛。

妇科检查： 充分评估阴道前壁、阴道后壁和阴道顶端哪个是主要缺陷部位，脱垂最严重的部位则是最主要的缺陷部位。例如，如果 POP-Q 检查结果提示：+3、+5、0/4.5、2.5、10/-3、-3、-2，则此时主要为前盆腔缺陷，膀胱膨出，故必须重点关注前盆腔修复。在制定手术方案的时候，须进行该部分的强化。手术方案制定时也会考虑脱垂的程度，脱垂越严重，越需要考虑盆底重建手术。例如，子宫脱垂 I 度：阴式子宫切除术 +McCull 尿道成形术就可满足临床需求。然而对于 IV 度子宫脱垂，需要进一步行阴道断端的骶骨固定。

是否有生育需求／是否希望维持月经功能： 这两种情况都意味着必须保留子宫，分为两点提出只是为了强调女性希望维持月经的意愿。

保持性功能的愿望： 意味着外科医生需在手术中保留足够的阴道长度和宽度，使得后续仍可与伴侣发生性行为。也就是说应该避免阴道去女性化，尽量减少阴道黏膜的切除。

身体可否耐受手术： 许多老年女性因盆腔脏器脱垂来就诊。从麻醉的角度来看，他们可能由于存在一些基础疾病而不适合手术。即使是年轻女性也可能有这种情况。如果患者无法耐受至少 1 小时的麻醉，则不应进行较复杂的重建手术。如果不考虑性功能，可建议患者行阴道封闭术。如果性生活活跃，可考虑子宫托保守治疗。

伴随疾病： 盆腔脏器脱垂可能伴随其他疾病，如压力性尿失禁、大便失禁、肌瘤等。术前也应考虑伴随疾病的治疗。若手术治疗，应首先考虑选择何种术式。

接下来还需考虑两个手术操作是同时进行还是分次进行。如果分次，需考虑手术顺序及间隔。如果同时手术，那么手术步骤如何安排，才可使术中不需要在阴道、腹部和其他手术区域之间频繁转换。

既往盆腔手术病史：以前的盆腔手术会提示一些情况，盆腔剥离面纤维化瘢痕形成、粘连、解剖结构改变等。如有这种情况，应评估经阴道进行该术式的可行性。术前应考虑好合适的解剖方法和其他手术方式。如术者经验丰富，大多数子宫切除术都可以通过适当分离后经阴道完成。

外科医生的经验："经验是买不到的"，这句话适用于外科手术的各个方面。经验丰富的外科医生通常可以将困难迎刃而解。

（白雪 译 常悦 校）

第 63 章 会阴损伤

Manidip Pal

- ◆ 球海绵体肌
- ◆ 完全会阴撕裂
- ◆ 端 – 端吻合
- ◆ 肛门外括约肌（EAS）
- ◆ 产钳助产

- ◆ 肛门内括约肌（IAS）
- ◆ 泻药
- ◆ 巨大胎儿
- ◆ 会阴正中切开术
- ◆ OASIS 分类

- ◆ 重叠缝合
- ◆ 会阴体
- ◆ 肩难产
- ◆ 坐浴
- ◆ 会阴浅横肌

OASIS 分类是公认的会阴损伤分类。会阴损伤的原因包括初产、巨大胎儿、产钳助产等。会阴Ⅳ度损伤也被称为完全会阴裂伤。肛门外括约肌可采用端 – 端吻合或重叠缝合修复。重叠缝合可降低术后大便失禁的发生率。

会阴损伤 / 撕裂指任何会阴连续性的破坏。

会阴损伤的分类

OASIS 分类（产科肛门括约肌损伤）：

该分类由 Sultan 提出，并已被国际尿控协会和 RCOG 采用。

Ⅰ度：损伤局限于会阴皮肤损伤（图 63-1）。

Ⅱ度：会阴损伤累及会阴肌肉，但不累及肛门括约肌（图 63-2）。

Ⅲ度：会阴损伤累及肛门括约肌复合体（图 63-3）：

3a：肛门外括约肌裂伤厚度小于 50%。

3b：肛门外括约肌裂伤厚度大于 50%。

3c：累及肛门外括约肌及肛门内括约肌。

　　Ⅳ度：会阴损伤累及肛门括约肌复合体[肛门外括约肌（external anal sphincter，EAS）和肛门内括约肌（internal anal sphincter，IAS）]和直肠黏膜，如对Ⅲ度损伤分度有疑问，则需分级升级（图63-4）。会阴Ⅳ度损伤也被称为完全性会阴撕裂。

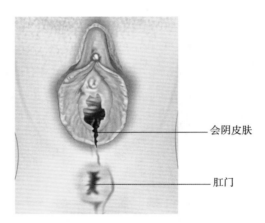

会阴皮肤

肛门

图63-1　会阴Ⅰ度损伤

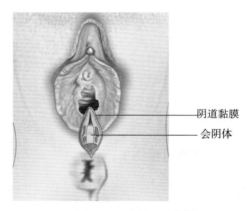

阴道黏膜

会阴体

图63-2　会阴Ⅱ度损伤

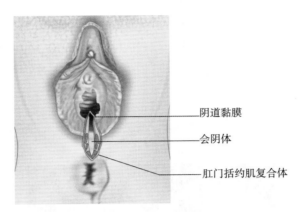

图 63-3 会阴Ⅲ度损伤

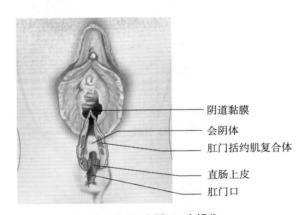

图 63-4 会阴Ⅳ度损伤

如何识别肛门括约肌?

1. 肛门外括约肌（骨骼肌）呈粉色，表面可见纤维包膜（图 63-5，图 63-6）。

2. 肛门内括约肌（平滑肌）颜色相对偏白，呈纤维状结构。光线照射下可呈现白色反光。

Ⅲ度损伤的危险因素：

• 初产妇（4%）。

• 巨大胎儿＞4 kg（2%）。

• 肩难产（4%）。

- 产钳助产（7%）。

- 会阴正中切开（3%）。

- 持续枕后位（3%）。

- 引产（2%）。

- 硬膜外镇痛（2%）。

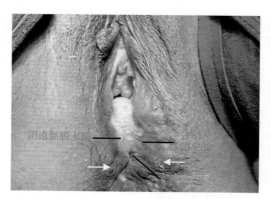

图 63-5　会阴Ⅲ度损伤。仅剩约 0.5 cm 的会阴体及会阴皮肤
（两个白色箭头指向肛门外括约肌撕裂的末端）

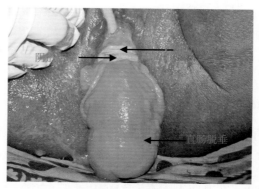

图 63-6　会阴Ⅳ度损伤合并直肠脱垂阴道后黏膜和直肠之间没有会阴皮肤

会阴Ⅳ度裂伤的修复：

- 严格消毒和预防感染。需使用大量生理盐水充分冲洗创面清除粪便。

- 在阴道后黏膜和直肠的交界处做一个倒 U 形切口（图 63-7）。"U" 的两臂向下延伸至肛门外括约肌的撕裂端。

• 沿 U 形切口顶端，于阴道后壁黏膜做一个正中纵向切口（图 63-8）。

• 分离阴道后黏膜与下层结构并向两侧暴露。

• 修剪直肠黏膜边缘的瘢痕组织。

• 接下来开始行直肠黏膜的修复。钳夹住顶端并于超出顶端处开始打结。然后用"3-0"或"4-0"聚乳酸羟基乙酸缝线连续缝合关闭黏膜。打结于黏膜外而不是肠腔内。通常强调缝线不能穿透整层黏膜进入肛管，以减少肠瘘的形成（图 63-9，图 63-10）。

• 开始括约肌的修复。采用"2-0"聚乳酸羟基乙酸或"3-0"聚二噁烷酮缝线（PDS）缝线。

• 肛门内括约肌（平滑肌）与结肠的平滑肌相延续，并位于肛门外括约肌（骨骼肌）之上与之重叠，肛门括约肌复合体长度共 3 ～ 4 cm。

• 辨认肛门内括约肌，并用阑尾钳钳夹住撕裂的末端。然后将两端缝合在一起（图 63-11，图 63-12）。

• 接下来，用阑尾钳钳夹住肛门外括约肌撕裂的两端。有两种缝合技术：重叠技术和端 – 端吻合技术

• 如采用端 – 端缝合：于 6 点、3 点、12 点和 9 点共缝合 4 针。第一针从左侧 EAS 6 点进针，由右侧 EAS 6 点位置穿出并打结。同法处理剩余位置的缝合。这样 EAS 的两个断端就彼此相对（图 63-13）。

• 对于重叠技术，用阑尾钳夹住撕裂的两端。分别将 EAS 从两侧的组织中游离出一部分，使 EAS 的两个断端相互重叠。从上方的 EAS 断端进针至下方的 EAS 出针。再反方向从下面的 EAS 缝合回上方的 EAS 断端。用血管钳夹住游离端，再分别于第一针两侧进行 2 次以上的上述缝合（图 63-14）。接下来分别打结。注意不能打结过紧以免 EAS 坏死。将 EAS 的肌束也缝合打结（图 63-15 至图 63-18）。

• 线结应埋于会阴浅层肌肉下方，以防止迁移到皮肤处。

• 重叠技术对术后预防排便紧迫和大便失禁方面似乎具有更好地效果。

· 修复阴道直肠隔（图 63-19）。

· 开始缝合阴道黏膜。夹住切口的顶端，在顶端上方约 1 cm 处开始进针。然后用连续简单缝合关闭黏膜缺损至阴唇系带（图 63-20）。

· 会阴体重建完毕。会阴浅横肌行 1 到 2 针间断缝合（图 63-21，图 63-22）。

· 球海绵体肌也在中线缝合。但如肌肉已经缩回，可用 Allis 钳夹住末端并缝合（图 63-23，图 63-24）。

· 如果会阴浅横肌和球海绵体肌不能分别辨认，则可以将它们共同对合于中线并缝合 2 针。

· 内层肌肉如需止血可间断缝合。

· 最后，会阴皮肤行皮下缝合（图 63-25 至图 63-28）。

术后建议

· 坐浴。

· 每日服用泻药，维持 10 ～ 14 天。

· 高纤维饮食。

· 盆底功能锻炼 6 ～ 12 周。

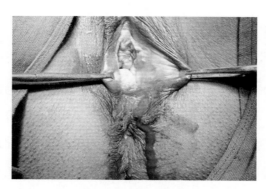

图 63-7　此例为会阴 Ⅲ 度损伤，于会阴黏膜皮肤交界处做一个倒 U 形切口，会阴 Ⅳ 度损伤时，此倒 U 形切口位于阴道后黏膜和直肠／肛门黏膜交界处。

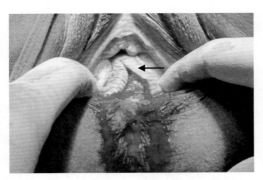

图 63-8　从倒 U 形切口的中心开始，于阴道后黏膜做一正中纵向切口（箭头指向为正中切口）

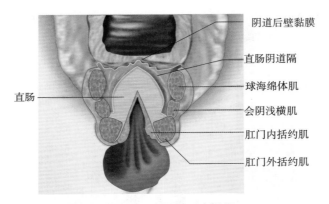

图 63-9　会阴 Ⅳ 度损伤

阴道后壁黏膜

直肠阴道隔

球海绵体肌

会阴浅横肌

肛门内括约肌

肛门外括约肌

直肠

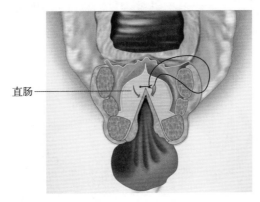

直肠

图 63-10　直肠黏膜修复开始，于超过顶端 1 cm 处开始行单纯连续缝合

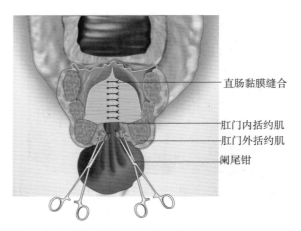

图 63-11　直肠黏膜的修复（阑尾钳钳夹肛门内括约肌（IAS），也可用无齿 Allis 钳，采取端－端缝合，EAS= 肛门外括约肌）

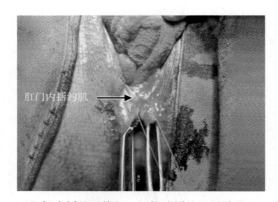

图 63-12　肛门内括约肌修复，肛门外括约肌尾端予 Allis 钳钳夹

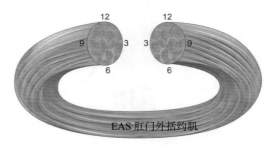

图 63-13　肛门外括约肌修复：端－端缝合（将同样的数字依次缝合）

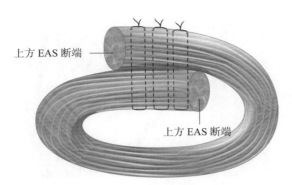

注：使肛门外括约肌的两端相互重叠一定长度，第一针先行中线缝合，由上方 EAS 进针，到下方 EAS 出针，再将缝线从下方 EAS 进针返回到上方 EAS 出针，用血管钳夹住末端。在第一条缝合线的两边再进行两次相同的缝合，然后分别打结。

图 63-14　肛门外括约肌修复术（重叠技术）

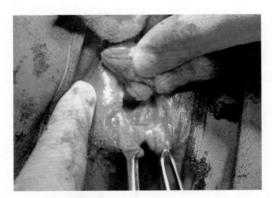

图 63-15　夹住肛门外括约肌撕裂的两端并分离出一定长度，使其脱离周围组织，从而更容易地进行吻合

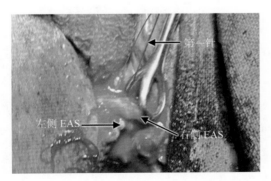

图 63-16　肛门外括约肌（EAS）修复：重叠技术（右侧 EAS 断端位于左侧 EAS 断端上方；左侧 EAS 断端被拉向右侧 EAS 断端下方，第一针缝合穿过了两侧 EAS 并在重叠部分的中线上）

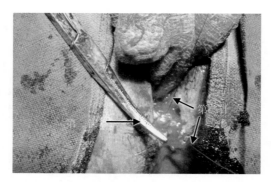

图 63-17　重叠缝合的第二针位于第一针的一侧

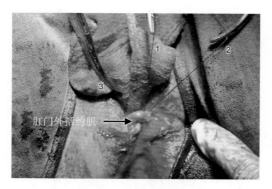

图 63-18　缝合第三针

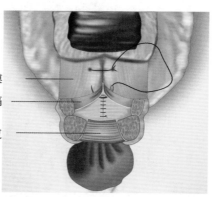

阴道后壁黏膜

直肠阴道隔

肛门括约肌修复

注：于顶端 1 cm 上方处钳夹，同时提起直肠阴道膜，直肠阴道隔也可以单独修复。

图 63-19　阴道后黏膜修复开始

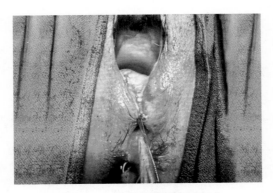

图 63-20 阴道后黏膜修复完成

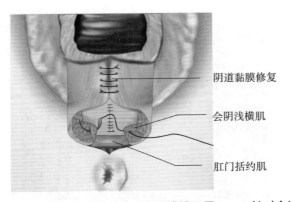

阴道黏膜修复

会阴浅横肌

肛门括约肌

图 63-21 开始会阴体重建（会阴浅横肌用 1～2 针对合）

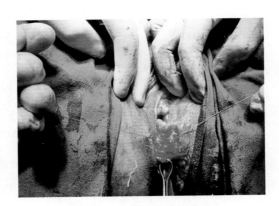

图 63-22 修复会阴浅横肌

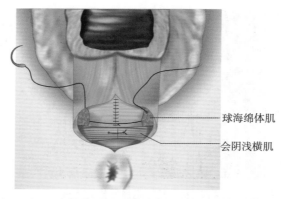

图 63-23　会阴浅横肌已缝合，下面修复球海绵体肌

球海绵体肌
会阴浅横肌

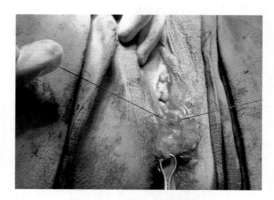

图 63-24　修复球海绵体肌

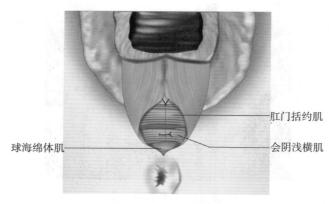

肛门括约肌
球海绵体肌
会阴浅横肌

图 63-25　会阴体重建

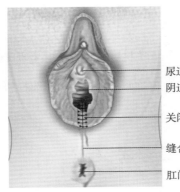

尿道外口

阴道前壁黏膜

关闭阴道后壁黏膜

缝合会阴皮肤

肛门

图 63-26 最后，皮内缝合会阴部皮肤

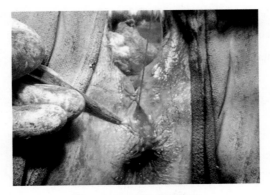

图 63-27 会阴皮下修复

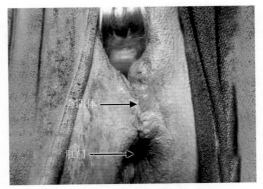

会阴体

肛门

图 63-28 修复后见肛门重建良好，会阴体长度理想

再次妊娠

所有在前次怀孕中遭受过产科肛门括约肌损伤并有症状（大便失禁）或肛门内超声和（或）测压异常的妇女再次妊娠时均应行选择性剖宫产术。

参考文献
（遵从原版图书著录格式）

1. RCOG Green-top Guideline No. 29 March 2007.

2. Leeman L，Spearman M，Rogers R. Repair of obstetrics perineal lacerations. Am Fam Physician. 2003；68：1585-90.

3. Fernando RJ，Sultan AH，Kettle C，Thakar R. Methods of repair for obstetric anal sphincter injury. Cochrane Database of Systematic Reviews 2013，Issue 12. Art. No.：CD002866. DOI：10.1002/14651858.CD002866.pub3.

（白雪译 常悦校）

第 64 章　尿道远端狭窄

Manidip Pal

主题词

◆ 尿道探子　　　◆ 排尿困难　　　◆ 排尿不畅

◆ 颊黏膜　　　　◆ 尿道外口　　　◆ 狭窄

◆ 导尿术　　　　◆ 尿不尽　　　　◆ 尿道炎

◆ 膀胱炎　　　　◆ 腔内压力　　　◆ 尿道成形术

◆ 尿道扩张术　　◆ 舌黏膜　　　　◆ 尿道切开术

◆ 背侧移植　　　◆ 尿道口切开术

摘　要

　　尿道远端狭窄的病因可以是先天性的、创伤性的、炎性的（尿道炎）等。尿道周围纤维化可导致尿道外口狭窄。通常表现为急性尿潴留，症状可反复出现。急性尿潴留可使用小口径 Foley 尿管导尿缓解。治疗上可选择阴道黏膜或颊黏膜背侧移植尿道成形术。

　　尿道外口可能收缩或狭窄。2.7% ～ 8% 的女性可出现下尿路症状[1]。

■ 病因学 [1, 2]

- 从婴儿开始，任何年龄段的患者都可能发病。

- 可为医源性或创伤性的，这取决于是否由于长期留置导尿管所致。

- 盆腔放疗。

- 骨盆骨折。

- 分娩。

- 憩室、瘘管、尿失禁手术。

- 多发性尿道扩张。

- 尿道炎（急性和慢性）。

- 膀胱炎。

- 绝经。

- 硬化性苔藓。

- 尿道结核。

- 外阴营养不良。

- 尿道肿瘤。

- 尿道平滑肌瘤、纤维上皮息肉等。

■ 病理生理学

纤维性尿道周围炎导致尿道远端狭窄 [1, 3]。在这些病例中，常规的对症治疗并不能治愈尿道炎。随着时间的推移，持续性尿道炎和尿道远端狭窄会导致排尿频繁及用力，最终引起腔内侧压力增加。进一步出现静脉、淋巴和腺体引流受阻，尿道旁组织出现充血和水肿。尿道旁腺的细菌入侵增多导致真正的细菌性尿道炎。持续性尿道炎和排尿频率增加导致尿不尽和残余尿增加。更多的残余尿会导致细菌定居进而导致膀胱炎 [2]。

先天性发育异常可分为 3 组 [4]：

1. 不完全性尿道口狭窄：尿道外口后半部因瓣膜结构而狭窄。

2. 完全性尿道口狭窄：尿道外口的环状狭窄，通常以前切迹为特征。

3. 严格意义上的尿道远端狭窄：尿道远端 1/3 处的环状缩窄，无上述尿道口狭窄。

不完全性狭窄发生最多（81.5%），其次是完全性狭窄（17.4%），最后是严格意义上的尿道远端狭窄（1.1%）（图 64-1，图 64-2）。

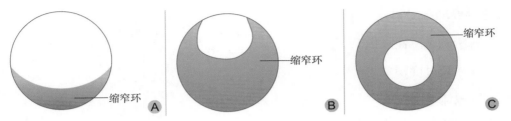

注：（A）不完全性尿道口狭窄；（B）完全性尿道口狭窄；（C）严格意义上的尿道远端狭窄。

图 64-1 先天性发育异常

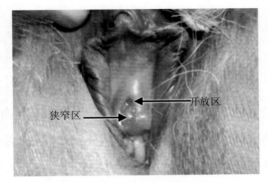

图 64-2 完全性尿道口狭窄

■ 临床表现

- 患者通常表现为急性尿潴留。

- 有多次发作病史，且可通过导尿缓解。

- 反复发生的尿路感染。

- 尿频和尿急。

- 排尿不畅。

- 尿等待。

- 尿滴沥。

- 尿失禁。

- 排尿困难、腰部疼痛等。

在引起急性尿潴留的各种原因中，糖尿病性神经病是其中一个重要的原因。患者通常表现为便秘和尿潴留。在糖尿病性神经病中，小的感觉和神经节后副交感神经纤维受累，可导致：

- 膀胱敏感性降低。

- 尿液过度积聚。

- 尿流速降低。

- 排尿后残余尿量增加。

在育龄组，急性尿潴留的常见原因是妊娠子宫后倾压迫。

■ 诊断

累及尿道远端 1 cm 处。是由尿道远端周围纤维组织引起的尿道口狭窄伴尿道周围扩张 [3]。

- 难以准确测量：成人即使使用 10 Fr 扩张器也难以准确测量。

- 尿道远端狭窄的诊断依据是在退出尿道探子时尿道远端的紧握感。婴儿应该使用 16 号以下的探子；16 岁以下年轻女性使用 22 号，而 16 岁以上的女性使用 28 号 [2, 4]。

膀胱尿道镜检查可发现尿道炎、尿道三角炎、膀胱炎等。

尿流动力学检查：Pdet=25 cmH$_2$O，Q$_{max}$ < 12 mL/s。

治疗

1. 予直径较小的 Foley 导管插管 1 周。

如果绝经，可以局部使用雌激素。

也可以局部应用类固醇治疗。

2. 如果症状无缓解，则进行尿道扩张术：

- 每月一次，持续 6 个月。

- 每 2 个月一次 ×2 次。

- 每 3 个月一次 ×3 次。

- 每 6 个月一次 ×2 次。

如果患者恢复正常，则无须，再进行扩张。扩张最大直径甚至可以进行到

40 Fr[5]。但如今，反复尿道扩张术的作用存在争议。其成功率可达 6[6] ～ 47%[7]，但也有人认为如果患者需要行尿道成形术，反复扩张可能导致瘢痕形成，无法使患者得到良好效果。

3. 如果患者症状仍未好转，则应进行尿道切开术 / 尿道口切开术。如果仅为部分缓解，必要时也可以进行尿道口切开术。切开尿道远端最多 1 cm，如切除过多可能会干扰括约肌功能（图 64-3 至图 64-6）。

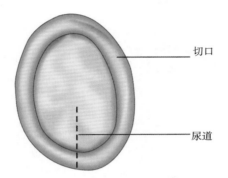

切口

尿道

图 64-3　尿道远端 1 cm 处做中线切口

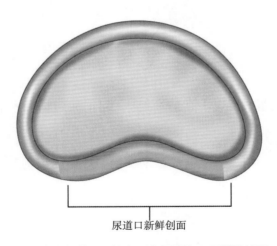

尿道口新鲜创面

图 64-4　尿道外口扩大，底部边缘可见新鲜创面

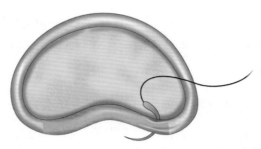

图 64-5　3-0 聚乳酸缝线缝合切缘，将尿道外口黏膜切缘（缝合缘内侧）及阴道（缝合缘外侧）缝合在一起

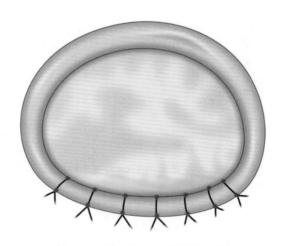

图 64-6　创面关闭，尿道外口扩大

　　术后建议：保留 Foley 导管 5 ～ 7 天。目前尿道切开术的作用因其成功率低而备受诟病。

　　4. 如仍未改善，则需行尿道成形术。术中应用移植物和（或）皮瓣完成。可用作移植物的材料包括：

　　－ 阴道壁。

　　－ 颊黏膜。

　　－ 舌黏膜。

　　－ 阴唇等。

　　可使用的皮瓣有：

　　• 阴道前庭。

• 阴道前壁。

• 阴道侧壁等。

阴道黏膜背侧移植尿道成形术可作为改善女性尿道狭窄的一线治疗[8]。

阴道黏膜背侧移植尿道成形术[9]

• 患者取膀胱截石位。

• 小口径诊断性膀胱尿道镜检查。评估狭窄的位置及其与膀胱颈的距离。

• 将一根小口径的 Foley 导管通过尿道插入膀胱。

• 两把 Allis 钳于尿道外口下的侧方钳夹，并向上拉，以暴露阴道前壁。

• 于阴道前壁取一个 1.5 cm×3.5 cm 的移植物。该区域可以用记号笔标出。

沿标记部位切开，然后借助弯剪分离，就可取下阴道黏膜（图 64-7）。

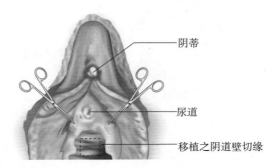

图 64-7　阴道前黏膜用两把 Allis 钳固定，标记约 1.5 cm×3.5 cm 的范围，分离该部分阴道黏膜并用于移植

• 将取下的阴道黏膜浸泡在生理盐水中。

• 止血后，间断缝合关闭阴道壁创面（图 64-8，图 64-9）。

• 阴道局部压迫填塞物。

• 尿道周围区域注射肾上腺素生理盐水（1 支肾上腺素 +30 mL 生理盐水）。

• 尿道背侧 3 点到 9 点行倒 "U" 形切口（图 64-10）。

• 在尿道切口 2 个角处留取两条缝线，可借助其进行后续的分离。

• 通过该切口行锐性分离。也就是说将尿道背侧与其周围组织向耻骨方向进行分离（图 64-11）。

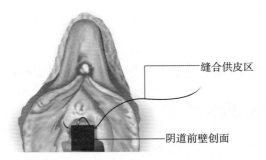

图 64-8　止血后，间断缝合关闭阴道壁创面

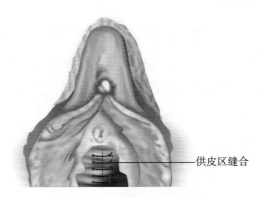

图 64-9　缝合供皮区

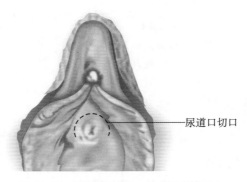

图 64-10　尿道背侧做一个倒 U 形切口

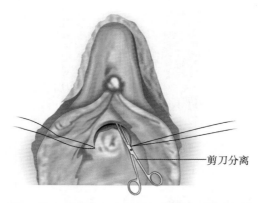

图 64-11　通过该切口将尿道背侧与其上方组织锐性分离，分离需沿尿道进行，不需要过多侧方
分离

• 注意：操作应贴近尿道进行以免损伤睾丸或阴蒂。不要做不必要的横向解剖，这可能会导致更多的出血，而且也是没必要的。我们仅需要暴露背侧尿道。

• 超出狭窄区也需继续分离。

• 尿道 12 点钟方向自尿道口全层切开（图 64-12）。

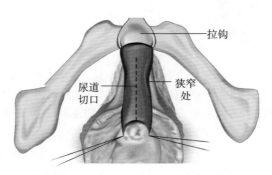

图 64-12　耻骨和尿道背侧之间放置一拉钩，充分暴露尿道背侧，现在可以看到狭窄区域，从尿
道外口开始，沿 12 点方向切开尿道

• 拔除尿管，切开尿道至稍微超过狭窄区域（图 64-13）。

• 现在将一根 18 号 Foley 导管插入尿道，在排除其他部位狭窄的情况下应该很容易进入膀胱。否则，可予尿道探子探查尿道以排除更多的狭窄。

• 在该导管上方将阴道移植组织放置在尿道切开区域。黏膜面朝向尿道腔（图 64-14）。

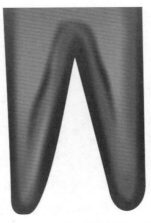

图 64-13　借助剪刀，尿道被切开到狭窄的近端

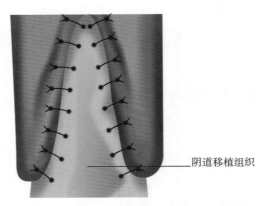

阴道移植组织

图 64-14　尿道插入 18 Fr Foley 导管，阴道移植组织放置在尿道切开区域上方，移植组织的近端首先与尿道缝合，然后是 2 个侧缘，修剪外尿道口多余的移植物（虽然阴道的黏膜表面应该朝向尿道腔，但为了理解方便，图中阴道移植物为粉色）

• 然后用 3-0 聚乳酸缝线或 4-0 PDS 缝线将移植物间断缝合到尿道切缘。首先缝合顶端，然后缝合两个侧切缘。

• 移植物缝合完成后进行止血治疗。如果在尿道口有多余的移植物，则将其修剪切除。

• 然后将尿道推回。

将新造尿道的边缘缝合到初始的阴道倒 U 切口的边缘（图 64-15）。

• 如有硅胶尿管可用，则可替换 Foley 导管（图 64-16）。

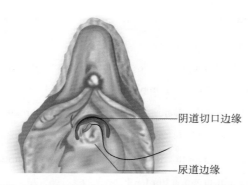

图 64-15 推回尿道，其边缘被缝合到阴道切口边缘（最初的倒 U 形切口边缘）

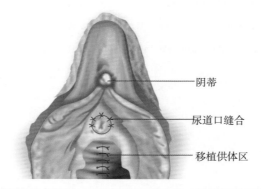

图 64-16 将尿道的背部缝合到切开的阴道边缘，最终可见尿道外口扩大

术后建议

- 阴道填纱在术后 24 小时取出。

- 保留导管 2 周。

参考文献
（遵从原版图书著录格式）

1. Keegan KA，Nanigian DK，Stone AR. Female urethralstricture disease. Curr Urol Rep. 2008；9：419-23.

2. Wyatt JK. Distal urethral stenosis in the female. Can FamPhysician. 1975 21：47-50.

3. Hermida Pérez JA，Acosta Criado L. Diagnosis and surgicaltreatment of distal urethral stenosis caused by fibrousperiurethritis in women. Our experience. Arch Esp Urol.1997；50：943-6.

4. Biewald W, Duda SH. Surgical therapy of congenital distal urethral stenoses in girls by meatoplasty. Int Urol Nephrol.1987; 19: 327-32.

5. Osman NI, Mangera A, Chapple CR. A systematic review of surgical techniques used in the treatment of female urethral stricture. European Urol. 2013; 64: 965-73.

6. Blaivas JG, Santos JA, Tsui JF, Deibert CM, Rutman MP, Purohit RS, Weiss JP. Management of urethral stricture in women. J Urol. 2012; 188: 1778-82.

7. Osman NI, Mangera A, Chapple CR. A systematic review of surgical techniques used in the treatment of female urethral stricture. Eur Urol. 2013; 64: 965-73.

8. Petrou SP, Rogers AE, Parker AS, Green KM, McRoberts JW. Dorsal vaginal graft urethroplasty for female urethral stricture disease. BJU Int. 2012; 110（11 Pt C）: E1090-5.

9. Singh M, Kapoor R, Kapoor D, Kapoor R, Srivastav A, Chipde S. Dorsal onlay vaginal graft urethroplasty for female urethral stricture. Indian J Urol. 2013; 29: 124-28.

（白雪 译　常悦 校）